实用口腔护理技术

顾　　问　张　伟
主　　审　岳　林　王新知
主　　编　李秀娥　王春丽
副 主 编　严　红　刘　建　韩　竑

编　　者（以姓氏笔画为序）

丁　蓓　马彦艳　马桂娟　王　华　王　洪　王　悦　王健民　王建红
王春丽　尹丽娜　甘　露　古文珍　冯　娜　乔雪芹　任　敏　刘　建
刘　明　刘　玲　刘　萌　刘　蕊　刘东玲　闫风华　江　泳　孙　伟
老慧琳　严　红　杜　立　李　楠　李大兰　李秀娥　李雅瑾　李滢竹
杨　悦　杨国勇　杨晓亮　吴桂林　谷铮铮　沈文英　张　洁　张　雪
张　琳　张　壁　张亚池　张育红　陈云涛　陈佩珠　林　静　周丽娜
孟德鑫　赵佛容　赵彤霞　赵英利　胡菁颖　贵立君　侯晓娟　俞雪芬
姜慧娟　姚鸿远　袁　超　钱海虹　徐佑兰　徐燕华　黄慧萍　常　婧
章　嫄　梁瑞芬　彭　兰　韩　竑　鲁　喆　戴　莉

编写秘书　甘　露　王　倩

人民卫生出版社

图书在版编目（CIP）数据

实用口腔护理技术/李秀娥，王春丽主编. —北京：
人民卫生出版社，2015
ISBN 978-7-117-21397-4

Ⅰ.①实…　Ⅱ.①李…②王…　Ⅲ.①口腔科学-护理
学　Ⅳ.①R473.78

中国版本图书馆 CIP 数据核字(2015)第 282183 号

| 人卫社官网 | www. pmph. com | 出版物查询，在线购书 |
| 人卫医学网 | www. ipmph. com | 医学考试辅导，医学数据库服务，医学教育资源，大众健康资讯 |

实用口腔护理技术

主　　编：李秀娥　王春丽
出版发行：人民卫生出版社（中继线 010-59780011）
地　　址：北京市朝阳区潘家园南里 19 号
邮　　编：100021
E - mail：pmph @ pmph. com
购书热线：010-59787592　010-59787584　010-65264830
印　　刷：北京汇林印务有限公司
经　　销：新华书店
开　　本：889×1194　1/16　印张：22
字　　数：697 千字
版　　次：2016 年 1 月第 1 版　2024 年 2 月第 1 版第 19 次印刷
标准书号：ISBN 978-7-117-21397-4/R·21398
定　　价：89.00 元

打击盗版举报电话：010-59787491　E -mail：WQ @ pmph. com
（凡属印装质量问题请与本社市场营销中心联系退换）

序　一

　　口腔护理是口腔医疗服务环节中不可或缺的重要组成部分。由口腔基础护理和不同专科的口腔护理共同构成的"口腔护理学"是一门重要的口腔医学分支学科。口腔护理队伍是我国口腔医学人才结构中重要的组成部分,不可或缺、无法替代。然而,一些口腔医疗机构的领导和口腔医生对口腔护理重要性还认识不足或存在偏见。一些人甚至片面地认为,口腔医疗服务质量只是口腔医生水平的体现,其他环节并不重要,护理人员可多可少,无关紧要。另外,迄今为止在我国的护理教育中没有把口腔护理当作一门重要的专业护理学问予以对待,没有专门培养口腔护理技术人才的教育体制,目前工作在口腔护理岗位的护理人员都是经过护理院校通科培养毕业后,经过口腔护理再培训而从事口腔护理工作的。这就需要我国口腔护理领域的专家们承担起这样的责任—培养适合我国口腔医学快速发展需要的口腔护理专业人才。事实上,口腔护理水平的高低,对口腔临床医疗质量、效率、患者的满意度等都有着十分重要的影响。口腔护理的服务水平、一系列重要护理技术的应用水平直接影响口腔医疗质量。更何况口腔护理工作者对患者的精心接待、贴心服务常常成为口腔医疗服务环节中一道亮丽的风景线,会为我们赢得患者的信任与满意。因此,有远见的口腔医疗机构领导和口腔医生们都会重视口腔护理,重视口腔护理人才的培养与使用。

　　中华护理学会口腔护理专业委员会主任委员、北京大学口腔医学院护理部主任、主任护师李秀娥带领全国口腔护理领域的专家们编辑、呈现给大家的这本《实用口腔护理技术》,就是一本完整的口腔护理培训教材。它包括了口腔基础护理技术和一系列口腔临床护理技术,涉及口腔医疗服务的各个环节。它既体现了口腔护理学的系统性与完整性,又汇聚了我国口腔护理工作者一系列丰富的实战经验,体现了它的实用性。我相信这本专著的出版一定会对我国口腔护理人才的培养做出贡献!会为我国口腔护理水平的提高做出贡献!会为我国口腔临床服务水平的提高,医疗质量的提高做出贡献!我忠心地祝贺这本专著的出版发行!

　　作为毕生从事口腔医疗服务的一名口腔医生,在我的工作中,我深深地体会到口腔护理工作是不可或缺、不可替代的,我们口腔医疗服务环节中的很多重要工作是由我们护理同事们完成的。没有他们的奉献也许我们将一事无成!特别是在一系列口腔临床新技术不断涌现的今天,人民大众口腔保健、口腔医疗需求不断增长的今天,所有的口腔医疗机构都必须重视口腔护理人才的培养和使用,使我们口腔医疗服务的各个环节更加完善,服务水平和服务质量不断提高,从而通过我们口腔医学界所有团队成员的共同努力,为我国老百姓口腔健康水平的提高奉献我们的智慧和力量!

　　感谢《实用口腔护理技术》的主编、副主编和所有编委!你们的工作将为我国口腔医学事业的发展做出贡献!

　　我希望这本专著的出版发行不仅是供口腔护理人才的培养使用,同时正在从事口腔护理工作的同事们也需要不断提高自己的业务水平,我相信所有的口腔护理工作者都会在阅读这本专著中受益!

中华口腔医学会会长

王　兴

2015 年 10 月

序 二

　　口腔医学是一门实用性很强的学科,由于专业分科细,各项治疗操作步骤复杂,只有在医护密切配合下才能达到最佳的治疗效果,因此规范、高效的护理配合对医生的治疗尤为重要。

　　目前,我国的护理学历教育涉及口腔专业方向的院校较少,口腔护理专业培训教材更是非常少见。在广泛征求意见的基础上,我院护理部主任李秀娥带领全国 10 余家口腔医学院校的护理专家们精心编著了《实用口腔护理技术》一书,该书凝结了专家们多年的临床工作经验,重点介绍了口腔门诊常见的护理配合技术,内容全面、系统、通俗易懂。

　　该书是一本实用的口腔护理书籍,可以作为口腔专科护理人员的工作指导用书,也可以作为各口腔医疗机构、院校的口腔护理方向专业培训教材,有助于规范口腔护理的操作内容和流程,为工作在口腔临床一线和即将加入口腔护理队伍的人员提供指导和帮助,不断提高临床配合水平。

　　希望李秀娥同志继续带领全国口腔护理领域专家不断总结经验,结合临床和院校需求,出版更多口腔护理相关书籍,为推动口腔护理事业的发展做出更大的贡献!

北京大学口腔医学院院长

郭传瑸

2015 年 10 月

前　言

　　口腔护理学是口腔医学和护理学交叉形成的一门年轻学科,它既包括了护理学的基础理论和基本实践内容,又突出了口腔医学的专业特点和专科技巧。因我国口腔护理起步较晚,各地的发展水平参差不齐,从而导致口腔护理操作缺乏统一性和规范性,这一现象严重制约了我国口腔护理学的发展。

　　本书参考和吸纳了国内外比较权威的专业资料,总结了口腔门诊的基本技术和常见疾病的临床护理配合技术。全书贯穿了四手操作的基本理念,采用图片和流程表的简要形式,从医生操作和护士配合两条主线出发,详细阐述了护理配合流程及要点。本书具有较强的可操作性和实用性,既可作为各院校培养口腔护理专业学生的教学材料,也可作为在职口腔护士的继续教育学习资料,对规范口腔临床护理配合、指导口腔专科护理人员的临床操作具有重要的意义。

　　本书由北京大学口腔医院、第四军医大学口腔医院、吉林大学口腔医院、南京大学医学院附属口腔医院、上海交通大学附属第九人民医院、首都医科大学附属北京口腔医院、四川大学华西口腔医院、武汉大学口腔医院、浙江大学医学院附属口腔医院、中山大学光华口腔医学院等护理同仁共同编写。

　　本书承蒙中华口腔医学会会长王兴教授、北京大学口腔医院院长郭传瑸教授百忙之中作序;北京大学口腔医院岳林教授和王新知教授详细审阅;北京大学口腔医院各级领导及绘图室王迪的大力协助,在此一并深表谢意。

　　由于口腔护理的发展日趋迅速,而本书受编者能力、学识所限,如有疏漏欠缺之处,恳请广大读者给予批评指正。

李秀娥　　王春丽

2016 年 1 月

目　录

第一章 口腔基础护理技术

第一节 口腔门诊患者就诊及回访流程

门诊就诊流程是指从患者进入门诊就诊到接受治疗完毕后的整个过程。合理的就诊流程对提升医院竞争力具有重要影响。医务人员的服务宗旨是尽量减少患者在门诊的停留时间,通过设置自助挂号机、使用就诊一卡通、建立门诊医务人员电子工作站、分散患者就诊时段等多种方式合理地安排患者的就诊过程,简化就诊流程的各个环节,达到科学管理,提高门诊整体服务水平。

一、门诊患者就诊流程

患者 ⟶ 导医咨询台 ⟶ 挂号 ⟶ 各科分诊 ⟶ 就诊 ⟶ 辅助检查 ⟶ 转诊

预约复诊时间 ⟵ 治疗完毕 ⟵ 门诊治疗 ⟵ 诊断 ⟵ 住院治疗

（一）导医咨询台初步分诊

目前多数医院已在门诊大厅和各层候诊厅开设导医咨询台,配有数名经过严格培训的护士,他们熟练掌握口腔各科的诊疗范围和各类常见病的治疗程序,为患者进行诊治前的咨询工作;他们具备良好的语言沟通和表达能力,能运用普通话及简单的英语进行交流;他们具备良好的分析判断、预见能力,在工作中能根据患者的病情合理灵活地安排患者就诊。初次来医院就诊的患者,可通过导医咨询台进行初次分诊。

（二）挂号、送诊

经初步咨询后,咨询台护士引导患者到挂号窗口挂号,对年老体弱患者,可陪同去相应的科室就诊。

（三）科室分诊台接诊

患者到各科分诊台后,护士应衣帽整洁、仪表端庄,主动起身迎接患者,指导患者填写病历封面;进行初步的问诊咨询。咨询过程中应态度和蔼,耐心解释,语速不宜过快,吐字清晰。如遇听力下降的老年患者,可适当提高音调或重复解释,也可借助图片等为患者讲解相关口腔疾病的治疗及预防知识。根据患者的病情灵活合理地安排患者就诊候诊,并告知其前面还有几位患者在等候及大致候诊需要的时间,同时协助配合护士维持好候诊区的就诊秩序。患者在各科候诊厅内候诊时,护士可以利用候诊时间为患者做相关的健康宣教。对于初步咨询后发现不属于本科室的业务诊疗范围内的患者,尽快告知并协助转科治疗,以避免不必要的时间浪费。

（四）诊室接诊

1. 接诊的步骤

（1）护士将患者安置于准备好的综合治疗椅上,当面拆开治疗盘,为患者围好胸巾,戴好护目镜,调节好椅位和灯光。

（2）查阅患者病历,初步了解患者资料和既往就诊情况,提前准备检查所需物品。

（3）协助进行常规检查和辅助检查。

1

（4）根据医生诊断，备齐治疗用物，配合完成专科治疗。

（5）特殊类患者的接诊要点

1）针对儿童患者，护士应主动指导儿童阅读或参观一些口腔保健的图片或宣传画，可带患儿及家长一起先进入诊室熟悉环境，也可安排初诊的儿童与复诊的儿童玩耍，提供沟通的渠道，消除患儿及家长的恐惧心理。治疗中，医务人员应多鼓励和安慰患儿，以取得患儿的配合；对于不合作的患儿，应在得到家长的支持和理解前提下适当使用约束带等方法完成治疗。

2）对于老年患者应优先安排就诊。就诊过程中，应耐心解答他们提出的每一个问题，对于听力下降的老年患者，应放慢语速，适当提高音量。在上下综合牙科治疗椅的过程中，注意移开管线，躺下或起身时，给予搀扶，防止跌倒。为行走不便的患者提供轮椅或拐杖，如有特殊病例也可与医院有关部门联系，医务人员可上门服务。

3）急诊患者，如急性牙髓炎疼痛剧烈的患者、颞颌关节脱位、受外伤后颌骨骨折的患者等可经导医咨询中心直接到急诊科就诊。有明显手术指征的患者应直接送入手术室。注意做好患者及家属的安抚工作。

2. 接诊注意事项

（1）医护人员衣帽整洁，使用礼貌用语，如"您好"、"请您坐在椅位上"、"请问您哪里不舒服？"等。

（2）接诊前，应在治疗操作前在台面、灯柄、头托等治疗中可能污染的区域贴上防护膜，准备常规检查器。

（3）治疗过程中，医护人员手机设为震动或关机。

（4）医护人员上班期间禁止大声喧哗，治疗过程中不讲与工作无关的事情。

（5）医生在治疗前应告知患者病情、治疗过程，可能会出现的并发症以及相关费用，经患者同意后方可开始治疗。

（6）医护人员在操作中严格按照临床操作技术规范进行治疗。

（7）操作中执行"无痛治疗"原则，在治疗过程中若出现疼痛，应采取措施减轻疼痛。

（五）转诊治疗

对于不属于本科室业务诊疗范围的患者，可通过电话转诊、转诊单或病历、转诊介绍信等形式尽快协助转诊治疗。

1. 电话转诊　是指通过电话向接诊医生介绍患者的病情。虽有方便、快捷的优点，但同时也存在信息交流不完整等缺点。

2. 转诊单或病历转诊　转诊单或病历上需详细记录患者姓名、性别、年龄、主诉、初步诊断、病史、初诊医生姓名、初诊科室名称及建议所转科室名称等资料。这种方式要求医生填写详细全面的资料。

3. 转诊介绍信转诊　由转诊医生通过书面的方式将患者的情况客观地向接诊医生进行介绍，信中可说明自己的想法，与接诊医生进行讨论，是最好的一种转诊方式，最适用于复杂病例。

（六）预约复诊

预约挂号可分为传统的现场预约、电话预约和网络预约三种形式，复诊时间根据各科室的疾病业务诊疗特点及口腔治疗的需要而定，如治疗耗时较长的患者，最好安排在患者流量小的时段；初诊的患者有时也需要预约，最好安排在上午或下午开诊的时间，减少等候的可能性。

复诊患者凭预约卡或病历可直接到挂号窗口挂号，接诊台护士查看完病历，核对预约时间正确后，引导患者候诊。根据预约记录，备好复诊所需的活动义齿、矫治器、模型等用物。

二、患者资料的管理

口腔诊疗具有复诊次数多、患者诊疗资料多、不易保存等特点，患者资料管理成为门诊管理的难点和重点。患者资料主要包括病历、模型、各种 X 线片、造影报告单、各种检查结果报告单等。所有资料应定期检查登记，凡借出的资料应记录，限期归还。

1. 病历　病历资料主要包括治疗和随访记录、治疗同意书、转诊记录,多采用病案室集中管理或科室自行管理的方式。纸版病历设专柜、专人、专管,电子版病历存入电脑并留副本。患者复诊时提前备好。

2. 模型　多采用科室自行设立专柜专人管理的方式,有三维设备的可将扫描后的数据存入电脑。

3. 影像资料　原始 X 线片应放置在干燥通风的地方,专人管理,同时备有电子版,便于查询。

三、电话回访

随着护理模式的转变,对患者的健康教育已成为护理工作的重要内容,电话回访是一种开放式、延伸式的健康教育形式,拓展了整体护理的内涵,使护理服务从医院内渗透到医院外。科学的电话回访流程对于为患者提供连续性医疗服务,指导患者口腔自我保健及对口腔医疗知识的普及具有重要意义。医疗机构可根据医院特点,建立回访记录本或电子系统记录信息。

（一）回访时间

治疗结束后,护士应根据疾病及治疗特点、患者具体情况确定回访需求和回访时间。如常规的口腔正畸治疗后 3~5 天对患者进行电话回访,拔除阻生牙等应 1~2 天内进行电话回访。拨打回访电话以不引起患者反感为前提,避开患者及家属休息、假期等时间,通常选定上午 9 点或下午 3 点为宜。

（二）回访前准备

回访前,首先准备回访资料:患者一般情况、治疗情况、费用情况及患者在就诊时对回访的态度要求等,尤其是在首诊治疗过程中有无特别情况发生,做到心中有数。其次列举回访内容提纲,如治疗后术区反应、患者感受、用药情况、对医院工作的意见、针对患者的主诉给予个性化的指导建议等,以便有效引导患者表述并适时调整回访节奏和思路,确保获取有效的回访信息。

（三）回访内容举例（表 1-1、1-2）

表 1-1　回访内容举例

治疗情况	全口义齿修复后
建议回访时间	配戴义齿后 2~3 天
回访问题	疼痛;固位不良;恶心;咬唇颊、咬舌;咀嚼功能差;发音问题;心理因素的影响
健康指导	1. 疼痛　初戴义齿后,可能有黏膜压痛。压痛严重者,常有黏膜溃疡,可暂时取下义齿泡在冷水中,复诊前几小时戴上义齿,以便能准确地找到压痛点,从而利于复诊时的修改 2. 固位不良　初戴义齿时,由于明显的异物感使唾液增多,功能运动时神经肌肉协调性改变则会导致全口义齿的固位性和稳定性较差。此外在打喷嚏、打哈欠、漱口、咳嗽、低头等动作时义齿均容易松动,可通过坚持戴用适应义齿的存在,以加强义齿的固位。如情况长时间不见好转及时到医院复查 3. 恶心　患者初戴义齿不适应,且异物感明显,常有恶心和唾液增多的现象,坚持戴用数日后可逐渐缓解 4. 咬唇颊、咬舌　初戴义齿者由于义齿适用不熟练,肌肉协调性差,会出现咬唇颊或咬舌现象,戴义齿数日后即可适应,严重者应及时到医院复诊 5. 咀嚼功能差　初戴义齿时由于咀嚼功能差,一般不宜吃硬食,也不宜前牙咬切食物。最好先吃软的小块食物,暂用后牙咀嚼食物,咀嚼运动要慢。经过一段时间训练后逐渐适应 6. 发音问题　初戴义齿后因缩小了口腔空间,舌活动受限,有暂时性的不适应,常造成发音障碍。经过一段时间练习,如多读书、读报,多数患者可逐渐习惯,不会影响发音 7. 心理因素的影响　初戴全口义齿者由于各种原因,可能出现不同问题或症状,医护人员应提前告知患者正确使用义齿的方法和注意事项,以便更好地保护口腔组织的健康和功能的恢复。全口义齿是需要患者参与配合的一种治疗方法,患者的积极使用、主动练习、耐心适应等都是非常重要的

表1-2　回访内容举例

治疗情况	复杂牙拔除术后
建议回访时间	术后1~2天
回访问题	关于术后是否出血、疼痛、发热、肿胀等
健康指导	根据患者所描述的情况给予解答指导 1. 出血　正常情况下(1~2天)口内或唾液中混有淡红色血丝为复杂牙拔除后常见现象。通常24小时内刷牙漱口会导致出血,如有大块血块或伤口处可见活动性出血应到医院复诊 2. 疼痛　术后1~3天疼痛会逐渐加剧,以第3天疼痛最为剧烈,然后逐渐减轻,如第3天后疼痛加剧并常向耳颞部放射应怀疑干槽症,建议患者即刻到医院复诊 3. 发热　术后一般不会引起发热,如出现发热建议到综合医院发热门诊检查 4. 肿胀　建议术后24小时内冰敷使肿胀局限,24小时后热敷以利肿胀尽快吸收,肿胀在第3天最为明显,然后逐渐恢复,大约在7~14天完全恢复 5. 其他　如有缝线,术后一周复诊拆线;需要进行修复或种植的患者术后3个月可进行。发现其他异常情况如吞咽困难、张口受限、下唇麻木等,嘱患者不要紧张,可告知其联系方式,及时与医院联系

（四）回访注意事项

1. 回访的过程中应使用恰当的称呼,用语简单、语气平和,能洞察患者心理状态、情绪变化及性格特征。

2. 不说与患者病情无关的事情,不随便承诺,与回访无关内容应巧妙回避。

3. 患者或家属对医院表现出不友好的态度和情绪时要予以充分重视,极力缩短与患者或家属的心理距离,使受访者能做出公正的评价。

4. 访后的信息应及时整理记录。

5. 共性的问题或意见,尤其涉及患者不满情绪、安全隐患要予以特别重视,集中反馈给相关部门进一步处理。

（赵英利　徐佑兰　乔雪芹）

第二节　口腔基本检查

医生根据患者的病史和症状,运用各种检查方法对口腔组织进行全面而有重点的检查,然后将病史和检查结果加以分析判断,做出正确的诊断并制订出合理的治疗计划。因此,口腔检查是口腔疾病诊断和治疗的重要步骤。在口腔检查的同时,医生应注意患者的全身情况,护士也应有全身检查的意识,积极主动配合医生准备好相关的检查用品。

一、口腔检查前的准备

（一）诊室环境要求

1. 诊室应保持宽敞、整洁、明亮,定期用紫外线或0.5%过氧乙酸等消毒。

2. 温湿度、通风

（1）温湿度:室内标准温度应控制在夏季23~27℃,冬季17~22℃。湿度应控制在40%~70%之间。但是在调节温度时,应避免室内外的温差过大。

（2）通风:诊室内人员密集且高速牙科手机和超声洁牙机工作时产生大量的粉尘、水雾、飞沫等会污染室内空气,因此诊室应经常通风换气,减少交叉感染。

（二）设备与器械

1. 口腔治疗椅　供患者接受口腔检查和治疗,高度、背靠、头托均可调节的座椅。现在多使用集给排水、高压气、电等一体的综合治疗椅,其基本配置有电控椅子、椅背、头托;高速牙科手机、低速牙科手机、超声波洁牙器、三用枪、吸引器管和均一、无阴影、低色差的冷光源照明灯等。护理人员应该熟练掌握各种按键的功能,学会设备的保养和维护。

2. 移动式器械柜(车) 是放置治疗用的小器械、药品和材料的柜子,现在通常使用多功能的可移动式器械柜(车),方便护士进行临床配合。

3. 口腔常用器械

(1) 口腔治疗盘:主要用于盛放口腔治疗器械、药品和材料。

(2) 口镜:由口镜头和柄组成,主要用于牵引或压唇、颊、舌等软组织,扩大视野,保护软组织;反射并聚光于观察部位,显示被检查部位的影像。金属口镜柄末端可用于牙体叩诊。在清洗消毒时,特别要注意保护好口镜头的反光面。

(3) 镊子:是由柄和弯头镊瓣组成,主要用于夹持物品,检查牙齿松动度。

(4) 探针:是由手柄和两个工作端组成,一端为大弯,另一端为双弯,主要用于检查牙体龋坏部位、范围、深度;后牙的松动度等。

(5) 牙周探针:是一种尖端为钝头,测量端有刻度的探针,可用于检查龈沟和牙周袋的深度,称作牙周探针。

4. 口腔其他器械和材料 因口腔治疗的方法不同,使用的器械和材料也不同。护理人员应根据治疗需要,提前准备好各种器械、药品和材料,做到事先想到、随手拿到。

(三) 患者的准备

引导患者坐于治疗椅,做好就诊前的准备。提前告知患者正在进行的操作和检查及治疗过程中可能出现的反应,以免引起患者紧张,取得患者的配合。

1. 引导患者就位 首先将器械柜(车)和其他妨碍患者就位的治疗台等移开,将椅位调至最低位。安排患者放好携带的物品,更换头托的头套,引导患者就位并给患者戴好胸巾。

2. 患者体位调节 有两种方法,一种是将椅背调至垂直于地面,让患者就坐,腰部紧贴背靠,让椅背后倒;另一种是让椅背处于预定位置,协助患者将腰背和头部就位。在接诊儿童或老年患者时,要使用辅助坐垫或腰垫,增加患者的舒适度。

3. 头托位置调整 使患者头部舒适地位于头托上,与身体保持平直或稍仰的位置,在坐位时与地面呈45°,在仰卧位时与地面呈90°。

4. 治疗灯 根据观察部位不同需要不断变换治疗灯的位置。观察前牙时,投射灯应位于正上方,观察上颌后牙时,投射灯应稍位于前方,观察下颌后牙时,应稍位于正上方。

二、口腔检查

口腔检查包括问诊、视诊、触诊、听诊、探诊、叩诊、扣诊、咬诊和牙齿松动度的检查等。检查时应首先观察患者的精神、意识及营养、发育状况,然后配合医生做其他检查。

(一) 问诊:收集患者病史资料

1. 现病史 初步了解患者本次就诊症状、目的和要求,以便医生能掌握患者的主诉要求,也便于护理人员准备好诊治所需的器材和药品。

2. 既往史 了解患者以前是否进行过治疗及其效果,是否有心脏病、高血压、血液病、糖尿病、肝脏和肾脏疾病等,是否患有传染病。以便将异常情况提前告知医生,引起注意。

3. 过敏史 了解患者有无对某种物质过敏的特异性体质等。及时提醒医生,避免出现差错、事故。

(二) 一般检查

口腔检查一般应按先口外、后口内的顺序进行,以免遗漏。护理人员应该协助医生做好记录,以备书写病历时参考。

1. 口外检查

（1）颌面部外形：检查颌面部上下与左右的比例与对称性，有无肿物、肿胀。如有则应注意肿物、肿胀的准确部位、周围解剖界限、直径大小、色泽、性质等，必要时可画图表示。对两侧不对称者，应注意区别是一侧肿大、膨隆，还是另一侧萎缩、缺损。

（2）颌面部皮肤：有无瘢痕、窦道，皮肤颜色、质地、弹性及光滑度。

（3）颌面部运动：观察头颈部运动，特别要注意下颌运动的检查，如前伸、侧方运动状况。对疑为面神经损伤者，应观察双眼是否能闭合及吹口哨时双侧唇部运动状况。

（4）淋巴结：检查有无肿大，检查时应按一定顺序，由浅入深，滑动触诊。一般的顺序为：枕部、耳后、耳前、腮腺、颊部、颌下、颏下；顺胸锁乳突肌前后缘、颈前后三角直至锁骨上凹。仔细检查颈深、浅淋巴结，颈部淋巴结的所在部位和引流方向。淋巴结如有肿大，应注明部位、大小、数目、硬度、活动度、有无压痛或波动感及与皮肤或基底部有无粘连等。

（5）颞下颌关节检查：运动有无异常，如张口度和张口型，双侧运动是否协调、有无疼痛、杂音，以及杂音性质及其与开口运动的关系，最后检查髁突附近组织情况，如髁突前后方、乙状切迹及各组肌群的肌肉等部位。

临床上检查张口度通常以示指、中指和无名指的末端合拢后的宽度为标准来测量最大张口时切牙切端之间的距离：

轻度张口受限：可容纳2横指，约2~2.5cm。

中度张口受限：可容纳1横指，约1~2cm。

重度张口受限：不到1横指，小于1cm。

完全张口受限：完全不能张口，也称牙关紧闭。

2. 口内检查

（1）口腔黏膜：检查口腔黏膜的颜色、性质是否有改变，是否有色素沉着、溃疡、瘘管，是否有牙龈增生、萎缩、坏死。要注意唇舌的情况，唇系带、舌部的运动等。

（2）牙齿：牙体龋坏、疼痛、松动度等情况。

1）视诊：使用口镜直接或间接观察牙体的数目、颜色、缺损、缺失情况。观察牙列的排列情况。口腔卫生情况，主要检查牙面菌斑、软垢、结石等沉积情况。口内已有修复体或充填物的情况。

2）探诊：使用探针检查牙体的窝、沟、点、隙及肉眼无法观察的邻面。检查这些部位是否对机械刺激敏感，是否有龋坏，龋坏的范围和深度；充填物及固定修复体的密合度；牙颈部结石情况。在牙龈等部位出现瘘管时，也可用探针检查瘘管方向，但是注意动作要轻柔，不要误刺入正常组织。使用牙周探针检查牙龈或牙周袋深度，牙龈出血情况、龈下牙石的量及分布，根分叉是否受累，同时应检查龈缘有无退缩或增生、肿胀等。

探诊时，支点要放稳，用力不可过大，做到既探测到实际深度，又不致使患者感到疼痛和受到损伤。全口检查时，应按一定顺序进行。一般从右上后牙开始，顺象限顺序完成。

3）叩诊：通常使用金属手持器械的平端垂直或水平叩击牙冠部，以检查根尖和牙周的炎症情况。检查时应先叩击正常牙，再叩击患牙作对比。依据患牙对叩诊的反应是否疼痛及疼痛的程度，判定根尖部和牙周膜的健康状况和炎症程度。

4）扪诊：可用手指轻压被检部位，检查压痛、波动感、分泌物的溢出情况。通常扪诊可以发现淋巴结的大小、数量；可扪及涎腺的炎症或肿瘤，如扪及疼痛、肿胀、结节等，在涎腺扪诊时，要注意涎腺开口有无分泌物溢出。

5）牙齿松动度：通常使用镊子夹持牙齿轻轻摇晃，观察牙齿的松动情况。后牙可用口腔镊闭合的尖端放于𬌗面窝沟内进行检查。

Ⅰ度松动：唇舌向或颊舌向松动；或松动幅度小于1mm。

Ⅱ度松动：除唇舌向或颊舌向松动外，近远中向也松动；或松动幅度为1~2mm。

Ⅲ度松动：唇舌向或颊舌向、近远中向和垂直方向均出现松动；或松动幅度大于2mm。

（3）牙列情况：包括现存牙、缺失牙、多生牙、阻生牙及殆关系等检查。

1）牙列是否有排列不齐、拥挤等情况。

2）咬合关系是否异常，是否错位殆关系；有否殆干扰。

3）缺失牙的部位；牙槽嵴丰满度；邻牙龋坏、松动及倾斜情况；对殆牙龋坏、松动及伸长状况。

4）余留牙的部位，健康状况。

5）多生牙、阻生牙情况。

以上检查因为部位、项目较多，医生很难全部记住，护理人员必须全力配合，随时做好详细准确的记录。

（三）特殊检查

1. 牙髓活力测试　温度变化或微电流刺激可诱发牙髓一定程度的反应或疼痛，故可根据牙髓对温度或电流的不同反应来协助诊断牙髓是否有病变，以及发展阶段，或牙髓是否存在活力。临床上通常采用牙髓温度测试和牙髓活力电测仪来测试牙髓的活力。在进行牙髓温度或电活力测试前，应向患者说明测试的目的、方法以及会出现的反应，以取得患者配合。先测正常牙（对侧同名牙或邻牙），再测可疑牙，以便排除个体差异。

牙髓对外界刺激的反应可随年龄的增长而逐渐降低；月经期、妊娠期、精神紧张等又可使其反应增强。因此，在做牙髓活力检查时应考虑到这些情况。

2. X线检查　通过口腔软硬组织对 X 线阻射程度的不同，检查各组织的密度变化。口腔常用的 X 线检查有牙片、咬合片、头影测量片、曲面断层片、涎腺造影片、口腔 CT 片等。可根据不同的需要，选择不同的 X 线片。

3. 菌斑检查　通过品红等染色法，对牙体上菌斑的部位、多少进行检查，以指导龋病、牙周病的预防和治疗。

4. 咬合状况检查　通过蜡片或咬合纸等对咬合接触状况进行检查，以便进行咬合状况调整。

5. 模型检查　通常可以通过口腔模型对部分症状进行检查，这种口腔模型又称为研究模型，是一种立体的检查记录，可以对治疗前后进行比较。通常可以记录：

（1）咬合状况。

（2）咬合面形状（窝沟点隙）。

（3）牙体磨耗及缺损（龋洞、颈部缺损）、牙体缺失。

（4）窝洞、基牙的形状。

（5）牙体形态（外形、大小）。

（6）牙齿位置状态（长轴、扭转、异位）。

（7）牙列状态（牙弓的形状、大小；覆殆、覆盖）。

（8）软组织状态（牙龈高度、边缘；各系带附着）。

（9）腭部的宽度和高度。

6. 其他检查　另外还有根管内容物和各种分泌物的检查、咬合功能、咀嚼效率、咬合肌电、涎腺分泌功能等各项检查。

三、检查过程中护理人员的注意事项

1. 详细说明检查目的、可能出现的症状、问题或不良反应，让患者在知情自愿的情况下接受检查。

2. 引导患者到相应科室接受检查。

3. 在检查中要随时注意患者的病情变化，及时提醒医生。

（张壁　徐佑兰）

第三节　口腔诊疗器械的消毒及灭菌

口腔诊疗器械是在诊断和治疗口腔疾病中使用的器械。对污染的复用器械进行正确处理,是保证患者就诊安全的重要步骤,是口腔护士主要的工作内容之一。口腔诊疗器械的处理流程包括八个步骤:回收、清洗、干燥、检查与注油保养、包装、消毒灭菌、监测、储存。

一、口腔诊疗器械的危险性分类

根据口腔诊疗器械使用过程中引起的潜在感染的风险,可将其分为高度危险口腔诊疗器械、中度危险口腔诊疗器械和低度危险口腔诊疗器械。器械的分类决定了器械使用后应采取的处理类型。

1. 高度危险口腔诊疗器械　是穿透软组织、接触骨、进入或接触血液及其他正常无菌组织的口腔诊疗器械。如手术器械、拔牙钳、牙龈分离器、牙周洁治器、超声工作尖和根管治疗器械等。这类口腔诊疗器械传播疾病的风险很高,应灭菌后使用。

2. 中度危险口腔诊疗器械　接触黏膜或受损皮肤,不穿透软组织、不接触骨、不进入或接触血液及其他正常无菌组织的口腔诊疗器械。如口镜、镊子、正畸托槽、印模托盘、去冠器、各类充填器等。这类器械具有中等传播疾病的风险,应灭菌或高水平消毒后使用。

3. 低度危险口腔诊疗器械　不接触患者口腔或间接接触患者口腔,虽有微生物污染,但在一般情况下无害,只有受到一定量的病原微生物污染时才造成危害的口腔诊疗器械。这类器械传播疾病的风险较低,应达到中等或低水平消毒。

二、口腔诊疗器械的处理

在医院条件允许的情况下,口腔诊疗器械应集中到消毒供应中心进行统一处理;暂时无法实现集中处理的医院,可在消毒室或器械处理区进行处理。器械处理区应相对独立,方便通向所有诊室且与手术室和口腔实验室分开。禁止将消毒室或器械处理区设置在公共通道处,这样可以最大程度减少污染器械通过清洁区域的机会,降低交叉感染的风险。

器械处理区不管大小,都应遵循从污染→清洁→灭菌→储存的循环规律,不交叉、不逆流,避免污染器械与灭菌器械混合。下面将具体介绍器械的处理过程。

(一)器械回收

诊疗结束后,椅旁护士首先对诊疗中使用的口腔器械进行初步分拣。一次性针头等锐利器械置于利器盒中,其他一次性物品放于医疗垃圾袋内,集中焚烧处理;可复用的口腔诊疗器械置于密闭容器中,由消毒人员集中回收到器械处理区,清点、核查无误后,根据材质、功能、处理方法进行分类放置(图1-1)。每次使用后,回收容器应及时清洗、消毒、干燥备用。

(二)器械清洗

清洗是去除医疗器械、器具和物品上污物的过程,是灭菌的前提和基础。2012版《医疗卫生机构消毒技术规范》中明确规定:所有污染的物品及物体表面在消毒、灭菌前必须先进行

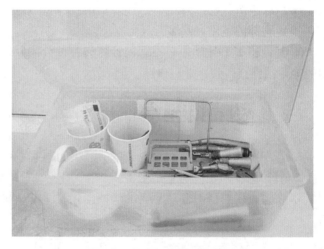

图1-1　用密闭容器回收器械

清洗。

为了保证清洗效果,使用后的器械应尽快清洗,防止血迹或污渍干燥后黏附在器械表面不易去除;不能立即清洗的器械,应将其暂时放置在预先配制好的保存液中。保存液可用含酶及其他清洗剂的溶液配制而成,通常情况下不建议用消毒剂作为保存液。被血液、分泌物、排泄物等有机污物污染的器械首选含酶清洗剂浸泡,以便有效分解和去除有机污物;可拆卸或打开的器械,必须拆开或打开后再彻底清洗。

1. 清洗剂

目前,医用清洗剂分为:碱性清洗剂、中性清洗剂、酸性清洗剂和酶清洗剂。清洗时应根据器械的材质、污染物种类选择适宜的清洗剂。

碱性清洗剂:pH 值≥7.5,对油脂类为主的有机物有较好的去除作用,对金属腐蚀性小,不会加快返锈现象。常用于不锈钢器械与物品、玻璃器皿的清洗,可与酶或中性清洗剂配合使用。

中性清洗剂:pH 值6.5 ~7.5,可用于清洗各类污染物,无金属腐蚀性。

酸性清洗剂:pH 值≤6.5,用于去除无机固体粒子为主的污染,金属腐蚀性小。常用于各种器械、物品、清洗与灭菌设备的锈渍与水垢的清洗。如物品存在有机污染,应在有机污染物清洗后消毒前使用。

酶清洗剂:含酶的清洗剂,有较强的去污能力,能快速分解并去除以蛋白质为主的有机污染物。酶清洗剂可清洗常规器械与内窥镜。

2. 清洗方法　目前常用的清洗方法有三种:手工清洗、超声波清洗和机械清洗。清洗时尽量采用自动化清洗设备,一方面可以提高清洗的效果及效率,另一方面可以降低护士发生职业暴露伤的风险。

(1)手工清洗:手工清洗适用于带电源的口腔诊疗器械,精密、贵重、复杂的口腔诊疗器械和有机物污染较重的器械的初步处理,如超声波洁牙机手柄、面反射口镜等。手工清洗时,清洗人员直接与污染器械接触,容易发生职业暴露伤和交叉感染,因此目前多不推荐采用此法清洗普通器械。清洗时,工作人员需佩戴防护面罩和防针刺厚手套,穿防护衣。每次只清洗一个或两个器械并借助长柄刷等辅助清洗器械。清洗后的器械用无毛絮的厚毛巾吸干(图1-2、1-3)。

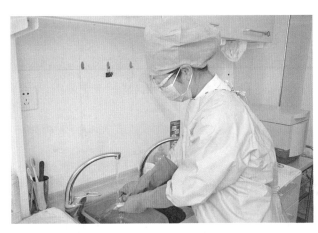

图1-2　穿戴防护装置

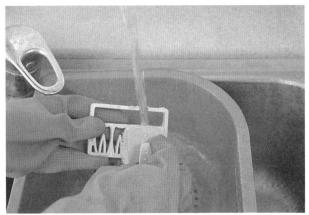

图1-3　流动水下刷洗器械

(2)超声波清洗:牙科小器械及其他结构复杂的器械宜首选超声波清洗。超声波清洗是利用超声波的"空化"作用所产生的冲击力,使物体表面的污垢分解、破裂及剥落;同时超声波还有乳化、中和作用,具有较好的清洗效果。清洗时应使用超声波清洗器专用的清洗剂,一些清洗剂具有酶活性,还有一些具有抑菌作用。清洗器周围宜配置专用夹钳,方便清洗完毕后夹取器械。清洗流程见表1-3。

超声波清洗器内的液体应至少每天更换一次,遇有严重污染时随时更换。在更换清洗剂时,工作人员应佩戴口罩、面罩、手套等防护装置。

表 1-3　超声波清洗器清洗流程

操作流程	注意事项
1. 操作前准备 （1）穿着防护衣，佩戴个人防护面罩、眼罩和手套 （2）流动水下冲洗器械，初步去除污染物	手工清洗时应做好个人防护，避免操作过程中被污染的锐利器械划伤或出现超声清洗液的喷溅
2. 掀开超声波清洗器的盖，按说明书添加一定量的专用清洗剂	不可将消毒剂放入超声波清洗器内，一些消毒剂能将血迹和碎屑固定在器械上，使污渍更难清洁
3. 放器械于清洗篮筐内	器械宜全部没入清洗剂中（图 1-4） 清洗牙科小器械时宜配备专用网篮（图 1-5）
4. 盖盖，设置清洗流程和时间，打开开关	清洗时应盖好盖子，防止振荡过程中产生气溶胶，污染空气；超声清洗时间宜 3～5 分钟，根据器械污染情况适当延长清洗时间，不宜超过 10 分钟
5. 清洗结束后，开盖取出篮筐，在流动水下冲洗，去除器械表面残留的清洗液	冲洗时，篮筐应倾斜一定角度，减少喷溅
6. 将篮筐内器械轻轻倒在干燥的毛巾上，放回清洗器并盖好盖子	超声波清洗器使用完毕后应盖好盖，防止液体挥发

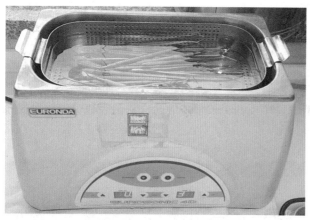

图 1-4　超声波清洗器

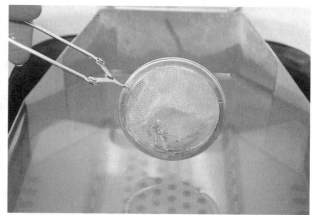

图 1-5　专用网篮

（3）机械清洗（以全自动清洗机为例）：全自动清洗是最常用的机械清洗方法。全自动清洗机是利用高温水再循环的原理，与清洗剂联合作用来消除器械上的有机物质。全自动清洗机集清洗、消毒、干燥于一体，可直接用于低危口腔诊疗器械的消毒。清洗时，器械整齐放置在清洗机内，减少了器械间的碰撞，避免了工作端损伤。整个清洗过程无需手工介入，减少了职业暴露伤的发生（图 1-6）。

（三）器械干燥

超声波清洗和手工清洗后的器械均需进行干燥，以免影响器械的灭菌效果。干燥时宜首先选用干燥设备（如干燥箱）进行处理

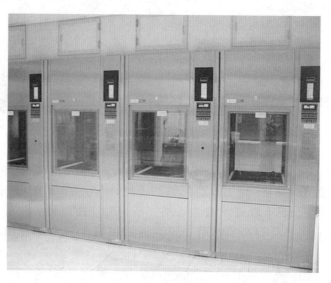

图 1-6　全自动清洗机

（图 1-7）。无干燥设备的及不耐热的器械、器具、物品,可使用消毒的低纤维絮擦布进行干燥处理,不宜自然晾干。有关节的器械应注意打开关节后再进行干燥;穿刺针、手术吸引器头、牙科手机内腔等带管腔的器械应用高压气枪吹干(图 1-8)。

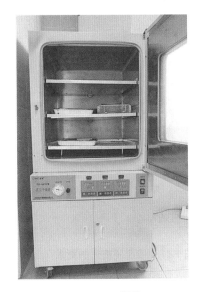

图 1-7　干燥箱

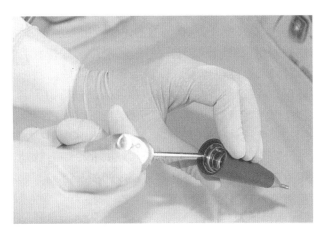

图 1-8　用高压气枪吹干内腔

（四）器械检查与保养

器械检查是器械处理流程中很容易被忽略的一个环节,检查的效果直接影响器械使用的安全性。通常我们采用目测法或使用带光源的放大镜对干燥后的每件器械进行全面检查。检查内容包括:清洁度、磨耗情况、功能的完好性等方面,带电源的器械应进行绝缘性能等安全性检查。清洗质量不合格的器械应重新处理,功能损毁或磨耗严重的器械应及时维修或报废(图 1-9、1-10)。

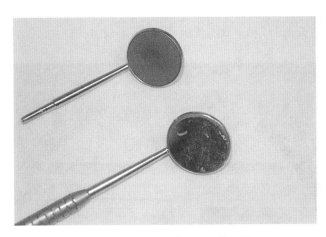

图 1-9　及时更换磨耗严重的器械

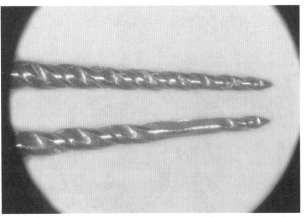

图 1-10　螺纹松解

器械干燥后应及时使用润滑剂进行保养,以延长其使用寿命。临床通常采用在器械关节处手工注油或涂油的方法进行保养(手机的保养方法详表 1-7)。保养时禁止选用石蜡油等非水溶性产品作为润滑剂。碳钢材质的器械在高温高热的条件下易生锈,必要时需要用除锈剂涂抹除去锈渍。

（五）器械包装

严格包装可有效避免灭菌后的器械再次被污染。临床常用的包装材料有:硬质容器、一次性医用皱纹纸、纸塑袋、纸袋、纺织品、无纺布等。包装材料需符合 GB/T19633 的要求。开放式储槽不可用于灭菌物品的包装。

灭菌物品的包装分闭合式包装和密封式包装2种。手术器械应摆放在篮筐或有孔的盘中,采用闭合式包装的方法,用2层包装材料分2次包装。包装时使用专用胶带,胶带长度应与灭菌包体积、重量相适宜,封包应严密。水门汀充填器、牙科手机、治疗碗等器械宜采用密封式包装的方法单独包装,包装材料可选择纸塑袋、纸袋等,其密封宽度≥6mm,包内器械距包装袋封口处≥2.5cm(图1-11)。剪刀和血管钳等轴节类器械在包装时不应完全锁扣;有盖的器皿应开盖,摆放的器皿间应用吸湿布、纱布或医用吸水纸隔开;管腔类物品应盘绕放置,保持管腔通畅;精细器械、锐器等应采取保护措施。包装好的器械需贴明标识,方便追溯。灭菌物品包装的标识包括物品名称、包装者、灭菌器编号、灭菌批次、灭菌日期及失效日期。

不同的灭菌器对灭菌包的包装要求不同,其中下排气压力蒸汽灭菌器灭菌包不宜超过30cm×30cm×25cm;脉动预真空压力蒸汽灭菌器不宜超过30cm×30cm×50cm。器械灭菌包重量不宜超过7公斤。

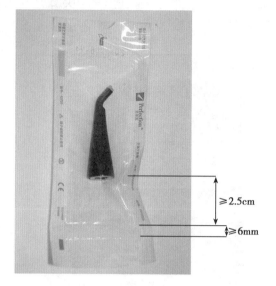

≥2.5cm

≥6mm

图1-11 纸塑袋密封的要求

(六)器械消毒与灭菌

1. 消毒灭菌方法　消毒是指用物理或化学方法消除或杀灭芽胞以外的所有病原微生物。灭菌是指用物理或化学方法杀灭包括芽胞在内的一切微生物的方法。常用的消毒灭菌方法有物理法和化学法。

(1)物理消毒灭菌法:利用光照或加热等物理作用,使微生物的酶失去活性、结构破坏、蛋白质凝固变性而死亡,达到灭菌的目的。其中热力灭菌法包括湿热、干热及焚烧。

1)湿热灭菌:压力蒸汽灭菌法是首选的湿热灭菌法。该方法适用于耐湿、耐热的器械、器具和物品的灭菌,它包括下排气式压力蒸汽灭菌和预真空压力蒸汽灭菌。美国牙医协会(American Dental Association ADA)认为高温压力蒸汽灭菌是目前口腔器械最有效的灭菌方法。压力蒸汽灭菌器分为大型压力蒸汽灭菌设备和台式(小型)快速压力蒸汽灭菌器。口腔诊疗机构普遍使用小型快速压力蒸汽灭菌器。临床常见的有小型压力蒸汽灭菌器自动控制型(以下简称小型灭菌器)和卡式蒸汽灭菌器(图1-12、1-13)。

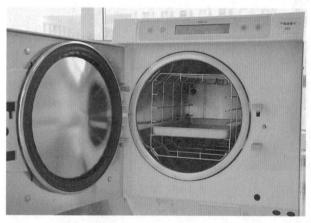

图1-12 小型压力蒸汽灭菌器自动控制型

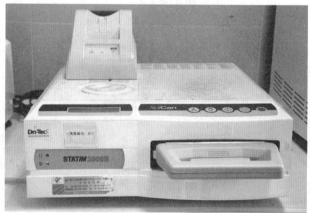

图1-13 卡式蒸汽灭菌器

小型灭菌器是由电加热产生蒸汽或外接蒸汽自动控制的小型压力蒸汽灭菌器,其灭菌室容积小于60L。卡式蒸汽灭菌器是利用正压排气的原理,将蒸汽由特定途径泵入消毒腔并形成蒸汽屏障,再通过压力使空气沿特定排气孔排出,从而达到灭菌效果。灭菌周期是灭菌器在灭菌过程中完成的控制周期。灭菌负载是在灭菌室内接受灭菌处理的物品。灭菌时,将待灭菌物品置于配套的灭菌架或托盘上,根据物品的危险程度、负载范围选择合适的灭菌周期(表1-4)。灭菌物品不能超过小型灭菌器最大装载量。灭菌架内的物品间应留有一定空隙,利于蒸汽透过;托盘摆放的器械应单层摆放,避免重叠;可拆的器械如牙科手机与车针、电动洁治器手柄与工作尖等宜拆开后灭菌。具体灭菌参数(表1-5)。

表1-4 小型灭菌器灭菌周期

灭菌器周期	灭菌负载范围
B 类灭菌周期	用于所有包装的和无包装的实心负载、A 类空腔负载和多孔渗透负载的灭菌
N 类灭菌周期	用于无包装的实心负载的灭菌
S 类灭菌周期	用于制造商规定的特殊灭菌物品,包括无包装实心负载和至少以下一种情况:多孔渗透性物品、小量多孔渗透性条状物、A 类空腔器械、B 类空腔器械、单层包装物品和多层包装物品

注1:不同分类的灭菌周期和相关的设置只能应用于指定类型物品的灭菌。对于特定负载的灭菌过程需要通过验证。
S 型灭菌器应有生产厂家或供应商提供可灭菌口腔诊疗器械的类=型、灭菌验证方法及验证报告。
N 型灭菌器不能用于牙科手机等管腔类器械的灭菌。

表1-5 小型灭菌器灭菌参数

物品类别		温度(℃)	灭菌时间(分钟)	压力(kPa)
下排气压力蒸汽灭菌器	器械	121	30	102.9
预真空压力蒸汽灭菌器	器械、敷料	132~134	4	205.8

2) 干热灭菌:是利用高温热气对流使微生物氧化,从而达到灭菌效果。适用于耐热、不耐湿、蒸汽或气体不能穿透的物品灭菌,如易被湿气腐蚀的碳钢车针等金属器械、玻璃器皿、油脂、粉剂等物品,禁用于牙科手机、机用洁治器及塑料类物品的灭菌。该方法的灭菌效果较为可靠但穿透力差,灭菌时间长。

(2) 化学消毒灭菌法:利用液体或气体的化学消毒剂达到杀菌、抑菌的目的。根据化学消毒剂的灭菌效果可将其分为高效消毒剂、中效消毒剂、低效消毒剂。使用时应根据不同的目的,选择相应的化学消毒剂。

1) 高效消毒剂(灭菌剂):可杀灭一切微生物,包括细菌繁殖体、芽胞、真菌。适用于高危口腔器械的消毒灭菌。

2) 中效消毒剂:能杀灭除细菌芽胞和亲水性病毒以外的微生物繁殖体。如含氯消毒剂、含碘消毒剂、醇类消毒。适用中、低危口腔器械消毒。

3) 低效消毒剂:可以杀灭细菌繁殖体、真菌和亲脂性病毒,不能杀灭细菌芽胞和亲水性病毒。如苯扎溴铵等季铵盐类、氯己定等二胍类消毒剂。适用于低危口腔器械消毒。

(3) 过氧化氢等离子体低温灭菌法:它是利用过氧化氢等离子体低温灭菌装置使过氧化氢发生电离反应形成正电氢离子和自由电子,对物品进行低温、干燥灭菌的方法,适用于不耐湿、不耐高温的医疗器械,如电子仪器、光学仪器等。不得用于如下器械和物品的灭菌:不完全干燥的物品、吸收液体的物品和材料、含纤维素或其他木制纸浆制成的物品、一端闭塞的内腔、液体或粉末、一次性使用物品、植入物、不能承受真空的器械、标示为仅使用压力蒸汽灭菌的物品、具有内部部件、难以清洁的器械。因高浓度的过氧化氢会灼伤皮肤,所以应用过氧化氢等离子装置进行灭菌时佩戴个人防护措施,如口罩和手套等(图1-14)。

2. 口腔特殊器械、材料消毒灭菌

(1) 印模:口腔印模直接接触患者的唾液甚至血液,如不进行有效消毒,容易引发医院感染。印模的消毒方法有多种,如喷雾及短时

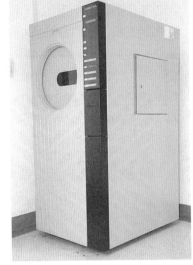

图1-14 过氧化氢低温等离子装置

间浸泡、紫外线照射和气体熏蒸消毒。美国牙医协会(ADA)认为浸泡时间不宜超过30分钟,如果是亲水性印模材料,浸泡时间应小于10分钟。建议选择的消毒液有戊二醛、碘伏、次氯化物。消毒印模时,应首先用流动水冲洗印模10秒,冲掉印模上的血液和唾液;选择合适的消毒液和浸泡时间进行浸泡消毒;再次用流动水冲洗后,用蘸有消毒液的湿纱布覆盖送技工室。

(2) 修复体及矫正器:美国牙医协会(ADA)推荐用环氧乙烷或碘伏、次氯化物(1:10)及时间(10分钟)浸泡活动修复体达到灭菌的目的。消毒方法:①从患者口中取出修复体,彻底用自来水刷洗或超声清洗;②将修复体浸泡于适宜的消毒液中;③消毒时间到后,取出用自来水冲洗;④树脂修复体冲洗后保存在稀释的漱口水中。

(3) 咬合蜡、𬌗堤、模型及咬合记录:使用碘伏,采用"喷-擦-喷"的方法进行𬌗堤及咬合蜡的消毒。石膏模型可采用紫外线箱内照射消毒。

(4) 其他器械的消毒:其他一些耐高温的器械,如面弓、正畸钳、镊子、金属印模托盘、根管治疗器械及磨光用的轮、杯、刷、钻等也应热力灭菌。光敏固化灯机头可采用保护薄膜覆盖加碘伏擦拭消毒处理。

(七) 灭菌监测

灭菌质量监测有物理监测、化学监测、生物监测三种方法。灭菌器新安装、移位和大修后,应进行物理监测、化学监测和生物监测。对小型压力蒸汽灭菌器,物理监测和化学监测通过后,生物监测应满载连续监测三次,连续监测合格后,灭菌器方可使用。

1. 物理监测　最基本的灭菌质量监控。它通过记录灭菌温度、时间、压力、真空度等机械性能参数反映灭菌器的状态,属于灭菌过程监测,不能说明灭菌效果。物理监测不合格的灭菌物品不得发放。

2. 化学监测　化学监测方法包括B-D实验(标准测试包和空腔负载实验)、包外化学指示物、包内化学指示物、批量监测等。化学监测是灭菌质量监控最重要的手段。

(1) B-D实验:对预真空(包括脉动真空)压力蒸汽灭菌器进行真空系统性能测试,以判断灭菌器是否达到充分排气和蒸汽穿透的有效性。B-D测试于每日开始灭菌运行前进行,测试合格后,灭菌器方可使用。测试时,首先将灭菌器预热,排除蒸汽管路、灭菌器夹层内残留的冷凝水汽,然后将标准测试包或空腔负载实验装置(PCD)置于灭菌器底部靠近灭菌器门与排气口上方进行空载测试,测试温度134℃,时间3.5～4分钟。B-D测试纸变色均匀或化学指示条全部变黑说明冷空气清除和蒸汽穿透效果良好,灭菌器可以使用。

(2) 包外、包内化学指示物:每个待灭菌的物品应有包外灭菌化学指示物,指示物需经国家卫生和计划生育委员会批准并在有效期内使用。包外灭菌指示胶带应保持完整且长度不少于6cm。高度危险性物品应在最难灭菌的部位放置包内化学指示物,指示物应整条放置。裸露灭菌的器械将包内化学指示物放于器械旁进行监测。如果透过包装材料可直接观察包内灭菌化学指示物的颜色变化,则不必放置包外灭菌化学指示物。通过观察化学指示物颜色变化,判定是否暴露于灭菌工艺变量或达到灭菌合格要求。包外化学监测不合格的灭菌物品不得发放,包内化学监测不合格的灭菌物品不得使用。

3. 生物监测　生物监测是对压力蒸汽灭菌设备灭菌性能的监测,是判断是否达到灭菌效果最可靠的

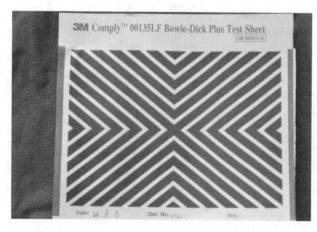

图1-15　B-D实验检测卡(阴性)

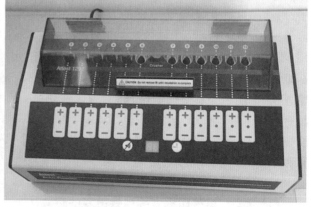

图1-16　培养生物指示管

方法。新的包装材料与方法、摆放方式、排气方式及特殊灭菌工艺的确定都应先进行生物监测,达到标准要求后才能采用。验证过的小型灭菌器应每月进行生物监测 1次,未经验证使用中的灭菌器每季度进行生物监测 1次。因小型灭菌器一般无标准生物监测包,进行生物监测时应选择灭菌器常用的、有代表性的灭菌包制作生物测试包或使用生物 PCD,置于灭菌器最难灭菌的部位且保持灭菌器处于满载状态。培养后生物指示管保持原色(紫色),视为阴性,灭菌合格。若由紫色变为黄色,则表示灭菌不合格。生物监测不合格时,应尽快召回上次生物监测合格以来所有尚未使用的灭菌物品,重新处理。改进后,生物监测连续三次合格后方可使用(图 1-15、1-16)。

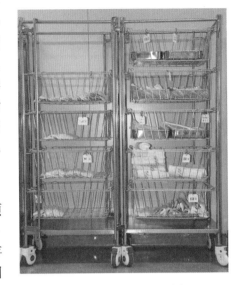

(八)储存

　　消毒灭菌后的物品应分类分架存放在储存区。储存区必须无灰尘、无虫类、无寄生虫,避免阳光照射,温度保持在 22～24℃。储存位置必须至少离地面 25cm,离天花板 40cm。储存区需配备物品存放柜(架)或存放车,存放架应为网状立架(图 1-17),利于散热且每周对其进行清洁消毒。消毒物品和灭菌物品应分开放置并有明显标识。无菌物品的储存有效期与包装材

图 1-17　无菌物品存放车

料有关,无包装的高度危险器械灭菌后应立即使用,有效期不超过 4小时。有灭菌包装的无菌物品储存有效期见表 1-6。过期的器械须打开重新进行包装及灭菌处理。

表 1-6　包装材料无菌有效期

包装类型	纺织材料 牙科器械盒	一次性纸袋	一次性皱纹纸 医用无纺布	一次性纸塑袋
有效期	7 天	30 天	180 天	180 天

附录:牙科手机的清洗、保养、消毒

　　牙科手机清洗保养方法包括手工清洗保养和机械清洗保养。临床工作中,我们应根据手机内部结构或功能选择适宜的清洗保养方法。特殊用途牙科手机,应遵循生产厂家或供应商提供的使用说明书进行清洗与保养。

(一)手工清洗保养

　　1. 手工清洗保养牙科手机的流程(表 1-7)

表 1-7　手工清洗保养牙科手机的流程

操作流程	注意事项
(1)踩脚闸,使用牙科综合治疗台水气系统冲洗内部水路、气路 30 秒(图 1-18)	冲洗时应保留车针
(2)从快接口或连线上卸下牙科手机,取下车针	
(3)去除牙科手机表面污染物 用软毛刷子在流动水下刷洗或用抹布直接去除牙科手机表面污染物(图 1-19)	刷洗时应佩戴防护装置,防止出现针刺伤或液体喷溅 牙科手机不应浸泡在液体内清洗,也不宜选用超声波清洗 部件可拆的种植牙专用手机应拆开清洗;不可拆的种植牙专用手机可选用压力水枪进行内部管路清洗 带光纤牙科手机需用气枪吹净光纤表面的颗粒或灰尘,擦净光纤表面污渍

操作流程	注意事项
（4）清洁牙科手机 1）用专用的压力罐装清洁润滑油清洁进气孔管路	使用压力罐装清洁润滑油过程中应用透明塑料袋或纸巾包住机头部，避免油雾播散。如有污物从机头流出，应重复操作，直至无污油流出
2）用高压水枪冲洗进气孔内部管路，然后用高压气枪进行干燥	冲洗时压力水枪和压力气枪的压力宜在 2~2.5kPa，不宜超过牙科手机使用说明书标注的压力 用压力水枪清洗牙科手机，应尽快用压力气枪进行内部气路干燥，避免轴承损坏
（5）注油：将压力罐装润滑油与相匹配的注油适配器或接头连接，对牙科手机注入润滑油，并对牙科手机夹持部位（卡盘或三瓣簧）进行注油（图1-20、1-21）且每日1次 内油路式牙科手机宜采用油脂笔对（卡盘或三瓣簧）和轴承进行润滑（图1-22）。特殊注油方式参考厂家或供应商使用说明书	注油方法应参照牙科手机供应商的使用说明书

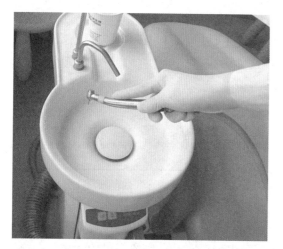

图1-18 踩脚闸，冲洗管路

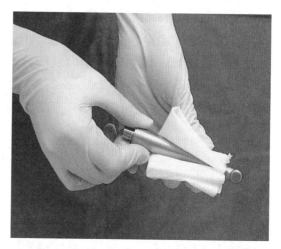

图1-19 用抹布去除牙科手机表面污物

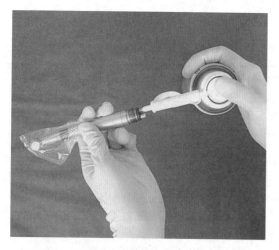

图1-20 用压力罐装润滑油对牙科手机注油

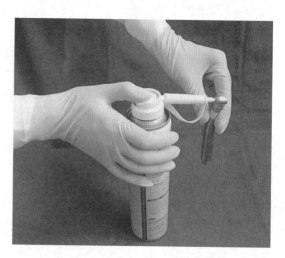

图1-21 对牙科手机夹持部位注油

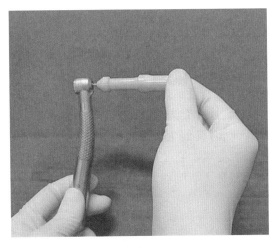

图 1-22　用油脂笔润滑牙科手机

（二）机械清洗保养牙科手机的流程

1. 保留车针,踩脚闸,使用牙科综合治疗台水气系统冲洗内部水路、气路 30 秒。

2. 将牙科手机从快接口或连线上卸下,取下车针。

3. 用软毛刷子在流动水下刷洗或用抹布直接去除牙科手机表面污染物。

4. 将牙科手机连接相匹配的注油适配器或接头后插入全自动注油养护机内,选择正确的程序进行清洗和注油(图 1-23、1-24)。

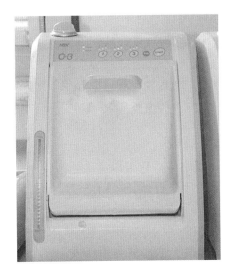

图 1-23　全自动注油养护机

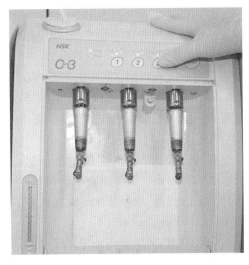

图 1-24　安装好的牙科手机

（三）牙科手机的消毒

牙科手机采用压力蒸汽灭菌的方法进行消毒,具体消毒方法见前。

（李秀娥　甘露）

第四节　口腔健康知识与宣教

　　口腔健康是人体健康的一面镜子,是全身健康的重要组成部分。口腔疾病是影响人体健康的常见病、多发病。调查资料显示,目前我国儿童乳牙患龋率高达 70% 以上,人群恒牙患龋率达 50% 左右,老年人群全口无牙率达 10% 以上,牙龈炎、牙石检出率也较高,口腔卫生状况普遍较差。口腔卫生是健康生活的重要组成部分,是社会文明的重要标志。普及和宣传口腔保健知识是口腔医务工作者的责任和义务。

一、口腔健康和口腔健康教育

1981 年世界卫生组织制定的口腔健康标准是"牙齿清洁、无龋洞、无疼痛感、牙龈颜色正常、无出血现象"。健康的口腔应具备下列要素：①没有任何疼痛和不适；②具有良好的咀嚼、吞咽和语言功能；③外观正常、不影响自尊、个人满意；④不影响社会交流。

口腔健康教育（oral health education）是健康教育的一个分支，WHO（1970 年）指出：牙科健康教育的目的是使人们认识到并能终生保持口腔健康。它是以教育的手段促使人们主动采取利于口腔健康的行为，如通过有效的口腔健康教育计划或教育活动调动人们的积极性，通过行为矫正、口腔健康咨询、信息传播等，以达到建立口腔健康行为的目的。

二、保持口腔卫生的意义

口腔是食物进入人体的重要通道。进食后，食物残渣往往滞留在口腔内，如果不加以清除，就会导致细菌聚集和附着，形成菌斑和牙石，从而对牙齿及其支持组织产生破坏作用，引起龋病和牙周病。因此，保持口腔卫生对维护口腔健康、预防口腔疾病的发生有着重要意义。

三、常见的口腔保健方法

口腔保健措施通常包括漱口、刷牙、牙间隙清洁、咀嚼和按摩牙龈等。

（一）漱口

漱口能清除口腔内的食物残渣、污物和异味，减少口腔致病微生物的数量或抑制细菌生长繁殖；保持口腔创面清洁，促进创面愈合；消除口臭，保持口腔清洁和口气清新。

漱口时将清水含在口内，鼓动两颊及唇部并适当用力，使液体与牙齿、牙龈和口腔黏膜各面充分接触，反复冲击，从而清除口腔内的残渣和牙垢。每次进食后都应漱口。通常用清水、盐水或漱口液漱口。常见的漱口液有 1% 过氧化氢溶液、3% 硼酸溶液、复方氯己定漱口液等。

（二）刷牙

刷牙是保持口腔清洁的重要方法并已成为人们的日常卫生习惯之一。它可以清除牙齿表面和牙间隙的菌斑、软垢与食物残渣，减少口腔细菌和其他有害物质，防止形成牙结石，同时具有按摩牙龈，促进牙龈的血液循环和新陈代谢，增强牙龈组织抵抗力的作用。

1. 牙刷

（1）牙刷的选择：牙刷由带刷毛的刷头和手柄组成，二者之间由一个狭窄部相连接。挑选牙刷时应注意下列几点：首先，牙刷头不宜太大，尽量选刷头较小的牙刷，因为口腔后牙区空间较小，刷头大的牙刷不易进去，尤其后牙颊侧更难刷干净。其次，宜选择波浪型刷面的牙刷，有研究表明，波浪型刷面与平面型刷面相比，前者清洁牙齿唇颊面的效果更显著，能增强去除牙菌斑的效力，有利于牙间隙的清洁。第三，刷毛不宜太硬，最好选择软毛牙刷。硬毛牙刷对牙齿硬、软组织有一定损伤，软毛牙刷柔韧易弯曲，能进入龈缘下和牙间隙清除菌斑。第四，牙刷的毛束排列不宜过多，一般为长 10～12 束，宽 3～4 束，各束之间要有一定间距，便于清洁。第五，牙刷柄应有足够的硬度、强度和弹性，能担负刷牙时所用的力量，不易弯曲折断，容易清洁干燥。最好与刷头有一定角度，临床研究表明，角度型更容易到达牙菌斑清除区域，刷柄与刷头的角度以 17°～20° 为宜。

（2）牙刷的保管：刷牙后，刷毛间常沾有口腔中的食物残渣、细菌、血液等，因此使用后的牙刷应及时清洁并妥善保管，防止细菌滋生，引起疾病传播。通常使用清水反复冲洗牙刷并将刷毛上的水分甩干，牙刷头悬挂于通风干燥处。避免放在玻璃管或金属盒中，或把牙刷头倒置于漱口杯内，这样牙刷毛的水分不易干燥，而潮湿的牙刷中容易滋生繁殖细菌。尼龙牙刷不可浸泡在沸水中，因为受热可弯曲变形。牙刷应至少3个月更换一次。

2. 牙膏 牙膏是和牙刷一起用于清洁牙齿,牙膏有下述基本作用:①清洁作用:有助于机械性去污,增强刷牙效果;②美白作用:有清洁和抛光牙面,保持牙齿清洁美观、爽口、消除口臭的作用;③防治作用:有防龋、消除菌斑,防治口腔疾病的作用。

(1)牙膏的种类:根据牙膏的成分可以将其分为普通牙膏、药物牙膏和含氟牙膏三大类。

普通牙膏的基本成分包括摩擦剂、洁净剂、润湿剂、胶黏剂、防腐剂、甜味剂、芳香剂等。

药物牙膏是在普通牙膏的基础上加入某种特殊药物,使其具有防龋、抗过敏等特殊作用。常见的药物牙膏有脱敏牙膏和增白牙膏。脱敏牙膏含氯化锶和硝酸钾,可降低牙本质过敏作用,缓解疼痛。美白牙膏因含有氧化剂,可使牙齿洁白;叶绿素牙膏中加入叶绿素,可预防牙龈出血、防止口臭;加酶牙膏能分解残留食物,能有效清洁口腔,防止龋齿。

含氟牙膏是加入氟化钠、氟化亚锡等氟化物的牙膏,能降低牙釉质在酸中的溶解度并促进釉质的再矿化,具有较好的防龋作用。

(2)牙膏的选择:选择牙膏时除了考虑它的品牌、香型、价格、发泡和清新爽口等因素外,最重要的还应考虑其功效与安全性,必要时应向口腔专业医生咨询,根据自己口腔的实际情况选择合适的牙膏。另外,为了口腔健康,应经常更换牙膏种类,最好3个月左右换一次牙膏,普通型和疗效型的应交叉使用。长期使用同一种牙膏刷牙,会使某些有害的口腔病菌产生耐药性和抗药性,使牙膏失去灭菌护齿的作用。

3. 刷牙方法

(1)Bass 刷牙法:又称水平颤动法。是目前最广泛认同的刷牙方法,它能有效清除牙龈边缘附近以及龈沟内牙菌斑,同时还可避免造成牙颈部楔状缺损和牙龈萎缩。操作要领:手持刷柄,将刷头放于牙颈部,牙刷的刷毛和牙齿成大约45°角,刷毛端指向龈沟,轻轻加压,在一到两颗牙齿的范围轻轻左右颤动5~10次,颤动的范围不超过一颗牙的宽度,刷上牙时,向下卷动牙刷刷头两次,刷下牙向上卷动两次,依次刷完口内所有牙齿的外面、内面。

(2)Rolling 法:又称竖刷法或旋转刷牙法。将刷毛放在牙颈部,顺着牙齿的方向轻轻加压,刷上牙时向下刷,刷下牙时向上刷,牙的内外面和咬合面都要刷到。在同一部位反复刷数次。可有效清除牙菌斑和软垢并能刺激牙龈,保持牙龈健康。

(3)圆弧法:将牙刷放入颊间隙,即面颊部与牙齿的唇、颊面之间的空间,闭口咬住后牙后,用较快、较宽的圆弧样动作,轻轻从上牙牙龈刷至下牙牙龈,再从下向上,重复圆弧的动作数次,再移至下一个区域;前、后牙的舌、腭面,用同样方法,只是上下牙需要分开刷;上下前牙的牙尖对准咬住,用同样的圆弧形方式,刷前牙的唇面。因为简单易学,不需要复杂的技巧,适用于比较年幼的儿童。

4. 刷牙的顺序 刷牙时应从上颌最后一颗磨牙的远中面开始,顺着牙弓刷洗殆面和切面,再刷洗颊(唇)面、腭(舌)面,直至刷完另一侧最后一颗牙。必须依照一定次序系统刷牙,以免遗漏。使每一颗牙齿的每一个牙面都洁净,每个区位重复刷洗8~10次。以同样的方式刷洗下颌牙。

5. 刷牙的次数和时间 由于牙菌斑在被去除后可不断在牙面重新形成,为了控制牙菌斑,保持口腔卫生与预防口臭,至少每天刷牙两次,有条件者最好三餐后都刷牙。晚上睡前刷牙更重要,睡眠时口腔的各种功能活动停止或减缓,唾液分泌减少,为细菌的生长和繁殖提供了良好的条件。每次宜刷牙3分钟。刷牙时间的长短应以能彻底控制菌斑为目的。

(三)牙间隙清洁

牙间隙最易藏污纳垢,而该区牙刷常难以刷到,特别是牙列不齐者。故须采用其他方法来清洁牙间隙。

1. 牙线 牙线是用尼龙线、丝线或涤沦线制成的用来清洁牙齿邻面的一种有效洁牙工具,它有助于对牙刷不能到达的牙齿邻接面之间的间隙或牙龈乳头处的清洁,特别是对平的或凸的牙面效果最好。另外,牙线的使用还可以通过按摩刺激牙齿周围的牙龈,增加牙龈的血液循环,从而达到预防或减少乃至治疗牙科疾病的目的。

牙线一般在刷牙后使用。取一段长约20~25cm的牙线将两端打结形成一个线圈。用双手示指和拇指绷紧长约2cm的一段,将绷紧的牙线沿牙齿的颊舌方向做拉锯式动作,把牙线紧贴在牙齿邻面上成"C"字形,将牙线上下移动,刮除牙面上的菌斑。重复4～5次后,清水漱口或再次刷牙。使用牙线时切勿用力过大,以免损伤牙龈。要用不同节段的牙线进入不同的牙缝内,保持始终以清洁的牙线去除邻面菌斑。

2. 牙间隙刷　牙间隙刷为单束毛刷,用于清除难以自洁的牙面和牙间隙中的牙菌斑。根据牙间隙的大小,可有多种不同的型号以供选择。当遇到牙齿排列不齐、牙龈萎缩、牙根分叉处暴露或镶有烤瓷冠、烤瓷桥、人工种植牙等修复体存在时,用一般的牙刷或牙线无法清洁,可使用特制的牙间隙刷,它能有效清除牙齿邻接面的牙菌斑,保持口腔清洁。

3. 牙签　牙签在一定范围内可以弥补刷牙的不足,对天然牙的邻面起到清洁作用。牙签适用于牙龈乳头萎缩,牙间隙较大的人且弊端较多:①质硬,使用不慎易对牙龈造成损伤,加重牙龈萎缩,增大牙间隙,加重食物嵌塞;②很难将小的牙缝食物清除干净;③后牙使用时因角度问题易造成使用困难。

使用牙签时将牙签以45°角进入牙齿与牙龈之间,尖端指向咬合的方向,顺着每个牙缝的两个牙面慢慢滑动,用力不可过快、过猛,牙签的侧面紧贴牙面刮动数次,最后要漱口。

4. 电动冲牙器　电动冲牙器是一种比较新的口腔清洁器具,在欧洲和美国,冲牙器是不少家庭必备的口腔保健用品。现在,冲牙器也进入了中国,很多人已经逐渐喜欢上了这种既舒服又管用的牙齿保健小电器。

冲牙器作用温和,对牙龈等软组织非但无伤,还能起到按摩的作用。它采用高频脉冲的原理,通过泵体对水加压,产生1200次/分钟的超细高压脉冲水柱,设计精巧的喷嘴可以使这种高压脉冲水柱毫无障碍地冲刷到口腔任何部位,包括牙刷牙线等不能达到的死角并能达到牙刷所不能达到的深度,有效地去除食物残渣,避免龈下菌斑的聚集。在用餐后只要冲洗1～3分钟,就可以把牙缝里的食物残渣碎屑冲干净。

（四）咀嚼和牙龈按摩

1. 咀嚼　咀嚼是口腔的主要功能,通过咀嚼可粉碎食物,便于机体对食物的消化与吸收,特别是咀嚼粗糙及纤维较多的食物,既能刺激唾液分泌帮助消化,又能按摩牙龈,达到清洁牙面及口腔的作用,增强牙周组织健康,促进颌面部的发育。充分咀嚼无论对全身或口腔局部都非常重要。

（1）生理性刺激:咀嚼可刺激颌骨的生长发育,上、下颌骨及咀嚼肌的发育有赖于咀嚼活动所产生的生理性刺激。咀嚼功能差则颌骨发育不足,以至没有足够的位置供牙长出,必然导致牙列拥挤、紊乱,使食物残渣滞留、菌斑形成,因而发生龋病和牙周炎。颌骨发育不足也是智齿阻生和错𬌗畸形的主要原因。

（2）清洁牙面及口腔:在咀嚼过程中,食物在唾液的参与下不断擦洗牙齿和牙龈,因此应多选用较硬、含纤维素多的食物以获得充分的咀嚼,刺激唾液分泌,有利于口腔清洁。也可以多咀嚼口香糖来达到增强咀嚼功能的目的。

（3）增强牙周组织健康:在咀嚼过程中,咬合力通过牙齿传导至牙齿周围的组织,这种咬合力并不太大,约3～4kg,它作为一种功能性的刺激,有益于牙周组织的健康。可使牙周膜变厚、增强,牙槽骨致密,从而使牙周组织的适应性增强,在咀嚼时,食物不断与牙龈摩擦,这种生理性按摩刺激增加了牙龈组织对疾病的抵抗能力,同时也使口腔黏膜角化程度增高,增强其对致病刺激的抵抗力。

2. 牙龈按摩　牙龈按摩是常用口腔保健方法之一。通过按摩牙龈,可以使上皮增厚,角化增强并有利上皮结缔组织的营养代谢活动,还能增加牙龈组织血液循环,改善营养及氧的供应,有助于组织的代谢,提高牙周组织对外界损伤的抵抗力,减少牙周疾病的发生。

常用的牙龈按摩方法有:

（1）牙刷按摩法:在刷牙时进行,将刷毛以45°压于牙龈上作前后短距离颤动,此时刷毛伸进牙龈乳头及龈沟内做有效的牙龈按摩。牙龈受压暂时缺血,当刷毛放松时局部血管扩张充血,反复数次,使血液循环改善,增强局部抵抗力。

（2）手指按摩法

1）口外按摩法:一般用右示指,放在牙龈相应的面部皮肤上,按一定顺序,做局部小圆旋转移动按摩,然后漱口。

2）口内按摩法:先将右手手指洗净并用75％酒精消毒。手指放入口内唇（颊）侧牙龈上,来回移动,或做小圆形旋转按摩,再向牙冠方向施加力量并向咬合面滑动。每个牙龈区,反复动作数次。按摩后立即漱口,以免龈沟内的渗出液随唾液吞入。

牙龈按摩时,用力要适当,以免对牙龈造成压迫性损伤;其次,用手指按摩时,要洗净手指、剪去过长的指甲;用牙刷按摩时,应尽可能选择软毛牙刷,而且刷头要小,既能避免刺伤牙龈,又可保证各个部位的牙龈都能被按摩到。

(徐燕华)

第五节　口腔局部麻醉

局部麻醉(局麻)是指用局部麻醉药暂时阻滞身体某一部位的感觉神经传导功能使该部位失去痛觉,运动神经保持完好或同时也被阻滞,而患者仍保持神志清醒状态的方法。局部麻醉方法有:浸润麻醉、神经阻滞麻醉、表面麻醉和冷冻麻醉。本节仅介绍计算机控制无痛局麻注射术、卡局式注射器推注法,其中计算机控制无痛局麻注射术以计算机控制单颗牙齿麻醉系统(Single Tooth Anesthesia,STA)为例。

一、适应证

1. 适用于口腔颌面外科门诊手术。
2. 牙体牙髓病的治疗。
3. 牙周病的治疗。
4. 义齿修复中的牙体预备。

二、计算机控制无痛局麻注射术(以 STA 为例)

(一) 用物准备

1. 常规用物　检查器(口镜、镊子、探针)、吸引器管、防护膜、口杯、敷料、凡士林棉签。

2. STA 用物　表面麻醉剂、无菌棉签、碘伏棉签、卡局芯式麻醉剂、驱动装置、一次性带柄注射器针头(27G 11/4″针头,用于下颌传导阻滞麻醉;30G 1″针头,用于上颌颊侧浸润麻醉;30G 1/2″针头,用于腭部注射牙周韧带注射)、脚踏(图 1-25、1-26)。

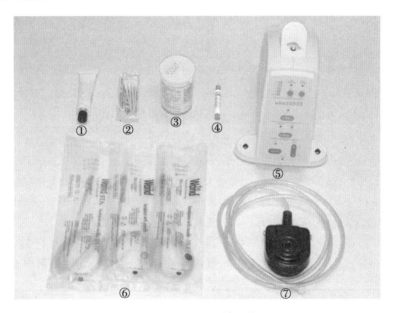

图 1-25　STA 系统用物
①表面麻醉剂;②无菌棉签;③碘伏棉签;④卡局芯式麻醉剂;
⑤驱动装置;⑥一次性带柄注射器针头;⑦脚踏

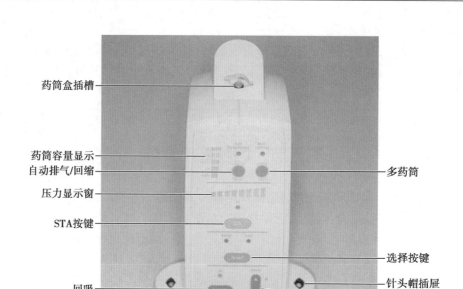

药筒盒插槽

药筒容量显示
自动排气/回缩
压力显示窗
STA按键

回吸

多药筒

选择按键

针头帽插屉
音量

图 1-26　STA 仪器结构

（二）STA 的医护配合流程（表 1-8）

表 1-8　STA 的医护配合流程

医生操作流程	护士配合流程
1. 麻醉前准备	根据注射部位调节患者椅位
2. 麻醉系统准备　根据注射方法选择一次性带柄注射针头规格	遵医嘱核对局部麻醉药的名称、浓度、剂量、有效期及患者姓名打开开关，评估仪器状态，消毒卡局芯式麻醉剂两端待用（图 1-27），取出一次性带柄注射针头，将卡局芯式麻醉剂插入一次性带柄注射针头的药筒盒内就位（图 1-28），将手柄插入 STA 装置的针头帽插屉内备用（图 1-29），再将药筒盒的开口端插入装置顶部的插槽内（图 1-30）并逆时针旋转 1/4 转固定，STA 识别药筒盒后，装置将自动排出系统内的空气。药筒容量显示窗变亮，显示仪器准备就绪（图 1-31）。将脚踏控制器移至医生脚边，方便操作
3. 消毒　清洁注射部位，局部消毒	依次递予医生干棉球、表面麻醉剂、碘伏棉签
4. 麻醉　根据 STA 系统语音提示将药物按需推注 （1）单支麻药注射 （2）一支以上麻药注射	将注射器手柄递予医生（图 1-32），同时协助医生取下注射针帽并放回针头帽插屉内。注射过程中根据诊室环境，调节仪器合适提示音量并随时观察仪器的工作状态 一支麻药用完后，活塞自动回缩至底部，消毒另一卡局芯式麻醉剂两端备用，将空药筒顺时针旋转 1/4 转拔出，再按下控制面板多药筒按键，将消毒完毕的卡局芯式麻醉剂推入药筒盒内就位，待排气后继续传递
5. 麻醉后　将注射器手柄插入插屉内的针帽中	协助患者漱口 按住自动排气/回缩按键 4 秒（图 1-33），活塞会回缩至底部，顺时针旋转 1/4 周，取出卡局芯式麻醉剂，手柄与卡式安瓿放入利器盒

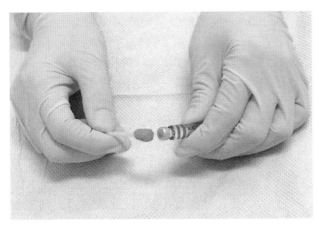

图1-27　消毒卡局芯式麻醉剂

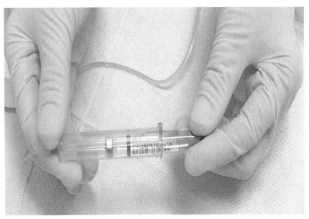

图1-28　卡局芯式麻醉剂就位

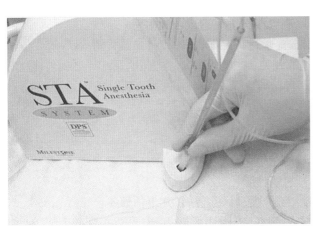

图1-29　注射手柄插入针头帽插屉内

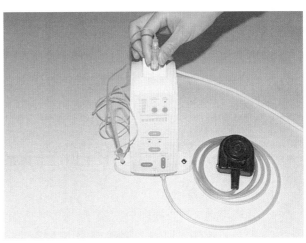

图1-30　药筒盒插入插槽内

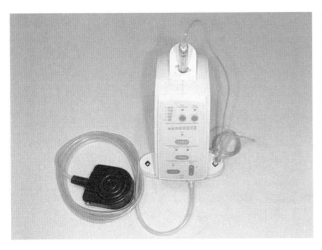

图1-31　麻醉系统准备完毕

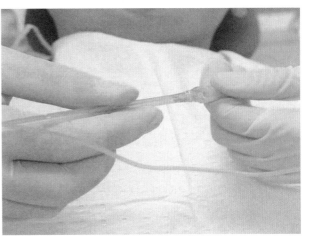

图1-32　传递注射器手柄

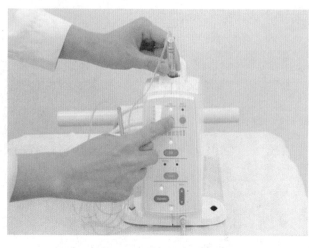

图 1-33　撤除麻醉系统

（三）护理要点

1. 操作前询问患者的既往史，如有以下情况应禁止注射。①血压过高的患者：收缩压超过 200mmHg 或舒张压大于 115mmHg；②患有未被控制的甲状腺功能亢进的患者；③心肌梗死后、脑血管意外、冠状动脉搭桥术后 6 个月以内的患者；④心绞痛每天发作或不稳定型心绞痛尽管给予治疗仍存在心律失常的患者。

2. 麻醉过程中密切观察患者全身情况，如有不适应立即停药；必要时进行生命体征监测。

3. 整个操作过程中，嘱患者不要挪动头部或突然举起手臂，以防针刺伤。

4. 传递注射器手柄时，针头斜面方向应与所注射部位的牙周膜方向一致。

5. 嘱患者麻醉术后 2～3 小时内勿咬嘴唇，慎用患侧咀嚼，勿食过烫食物，以免咬伤与烫伤。

6. 当注射需要 1 支以上麻药时，保证 STA 药筒盒为空，活塞收缩到原位置状态时，按住多药筒功能键，直到看到位于"Multi-Cartridge"标签下的 LED 绿灯变亮时，再次安装麻药。仪器对第一支麻醉剂进行排气，且对接下来安装的麻醉剂不用再进行自动排气，以避免多次排气造成药液浪费。

7. 在使用过程中，严格遵守产品说明书的使用原则，按要求进行定期保养：先将仪器关闭，然后按住位于 STA 控制面板上方的"自动排气/回缩"键，同时打开设备电源开关。此时活塞将完全伸出，用 STA 手柄包装盒内的硅胶润滑油擦拭金属杆及 O 型圈。保养结束后，再次按"自动排气/回缩"键，活塞可自动回缩至原始位置。

8. 传递和拆除 STA 系统时严格遵守操作原则，避免针刺伤。

三、卡局式推注术（以阿替卡因肾上腺素局芯针剂为例）

（一）用物准备

1. 常规用物　检查器（口镜、镊子、探针）、吸引器管、防护膜、口杯、敷料、凡士林棉签。

2. 卡局式推注术用物　棉签、表面麻醉剂、卡局式注射器、专用注射针头、卡局芯式麻醉剂、碘伏棉签、持针器（图 1-34）。

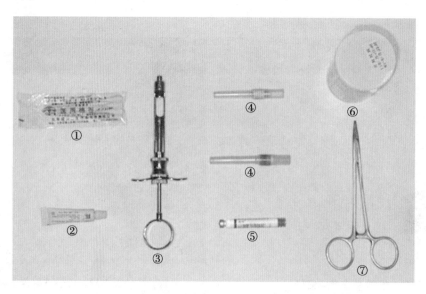

图 1-34　卡局式推注术用物
①棉签；②表面麻醉剂；③卡局式注射器；④专用注射针头；⑤卡局芯式
麻醉剂；⑥碘伏棉签；⑦持针器

（二）卡局式推注术医护配合流程（表1-9）

表1-9 卡局式推注术医护配合流程

医生操作流程	护士配合流程
1. 麻醉前准备	根据注射部位调节患者椅位
2. 操作前准备 确定麻醉方式	核对麻醉剂的名称、浓度、剂量、有效期及患者姓名。检查注射器各关节是否连接紧密。消毒卡局芯式麻醉剂两端，装入注射器（图1-35）并加压，使卡局芯式麻醉剂插入活塞，安装一次性专用注射针头后递予医生
3. 消毒 清洁注射部位，局部消毒	依次递予医生干棉球、表面麻醉剂、碘伏棉签
4. 麻醉 注射麻醉剂，观察患者生命体征	将注射器手柄指环套入医生拇指，并协助医生用中指和示指夹住注射器握持部位（图1-36），可视窗朝上，协助取下注射针头帽，放入治疗盘内。注射完毕后，利用持针器将注射帽套回
5. 麻醉后	持针器夹住一次性针头帽，逆时针旋转取下针头（图1-37），回抽注射器手柄的握持部分，取出药筒，将针头与药筒放入利器盒内

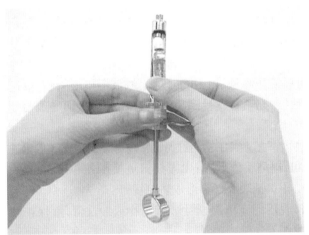

图1-35 装入局麻药

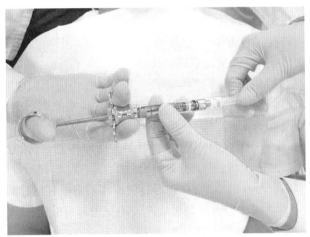

图1-36 注射器递予医生

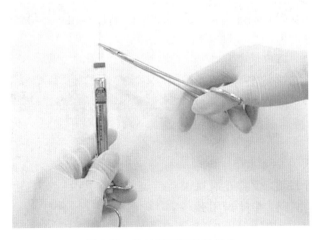

图1-37 持针器取下注射针头

（三）护理要点

1~8. 同计算机控制单颗牙齿麻醉（STA）系统。

9. 传递注射器时，可视窗应朝向医生，便于医生在注射过程中观察麻药推注的剂量。

10. 当需要注射1支以上麻药时，需更换注射器针头。

（孙　伟）

第六节　术野隔离技术

术野隔离技术是在口腔诊疗中，防止牙齿被血液、唾液、水、碎屑污染影响治疗效果而采取的隔离术野的技术，主要目的是保持手术视野清晰。术野隔离技术在临床中主要有三种方法：橡皮障隔离技术，棉卷隔离技术，吸引器管控湿技术。

一、橡皮障隔离技术

橡皮障隔离技术是应用橡皮障系统以提供干燥、清洁术野的技术。它可以有效保护患者，避免器械和污染物的误吞及术中器械和药物的误伤。目前，橡皮障广泛应用于口腔科治疗中。橡皮障隔离技术通过橡皮障隔离系统完成。橡皮障隔离系统由橡皮布、打孔器、橡皮障夹钳、橡皮障夹、橡皮障支架、橡皮障定位打孔模板等组成。

（一）橡皮障隔离的优点

1. 隔离术野，控制感染。根管治疗中应用橡皮障可以防止唾液、血液和其他组织液污染根管，有效避免根管系统再污染。间接修复中应用橡皮障可以避免粘接、充填材料受到唾液或血液的污染而导致治疗失败。

2. 为医生提供更好的视野，方便操作，节省治疗时间。通过挡住唇、舌、牙龈，改善治疗通路，简化进入口腔的流程；减少患者频繁漱口的次数，节省治疗时间，提高工作效率；无需频繁更换棉卷和口腔吸唾，提高了治疗的效率；在进行显微镜和精细根管治疗时，防止口镜表面气雾形成影响视野。

3. 保护患者的口腔安全。避免患者口腔接触碎屑、脱落的充填物、酸蚀剂、药物或冲洗液等，保护软组织免受刺激性、腐蚀性药液的损害；防止治疗器械滑脱误入气管或食管。

（二）橡皮障隔离系统的组成

1. 橡皮布　是一个薄的乳胶片，形状多为裁制好的一定大小的方形，用于隔离一颗或几颗牙齿。

颜色可根据需要选择，深色橡皮布可增加对比度，提供更好的视野。厚度一般有多种规格，薄型：0.13~0.18mm；中型：0.18~0.23mm；厚型：0.23~0.29mm；特厚型：0.29~0.35mm。橡皮布越厚，弹力越大，在牙颈部的封闭性就越好，但如果遇到牙颈部膨大的情况则不容易就位。厚度的选择主要依据治疗类型、隔离牙数及邻接状况等（图1-38）。

2. 打孔器　为头部有特殊圆盘的手持钳子，用于橡皮障穿孔。

打孔器圆盘上有不同尺寸的小圆孔，能冲压直径为0.5~2.5mm的小圆孔，供打孔时选择。孔的尺寸必须保证操作方便并且封闭颈缘。孔径选择不当，上橡皮障时用力过大后可能会造成橡皮布撕裂，所以需根据具体治疗的牙齿形态及大小对孔径进行选择。

常规孔径选择：No1-下颌切牙，No2-上颌切

图1-38　橡皮布

牙,No3-前磨牙和尖牙,No4-磨牙,No5-固定无翼橡皮障夹的牙齿(图1-39、1-40)。

3. 橡皮障夹钳　为手持钳,用于安放、调整和卸除橡皮障。

橡皮障夹钳由柄部、喙和中央定位器组成,喙部可以放入橡皮障夹翼部的孔中用于撑开夹子,中部有定位装置,撑开的橡皮障通过中部的定位装置加以固定,以方便医生和护士之间的传递(图1-41、1-42)。

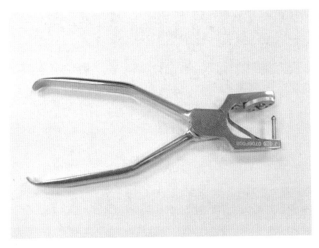

图1-39　打孔器

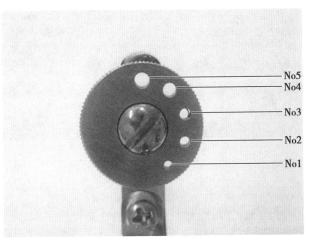

图1-40　打孔器

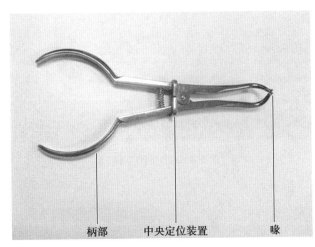

柄部　　中央定位装置　　喙

图1-41　橡皮障夹钳

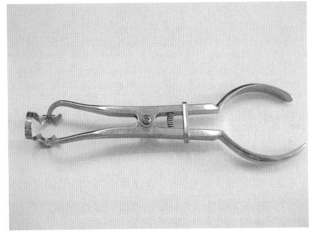

图1-42　固定好的橡皮障夹钳

4. 橡皮障夹　夹持在牙颈部的倒凹部位,用以固定橡皮布。

橡皮障夹由弓部、喙部和翼部组成,弓部是保持固定夹弹性的部分,不宜过分撑开。翼部可以用来预放橡皮布,喙部是主要的固位部分,使用时环抱牙颈部。橡皮障夹一般为金属制品,无翼或有翼,临床上应用时,主要参照牙颈部直径和形态来选择(图1-43、1-44)。

橡皮障夹按照适用的部位分为前牙夹、前磨牙夹和磨牙夹3类。以KSK(DenTech)为例,它包含12枚橡皮障夹,其中前牙夹2枚,前磨牙夹5枚,磨牙夹5枚。按照说明,一般适用于相同牙位的橡皮障夹可以通用,例如#7、#201均可用于下磨牙。不同橡皮障夹喙的方向也有差别,一类喙较平,使用时卡抱在与牙齿平齐或者龈缘以上的位置,如#2、#207;另一类喙下垂,弯向根方,如#56、#201,当冠部剩余牙体组织过少,或者牙冠的外形高点位于龈下,或者仅剩残根时,使用这种橡皮障夹能达到比较理想的固位(图1-44)。

5. 橡皮障支架　橡皮障支架用于撑开和固定橡皮布,有多种形状和规格,样式多为U型和方型,材料可由金属或塑料制成(图1-45、1-46)。

6. 牙线　检查邻接触、邻面的光滑情况。

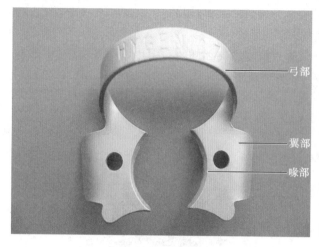

弓部

翼部

喙部

图 1-43　橡皮障夹

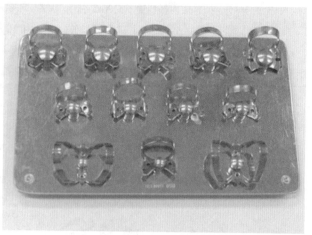

图 1-44　橡皮障夹

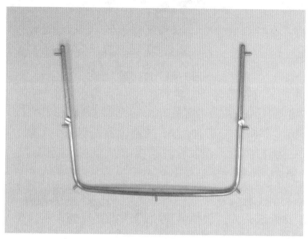

图 1-45　橡皮障支架

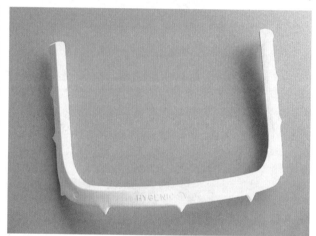

图 1-46　橡皮障支架

7. 橡皮障固定楔线　分开多个隔离牙,固定橡皮布(图 1-47)。

8. 橡皮障定位打孔模板　标明打孔位置(图 1-48)。

9. 辅助工具

(1) 开口器:有助于患者保持长时间的开口状态,减少疲劳。

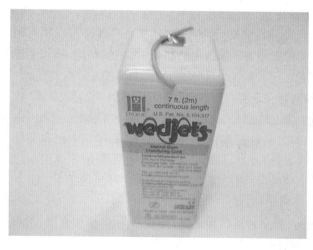

图 1-47　橡皮障固定楔线

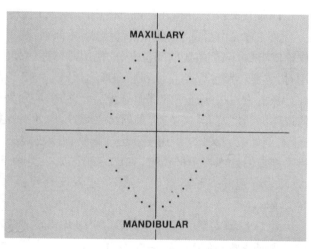

图 1-48　橡皮障定位打孔模板

（2）成品吸水纸垫或纱布：吸水并防过敏，增加患者舒适度。

（3）封闭剂：封闭橡皮障夹周围间隙。

（三）橡皮障的使用方法

1. 橡皮障隔湿用物　橡皮布、橡皮障夹、打孔器、橡皮障夹钳、橡皮障支架、橡皮障定位打孔模板、牙线、橡皮障固定楔线、水门汀充填器、剪刀、开口器（图1-49）。

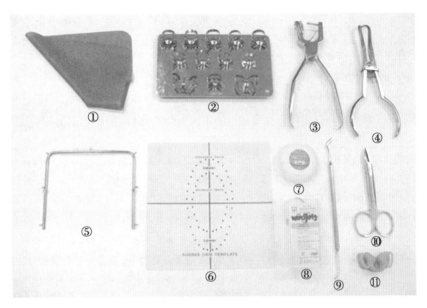

图1-49　橡皮障用物
①橡皮布；②橡皮障夹；③打孔器；④橡皮障夹钳；⑤橡皮障支架；⑥橡皮障定位打孔
模板；⑦牙线；⑧橡皮障固定楔线；⑨水门汀充填器；⑩剪刀；⑪开口器

2. 橡皮障隔离的医护配合流程（表1-10）

表1-10　橡皮障隔离的医护配合流程

医生操作流程	护士配合流程
1. 治疗前准备 （1）询问患者的全身情况，注意有无橡胶过敏史 （2）根据病情决定是否需要局部麻醉 （3）患牙准备确认治疗牙、被隔离牙，用牙线清洁邻接面	准备病历资料和橡皮障用物，向患者解释操作中的注意事项 用凡士林棉签润滑口角，防止口镜牵拉造成患者痛苦 传递长度为20～30cm的牙线
2. 橡皮障准备 （1）明确隔离牙 （2）试橡皮障夹	选择合适的橡皮布 确定定位孔和需隔离牙的位置：将橡皮布覆盖于橡皮障定位打孔模版上，首先在橡皮布的右上角（即患者左上颌）打孔定位，以方便医生放置橡皮布时确定方向，在需隔离牙的牙位处做好标记（图1-50、1-51），转动打孔器圆盘，选择合适的孔径打孔。打孔时，左手牵拉橡皮布，右手握持打孔器，将所选打孔器圆盘上的小圆孔对准橡皮布已做好的标记点，逐个压下（图1-52）。打好的孔应当边缘圆滑，无撕裂（图1-53、1-54）。 及时清理打孔器孔径中橡皮布碎屑（图1-55） 根据隔离牙选择橡皮障夹，用橡皮障夹钳固定住橡皮障夹递予医生试戴（图1-56）

医生操作流程	护士配合流程
3. 安放橡皮障 （1）根据口腔情况，选择合适的放置技术 1）翼法：用手指或口镜牵拉患者唇颊侧，嘱其唇部及舌头放松 橡皮障夹以四点接触的方式卡抱住牙颈部的倒凹处 将橡皮障置于口内后只需将橡皮障夹的夹翼部分拨至橡皮布下方，将全部橡皮障夹暴露于口腔中，如有必要使用牙线（图1-59、1-60） 2）橡皮布优先法：医护徒手将橡皮布打好的孔径穿过隔离牙（图1-61） 用牙线、橡皮障固定楔线逐个固定（图1-62、1-63） 3）弓法：用口镜牵拉患者唇颊侧，嘱其放松唇部及舌 橡皮障夹以四点接触的方式卡抱住牙颈部的倒凹处 用水门汀充填器或其他器械将橡皮布的边缘压至橡皮障夹翼下，将全部橡皮障夹暴露于口腔中（图1-67～1-68） （2）必要时，在患牙对侧放置开口器（图1-69） 放置成品吸水纸垫或纱布 （3）用橡皮障支架撑开橡皮布，固定完成 4. 卸除橡皮障 卸下橡皮障固定楔线、橡皮障夹、橡皮障支架、橡皮布	递口镜予医生 先将橡皮障夹两侧的夹翼部分穿过孔径置于橡皮布的下方（图1-57、1-58），再用橡皮障夹钳撑开橡皮障夹，用中央定位装置定位，将其递予医生，牵拉橡皮布，使橡皮障夹顺利就位 协助医生展开橡皮布，递水门汀充填器予医生 协助医生双手撑开橡皮布，将打好的圆孔对准需隔离牙，逐个穿过 根据被隔离牙数目准备适量牙线和数条橡皮障固定楔线，固定橡皮布 递口镜予医生 先将橡皮障夹弓部穿过孔径，使弓部朝向远中（图1-64），再用橡皮障夹钳撑开橡皮障夹，用中央定位装置定位，将其递予医生，牵拉橡皮布，使橡皮障夹顺利就位（图1-65、1-66） 协助医生展开橡皮布，递水门汀充填器予医生 递开口器予医生，向患者解释开口器的作用，减轻患者的紧张情绪 将纱布中央剪一个横形切口，放置于面部与橡皮布之间（图1-70、1-71） 递橡皮障支架并协助撑开橡皮布，固定在橡皮障支架边缘（图1-72）。检查橡皮障放置情况，如遮住患者鼻孔妨碍呼吸，应及时调整（图1-73） 如隔离多颗牙可同时使用橡皮障夹、楔线固定（图1-74） 传递镊子予医生，取下橡皮障固定楔线，或传递橡皮障夹钳将橡皮障支架、橡皮障夹、橡皮布一并取下

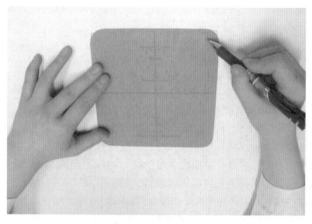

图1-50　标记定位孔

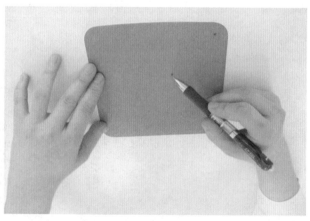

图1-51　标记隔离牙

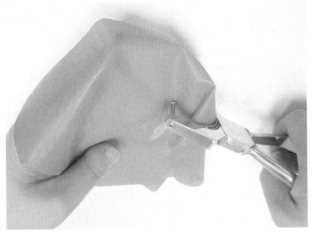

图 1-52　打孔

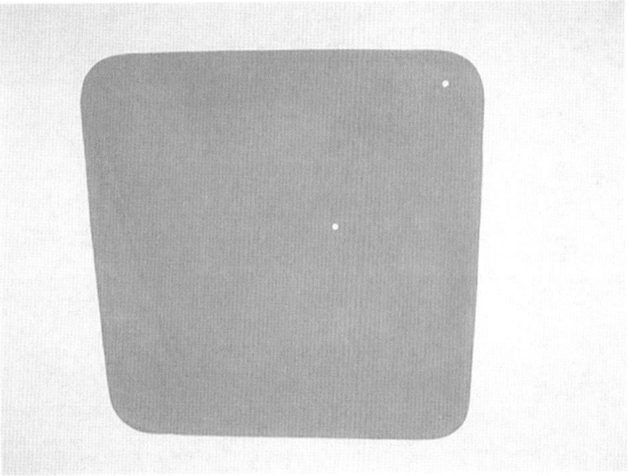

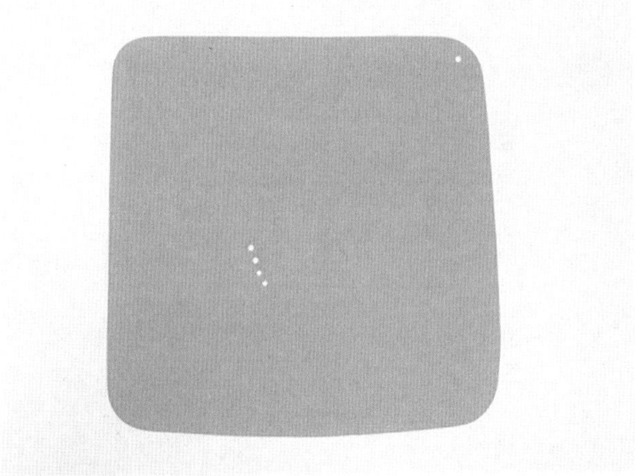

图 1-54　隔离多颗牙

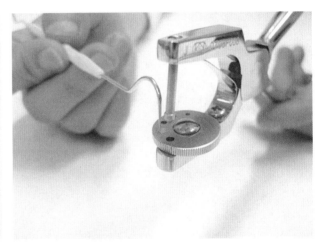

图 1-55　清理打孔器孔径

图 1-53　隔离单颗牙

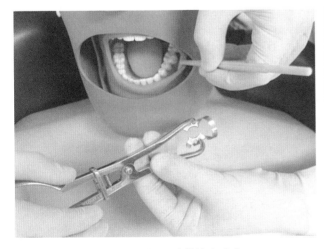

图 1-56　传递、试戴橡皮障夹

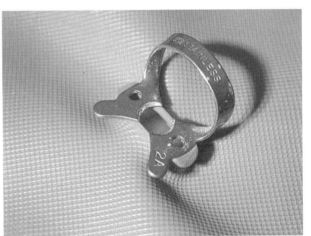

图 1-57　翼法：夹翼部分穿过孔径（正面观）

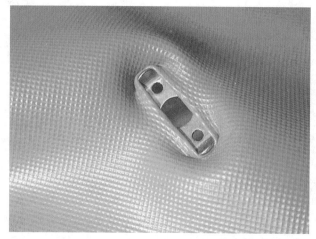

图 1-58　夹翼部分穿过孔径(背面观)

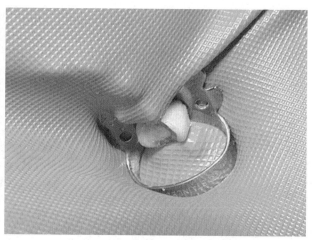

图 1-59　暴露完整橡皮障夹于口内

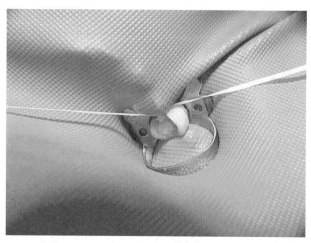

图 1-60　使用牙线

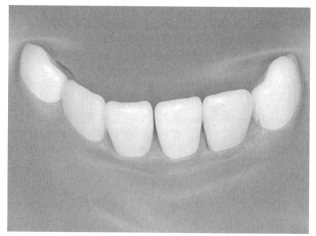

图 1-61　橡皮布优先法:暴露前牙区

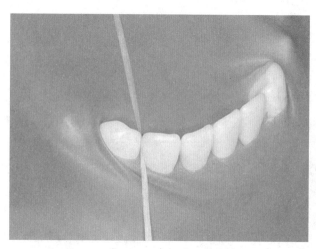

图 1-62　使用牙线

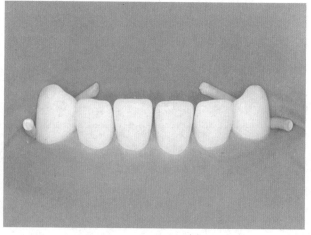

图 1-63　橡皮楔线固定完成

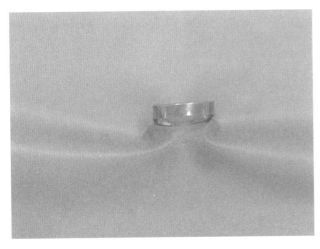

图1-64 弓法:弓部穿过孔径

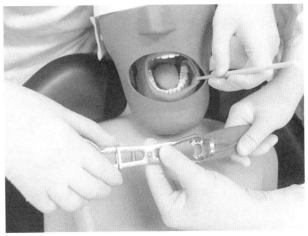

图1-65 传递橡皮障夹钳

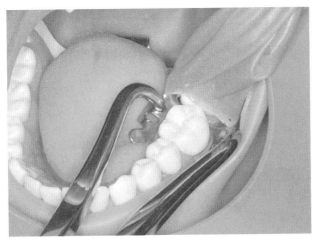

图1-66 放置橡皮障夹

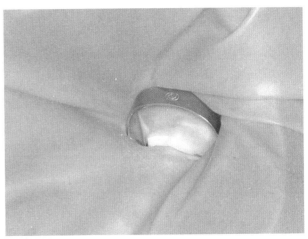

图1-67 暴露橡皮障夹翼部

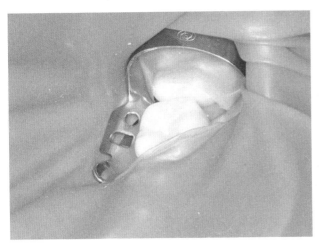

图1-68 暴露橡皮障夹翼部

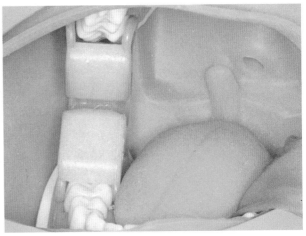

图1-69 放置开口器

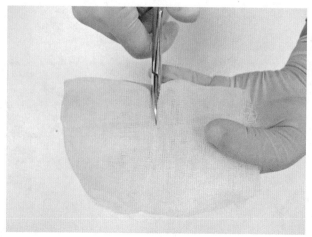

图 1-70　裁剪纱布

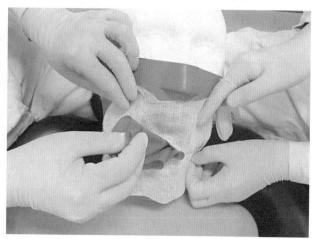

图 1-71　放置纱布于橡皮布下方

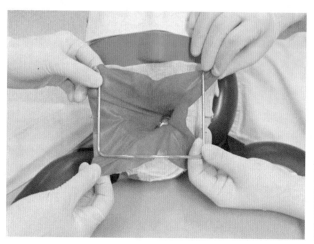

图 1-72　传递橡皮障支架

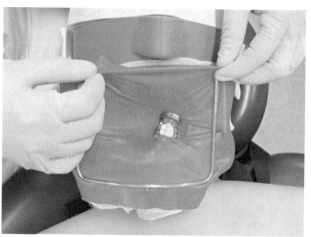

图 1-73　调整患者鼻部的橡皮布

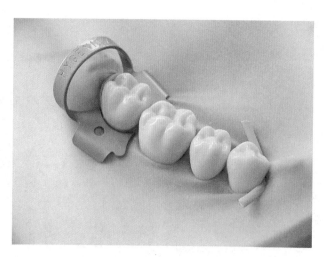

图 1-74　橡皮障夹、楔线固定完成

（四）护理要点

1. 橡皮布在有效期内使用,避免老化后橡皮布变脆造成撕裂。橡皮布应在低温环境中保存于阴凉、干燥处。

2. 打孔时,在参照橡皮障定位打孔模板的前提下,根据隔离的牙齿数目、牙弓的宽窄和其他情况进行调整,如错位牙、固定修复体等调整需要打孔的牙的大小和相邻孔距。如下颌前牙比较小,孔洞之间的距离要小于后牙。

孔的型号应与被隔离牙相适应,两个孔洞之间的距离要使形成的隔离膜（打好的两个孔之间的橡皮布部分）滑到牙齿之间而不撕扯、损伤牙龈。

打孔时注意打孔针与圆盘上所选择的孔匹配,均匀切割,打出的孔洞边缘圆滑,避免在使用时造成撕裂。

3. 橡皮障夹放置方法不当时有可能会夹伤牙龈,引起患者不适,应随时观察患者的反应。橡皮障就位后,检查牙颈部边缘密合情况,如发现橡皮布封闭不严,传递封闭剂或暂时封闭材料封闭边缘,防止泄漏。

4. 放置好的橡皮布不能影响患者的呼吸,如发现橡皮布过大,应将遮盖鼻部的橡皮布反折。

5. 如果操作时间过长或患者较不容易保持主动张口状态,可在患牙对侧放置开口器。橡胶过敏者,应在面部皮肤与橡皮布之间垫纱布或吸水纸垫。

6. 为了防止橡皮障夹滑脱或误吞,宜在橡皮障夹弓部系上牙线。

7. 治疗结束后,注意检查两牙间隙是否遗留橡皮布碎屑。

二、棉卷隔离技术

在无法应用有效的橡皮障隔离技术时,可采用较为简便的棉卷隔离和吸引器管隔离技术。

棉卷隔离法由于操作简便,快速安全且不需要额外的器械而被临床广泛采用。棉卷一般比较柔软,被棉线包绕,方便塑形。但它不能阻挡患者舌头;不能防止碎片掉入口腔或咽喉部;干棉卷放置一段时间后可能粘在口腔黏膜上,移动容易造成损伤;棉卷吸水有限,易饱和,需经常更换。所以该方法仅适用于较短时间的治疗操作,如:一般检查,简单充填,冠粘接等。

（一）棉卷的放置

消毒棉卷放在需治疗牙的颊舌侧和唾液腺导管开口处,护士准备 1~2 个消毒棉卷递予医生,医生将棉卷放在适当的位置,可以用口镜压住舌侧的棉卷,另一只手在拉开口角的同时压住颊侧的棉卷,或者护士可以用吸引器管协助压住舌侧的棉卷。儿童口底浅,护士可以协助医生用清洁的手指轻压棉卷,防止误吞。在棉卷隔湿的过程中,护士应注意观察患者口内情况,有的患者口水较多,护士一方面及时吸唾,另一方面,如果发现棉卷浸湿应及时提醒医生更换,以免影响治疗效果。

1. **上颌牙** 上颌前牙棉卷放在唇侧（图 1-75）,上颌后牙棉卷放在颊侧的黏膜皱襞上（图 1-76）。

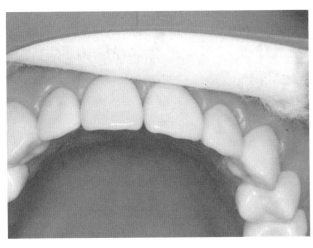

图 1-75 上颌前牙

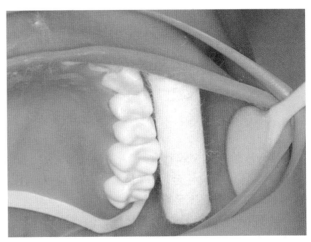

图 1-76 上颌后牙

2. 下颌牙　由于舌的移动和唾液向下流动的趋势,棉卷隔湿比较困难。治疗下颌后牙时,棉卷既要放在颊黏膜皱襞上,也要放在舌侧口底(图1-77)。治疗下颌前牙时,可在患牙舌侧、唇侧各放一个棉卷并同时使用吸引器管辅助隔湿(图1-78)。

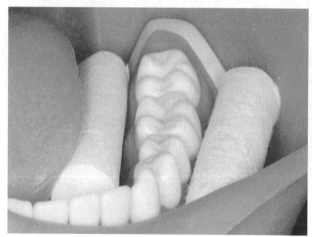

| 图 1-77　下颌后牙 | 图 1-78　下颌前牙 |

(二)棉卷的取出

取出棉卷时可以使用镊子或是戴着手套的手指。如果患者口腔水分相对较少,棉卷较干,可以用三用枪在棉卷上喷水将其浸湿后再取出,以防损伤黏膜。

(三)护理要点

1. 放置棉卷时,动作轻柔,以防引起患者恶心、疼痛。

2. 正确放置棉卷既能有效隔湿,又不会轻易移动而影响治疗。

3. 棉卷吸水能力有限,在治疗过程中棉卷过饱和时应立即更换。

4. 棉卷取出时,注意勿损伤患者黏膜。

(胡菁颖　马桂娟)

第七节　椅旁四手操作技术

在口腔治疗的全过程中,医生、护士采取舒适的坐位,患者采取放松的仰卧位,医护双人四手同时在口腔治疗中完成各种操作,平稳而迅速地传递所用器械及材料,即四手操作技术。

口腔四手操作技术的目的是通过医生和护士之间的流畅、高效率的配合以增加患者的舒适度,提供高质量的护理,减少诊疗所需的时间,最大限度地降低医护的压力和疲劳。

规范的四手操作使医护双方在轻松、舒适的状态下,高效、迅速、准确地完成治疗,大大提高了工作效率。

一、四手操作技术对基本设施的要求

(一)诊疗区域设计合理

诊疗区域应设计合理,有足够的空间容纳诊疗设备,为诊疗活动提供最大的便利(图1-79)。

(二)诊疗设备配备合理

合理配备诊疗设备,尤其是综合治疗椅和医生、护士的座椅。

1. 综合治疗椅　综合治疗椅是口腔诊治工作的基本设备,适合医护双方四手操作的综合治疗椅在设计上要有更高的要求(图1-80)。

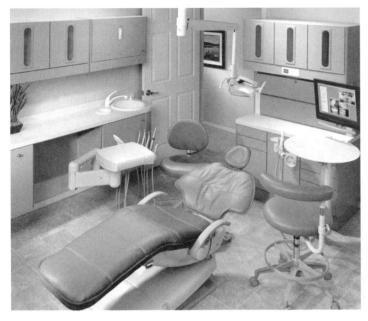

图1-79 诊疗区域

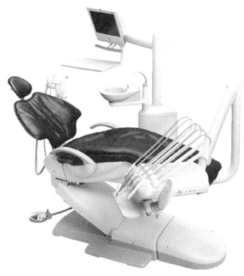

图1-80 综合治疗椅

平卧位是人体最稳定和自然的体位,综合治疗椅的长与宽应由人体自然解剖决定,因为涉及人体体重的支点部位,所以要加一定厚度的软垫。椅座面、靠背面的机械曲度与人体生理性弯曲尽可能一致,使患者背部、坐骨及四肢都有比较安全的支托,身体各部分的肌肉和关节均处于自然松弛状态。综合治疗椅上的头托可向上、下、前、后方向移动,椅面硬软度应适宜,要求可以灵活调节头托、靠背和椅面。

2. 座椅 椅位能灵活的上下调节,软硬度适当,可使操作者臀部完全得到支持,小腿和足有一定安放空间,有利于操作者更换体位。医生座椅的高度以使医生大腿与地面平行、下肢自然下垂为宜,要有大的椅座及靠背可支撑腰椎(图1-81)。护士座椅较医生座椅稍高,带有可放脚的底盘,椅背有一可旋转的扶手,护士可利用护士椅的弯形靠背承托上躯以达至平衡(图1-82)。

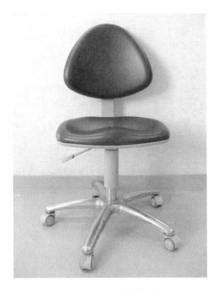

图1-81 医生座椅

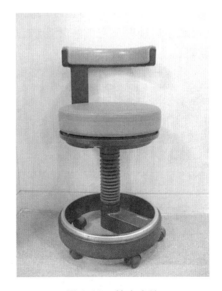

图1-82 护士座椅

3. 护士侧治疗台 应可灵活移动,台面及各层抽屉都可放置口腔治疗所需物品。诊疗过程中,护士根据不同的治疗操作备齐所有用物并且按照使用的先后顺序依次摆放在护士侧治疗台台面上,以便顺利取放(图1-83)。

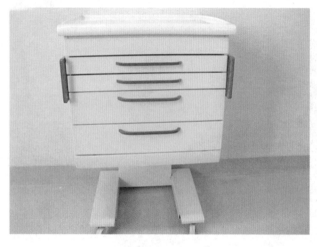

图 1-83　护士侧治疗台

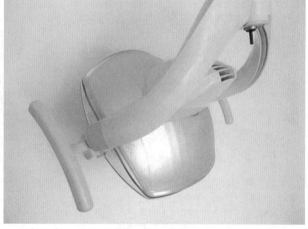

图 1-84　治疗灯

4. 治疗灯　通过照明用以观察口腔内情况。护士移动治疗灯的手柄调节治疗灯的位置,一般对准患者下颌,距离为 25～30 英寸(约合 63.5～76.2cm),大约一臂之隔(图 1-84)。移动时应由患者腹部逐渐上移至口腔,避免开灯时光线照射患者眼睛。

5. 三用枪　三用枪是口腔治疗中诊疗设备的重要组成部分,在口腔治疗的整个过程中,三用枪可以洗净、干燥、冷却牙体组织并牵拉口角及推压口腔内软组织。临床中使用有三种方法:水、气、水气混合(图 1-85)。如治疗上颌牙时,水气混合使用,可以洗净牙体组织及口镜上的碎屑、血液等并进行干燥,以保持视野的清晰。

6. 口镜　医生左手的拇指、中指、示指用握笔式握持口镜(图 1-86)。在治疗操作中无法直视的情况下将灯光直接打在口镜上,注意口镜的平面与患牙的工作面保持平行(图 1-87)。通过观察口镜中反射的患牙影像,达到治疗的目的(图 1-88)。口镜还可以牵拉口腔软组织来获得更好的视野(图 1-89)。

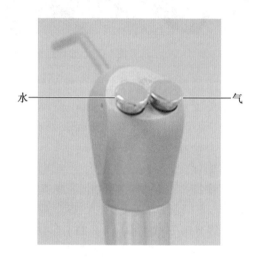

水　　　气

图 1-85　三用枪

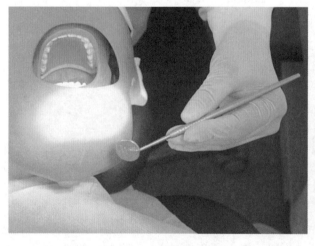

图 1-86　左手握持口镜

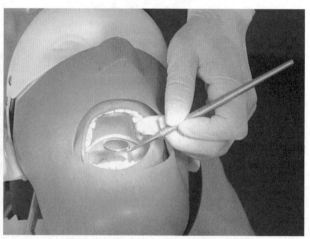

图 1-87　口镜平面与患牙工作面平行

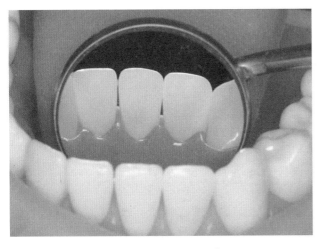

图 1-88　口镜反射影像

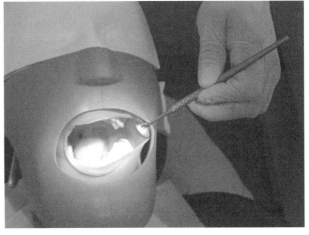

图 1-89　牵拉软组织

二、四手操作技术对医、护、患的体位要求

（一）医、护、患的体位

"pd"理论（即固有感觉诱导理论），其核心观点是"以人为中心，以零为概念，以感觉为基础"。根据 "pd"理论规范医生及护士的操作姿势，使其降低劳动强度，规范患者的诊治体位，以便在治疗中保持舒适 的姿势。

1. 医生的体位　医生整体位置的移动主要由操作点决定，保证医生的用力点与作业面相互垂直，以 达到较好的操作效果。坐骨粗隆与股骨粗隆连线呈水平位，脚平放在地板上，大腿几乎与地面平行，身体 长轴平直，不牵拉，背部挺直，上臂垂直，肘部尽量靠近躯体，患者的口腔需与术者的肘部同高。肩膀放松， 头部微向前倾，视线向下，两眼瞳孔的连线呈水平位，双手位于心脏水平。医生的眼与患者口腔距离为 36～46cm，眼睛与患者口腔的连线与纵轴垂直线呈 20°～30°角（图 1-90）。

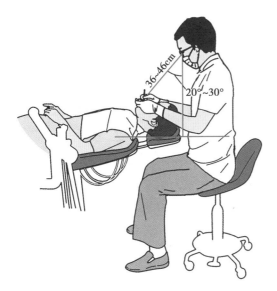

图 1-90　医生的体位

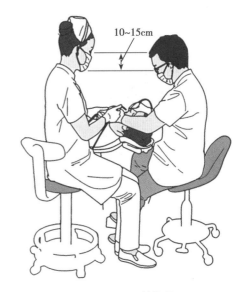

图 1-91　医、护体位

2. 护士的体位　护士应面对医生，座椅比医生椅高 10～15cm，可提供更好的视野，有利于护士传送治 疗工具及协助吸唾（图 1-91）。椅扶手位于肋下区，调整腹杆以支持背部或腹部，维持舒适的平衡工作位 置（图 1-92）。护士应把双脚放置于底盘，以保持大腿大动脉血液循环畅顺（图 1-93）。护士与患者平行而 坐，臀部靠贴患者肩膀，面向护士侧治疗台以便存取治疗工具。这样两侧的治疗台都在护士的视线内及触

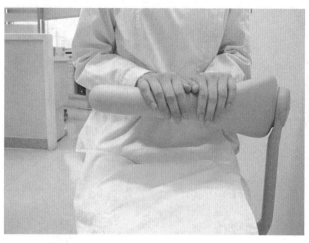

图1-92 护士体位

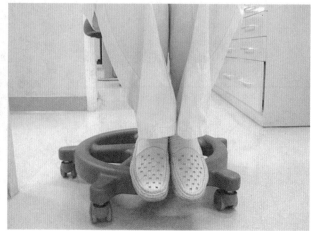

图1-93 护士体位

及范围内。

3. 患者的体位 患者需随诊疗部位的改变,进行位置调整,一般头部左右转动的幅度不应超过45°,以防止医生的手指、腕和肘部出现较大幅度的变化或处于强制状态。根据诊疗内容的不同,适当调整综合治疗椅的高度,使患者整体移动,以保持医生始终处于最佳操作位置,减少医生的能量消耗,使医生与护士在平衡姿势下协同工作,以提高工作效率。

仰卧位:将综合治疗椅的靠背放低,直到患者的身体基本放平。因为牙椅的外形轮廓,患者看起来并不是平的,头和膝盖近似平齐。牙椅靠背一般呈水平位或抬高7°~15°,脊柱完全放松,头部位置舒适。当医生的头部和眼睛向前倾斜时,患者的口腔应在医生眼睛的下方,患者的上颌𬌗平面平行于医生的身体,下颌𬌗平面与医生的面部相对,头部与心脏平位,下肢完全放松,头部必须靠于头托端部。大多数的口腔科治疗都采用这种椅位(图1-94、1-95)。

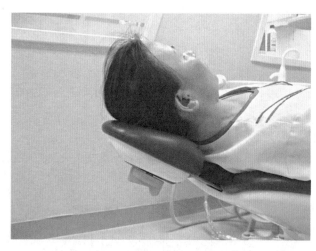

图1-94 患者仰卧位

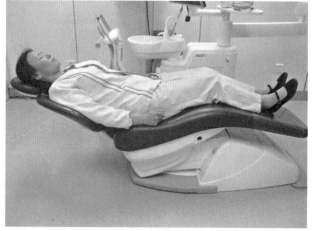

图1-95 患者仰卧位

垂直位:椅背垂直呈90°角,适用于患者诊疗前、诊疗结束后,拍摄照片、取印模等(图1-96)。

过仰位:患者的头实际上低于脚,这种姿势建议患者紧急情况下丧失意识时使用,也就是急救椅位。

(二) 身体动作分级

第一级——只涉及手指的动作。

第二级——涉及手指及手腕的动作。

第三级——涉及手指、手腕及手肘的动作。

第四级——涉及手指、手腕、手肘及手臂的动作。

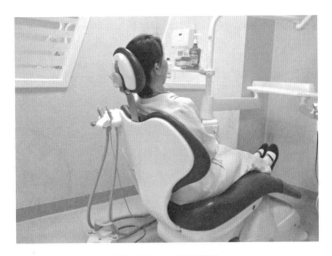

图 1-96　患者垂直位

第五级——涉及上身的转动动作。

动作分级的意义：如果医生、护士在提供治疗的过程中只涉及第一级及第二级别的动作，更容易集中精神工作，长时间工作也不会感觉疲惫，治疗效率也明显提高，更重要的是可大幅减少身体肌肉受创的机会。

原则上医护人员在治疗的过程中应尽量减少或避免第四、第五级别的动作。

（三）医、护、患的位置关系

尽管治疗区域在设计、类型、器械的摆放上都有明显的差别，但对四手操作的基本原则还是要遵守的。在实施四手操作技术时，医生、护士有其各自互不干扰的工作区域，以保证通畅的工作线路和密切的相互配合。正确的就坐位置能够保证医生接近手术区；医生和护士舒适并有良好的视野；患者相对安全舒适。

治疗区域的使用，遵从"时钟概念"，这是区分口腔科团队工作区域的最好方式。为了更好地说明医生、护士及设备与患者之间的位置关系，我们将医生、护士、患者的位置关系假想成一个钟面，以患者的脸为中心，患者的头顶部在 12 点钟的位置，表面被分割成 4 个时钟区。

1. 医生工作区　位于时钟 7～12 点。上颌操作多选 10～12 点，右侧下颌操作多选 7～9 点，左侧下颌10～11 点。此区不能放置物品，如柜子等（图 1-97）。

2. 静止区　位于时钟 12 点～2 点。此区可放置相对固定的设备，如护士治疗车等（图 1-98）。

3. 护士工作区　位于时钟 2～4 点，通常多选时钟 3 点。此区不能放置物品，这样护士既可以接近传

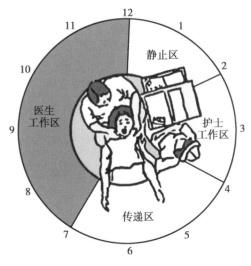

图 1-97　医生工作区

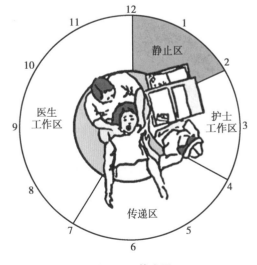

图 1-98　静止区

递区,又可通往安放治疗车的静止区(图1-99)。

4. 传递区 位于时钟4~7点。此区为传递器械和材料的区域(图1-100)。

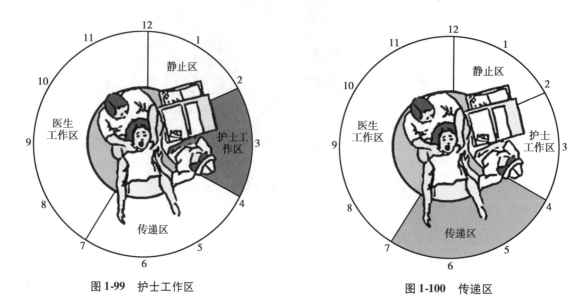

图1-99 护士工作区　　　　　　　图1-100 传递区

三、器械的传递与交换

（一）四手操作技术基本原则

1. 节力原则 在治疗操作中,护士付出最少的体力达到最大的工作效率。如准备用物时,将一个区域的物品准备齐全后,再从另外区域拿取其他物品,以减少不必要的走动。

2. 安全原则 保证患者安全的同时,注意医护人员的防护。

3. 身体动作分级原则 在配合时尽量使用最小运动量,只包括手指、腕部、肘部的动作。

4. 器械传递的基本原则

（1）器械的传递和交换发生在传递区,即时钟4~7点,位置不可过高,避开面部,尽可能靠近患者的口腔。

（2）护士必须熟悉诊疗过程,了解诊疗的先后次序,以能够预先准备好下一步需要的新器械。

（3）护士使用左手传递器械、材料,右手可以吸唾,准备下一步用的器械、材料。

（4）传递器械时护士握持非工作端并施加一定的力传递,以使医生能方便、稳固地抓握手柄部。

（5）传递器械时除要注意牙的位置外,还要注意使用方向,也就是医生接过器械后无需调整,直接把器械的工作端(器械进入患者口内的区域为工作端,而不进入患者口内的区域为非工作端)面向医生操作的牙面或牙弓传递。

5. 器械交换的基本原则 器械的交换应平行进行,保证无污染,无碰撞。

（二）口腔器械的传递与交换

1. 器械的传递方法 临床上常用的器械传递法有握笔式传递法、掌-拇握式传递法(图1-101、1-102)。最常用的方法为握笔式传递法,即护士以左手的拇指、示指、中指握持器械的非工作端传递器械,医生拇指和示指以握笔式方式接过器械。

2. 器械的交换方法 临床上常用的器械交换法有平行器械交换法、双手器械交换法和旋转器械交换法。

（1）平行器械交换法为最常用的方法,即护士以左手拇指、示指及中指从治疗盘中取出下一步需要使用的器械,握持住非工作端,无名指与小指向内缩,以防被器械刺伤(图1-103)。在传递区域传递,确保此器械与医生手中待交换护器械平行,用左手的无名指和小指接过医生使用后的器械,将其勾回手掌中(图1-104),再递送下一步所需器械至医生手中(图1-105),将使用过的器械放回原处(图1-106)。在治疗

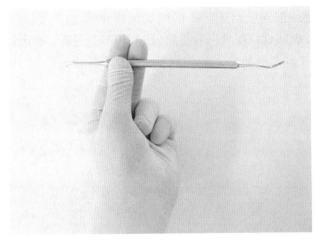

图1-101　握笔式传递法

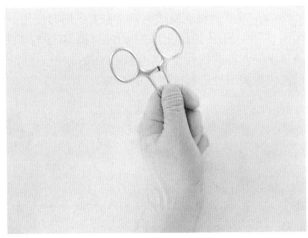

图1-102　掌-拇握式传递法

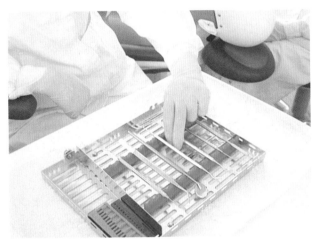

图1-103　取出器械

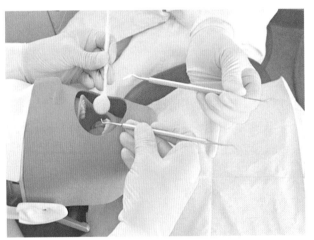

图1-104　接回使用过的器械

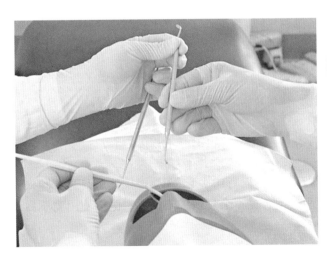

图1-105　传递下一步所需器械

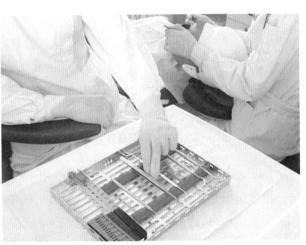

图1-106　放回器械

中医生需要关注患者的口腔范围,所以右手在传递区域时,不需要看着传递过程,一般使用拇指、示指、中指接受或传递器械即可。

（2）双手器械交换法为护士左右手同时使用,传递不同器械至医生双手中,如治疗开始,医生要检查牙齿,护士左手传递探针,右手传递口镜,双手置于患者面部近口腔处同时传递(图1-107)。另外,对于不便单手同时抓握的器械,也可双手传递,如护士可以左手接过医生递过来的剪刀,右手用拇指、示指、中指握持尖钳关节处进行传递(图1-108)。

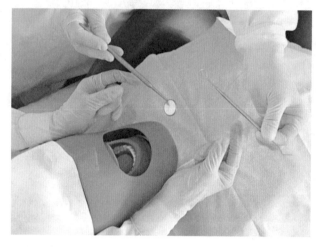

图1-107　双手传递探针、口镜

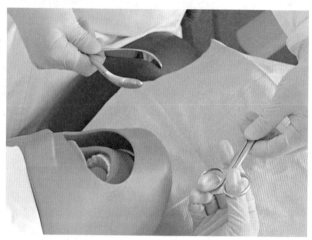

图1-108　双手传递剪刀、尖钳

3. 不同种类常用器械的传递方法

（1）有枢纽的器械:如钳子、剪刀、持针器这种有开端和闭合端的器械,传递时把关节打开,手握持近工作端、近关节的柄部而不接触工作端,直接把柄部放在医生的手掌中或套在手指上(图1-109 ~ 1-112)。

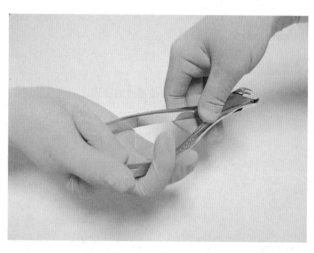

图1-109　传递拔牙钳

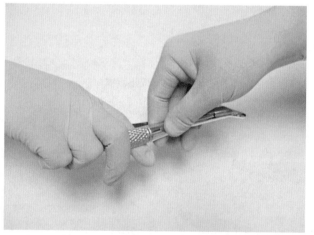

图1-110　传递拔牙钳

（2）带有利刃的器械:如刀柄等,护士手持工作端,刀刃的方向背向手心,医生握持住后,护士及时松手。即使医生动作很快,将刀柄从护士手中抽出,刀刃背向手心也不会划伤护士的手。医生使用完毕后,也应手握工作端,将刀柄递予护士手中(图1-113、1-114)。

（3）镊子:用普通镊子传递小物品时需对单手传递技术做一定的修正,护士左手持镊子的前端夹紧物品传递并保证不污染所夹持的物品(图1-115、1-116)。如为牙髓镊,传递时将镊子的末端锁紧以防物品掉落,护士左手可以握持牙髓镊的前端或末端(图1-117、1-118)。

（4）单工作端器械:如光滑器,直接握持非工作端传递。而牙挺则是护士左手拇指、示指、中指握持

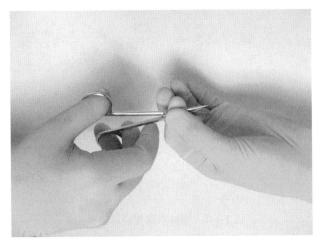

图1-111 传递剪刀

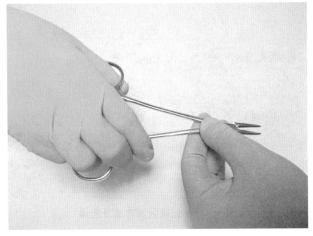

图1-112 传递持针器

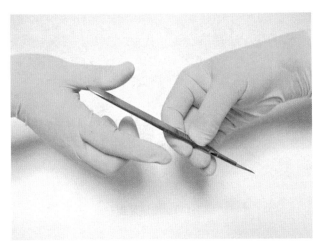

图1-113 传递刀柄

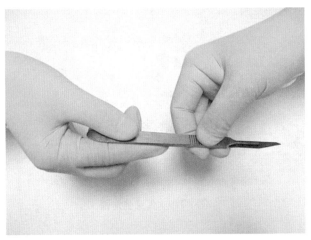

图1-114 传递刀柄

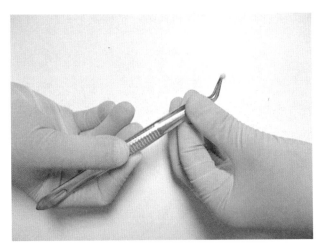

图1-115 传递普通镊子(患牙在上颌)

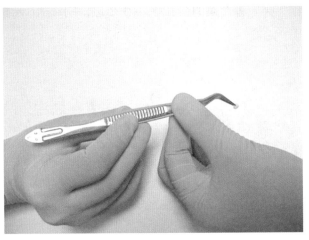

图1-116 传递普通镊子(患牙在下颌)

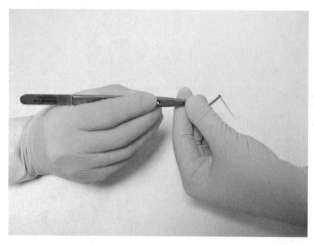

图 1-117　握持前端传递牙髓镊

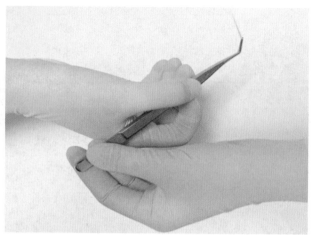

图 1-118　握持末端传递牙髓镊

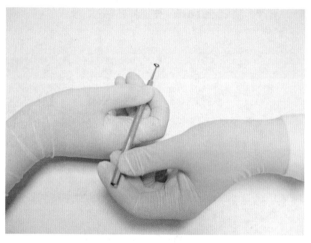

图 1-119　传递光滑器

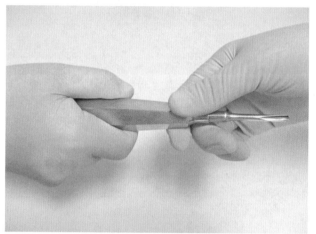

图 1-120　传递牙挺

近工作端的柄部,直接将柄部传递到医生手中(图 1-119、1-120)。

(5)双工作端器械:如水门汀充填器,在熟悉治疗过程的前提下,准确分析下一步要使用的工作端,手持非工作端,将器械放在医生右手拇指与示指的交界处(图 1-121)。

(6)带针帽的注射器:双手传递,一手拇指、示指握持注射器柄部,手掌和其余三指固定好针栓,另一

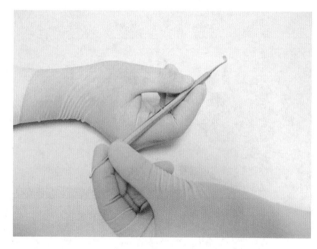

图 1-121　传递水门汀充填器

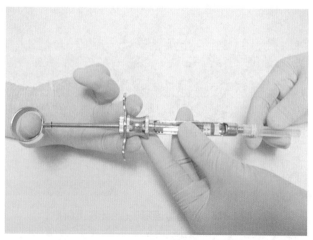

图 1-122　传递注射器

手拇指、示指握持针帽,将其放在医生拇指与示指、无名指之间的一个角度,使医生弯曲两指能牢固地抓住注射器。医生握持住注射器后,及时拔下针帽。注射完毕,收回注射器,用持针器夹持注射器针帽回套,如不使用持针器,则直接用针头找准针帽,单手将其挑起后再套好(图1-122～1-125)。

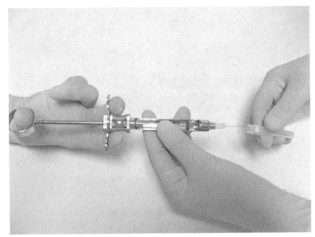

图1-123　取下注射器针帽

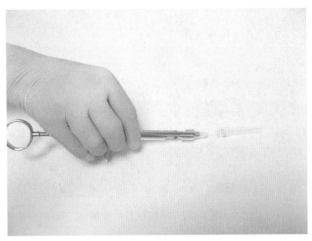

图1-124　单手回套针帽

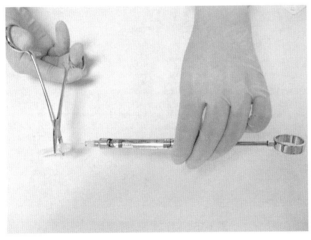

图1-125　使用持针器回套针帽

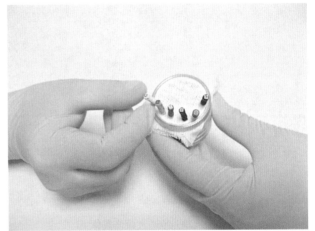

图1-126　传递根管扩大锉

（7）小器械:如根管扩大锉,护士可将其插在棉卷或清洁台上,靠近患者口腔传递,医生直接从棉卷或清洁台上拿取。使用完毕后,再插回清洁台或棉卷上(图1-126、1-127)。

（8）粘接剂:将粘接剂涂抹在小毛刷上,传递给医生,传递时注意握持小毛刷的顶端,把柄部留给医生(图1-128)。

（9）小修复体:如单冠,修复体为上颌牙时,牙冠的组织面向上,护士手心向下,拇指、示指握牙冠的近远中向,医生手心向上,拇指、示指握持牙冠颊舌向直接将牙冠放入上颌位。修复体为下颌牙时,护士将牙冠组织面向下,放入手心,医生自行拿取后就位(图1-129、1-130)。

（10）托盘:护士握持托盘两侧牙弓,将短的柄部留给医生(图1-131、1-132)。

（11）管状材料:如核树脂类材料等,直接传递到医生手中,使其右手示指、中指握住柄部,拇指顶住注射头部。传递冲洗器时,护士左手传递,右手可握持一块小纱布,以免冲洗液滴落在患者身前。冲洗器传递到医生手中,使其右手示指顶住冲洗器头部,其余四指固定柄部。传递时,注意方向,治疗上颌牙时注射器的尖端向上,下颌牙时向下(图1-133、1-134)。

（12）牙科手机:护士握持牙科手机柄部前端,避免污染钻针,将牙科手机柄部与尾管连接处留给医生,医生接过后,护士及时松开手指,避免被钻针划伤(图1-135)。

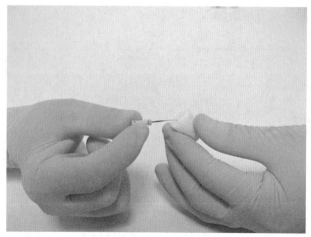

图 1-127　取回根管扩大锉

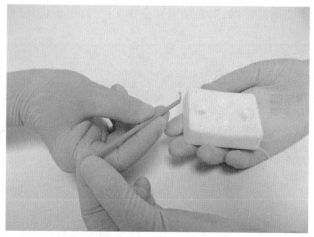

图 1-128　传递小毛刷

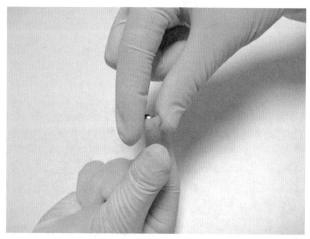

图 1-129　传递上颌修复体

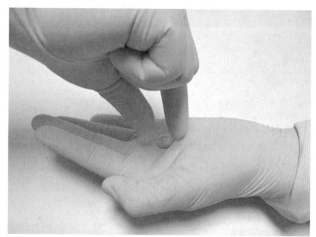

图 1-130　传递下颌修复体

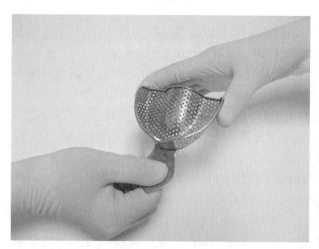

图 1-131　传递上颌托盘

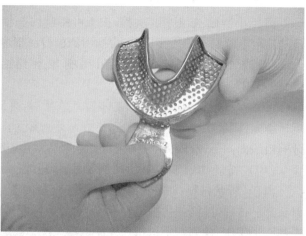

图 1-132　传递下颌托盘

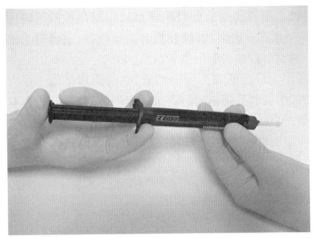

图1-133 传递核树脂材料

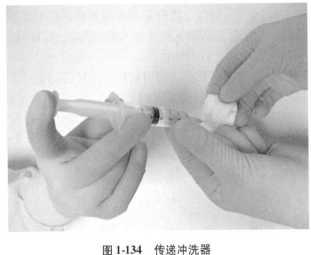

图1-134 传递冲洗器

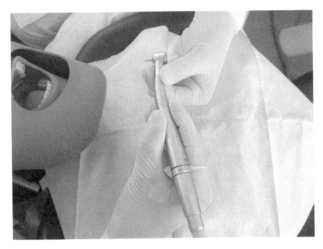

图1-135 传递牙科手机

4. 四手操作技术操作要点及注意事项

（1）保持治疗区域的整洁,将常用的器械、物品按规定摆放整齐,随时准备接待患者。

（2）防护措施到位。如治疗灯柄、三用枪、吸引器管等安装防护套,各种开关、按键表面贴防护膜,医生侧治疗台面、护士侧台面等使用一次性铺巾进行覆盖防护。

（3）要了解医生制定的合理工作程序,提前准备好器械、材料、药品并迅速、平稳、准确地传递到医生手中。传递时注意器械使用的先后顺序及器械工作端的方向。

（4）传递器械要注意器械握持的部位及方法,保证无污染,无碰撞。传递时注意勿被锐利部位,如刀锋、针尖等刺伤。

（5）器械的交换应平行进行,尤其对锐利器械要格外注意,防止划伤患者面部。

（6）操作中,注意细节护理。如牙体专业根管治疗时可以将工作长度记录在数字牙片上,方便医生查对。根据窝洞的大小对材料合理切割、塑形;消毒根管内时,准备小的消毒棉捻;光固化操作时,调整光敏固化灯灯头的方向;调咬合时,根据不同的牙面提前更换好钻针,以方便医生使用。对时间反应敏感的材料,须严格计时,提醒医生,以防固化不完全或过度。注意椅旁清洁,随时保持器械干净。

（7）材料取量应适中,调拌质地要符合要求,保证治疗的正确实施及达到最佳的诊疗效果。

（8）在治疗过程中,医生、护士默契配合,始终以轻松自然不扭曲的体位进行操作,即用以人类正常的生理活动为基础的操作位。

（9）随时进行卫生宣教,协助医生做好解释工作,注意观察患者反应,发现异常情况及时向医生报告并协助处理。

四、吸引技术

吸引器管是现代口腔治疗中必备的器械之一。一般情况下,为保持手术视野的清晰,使用棉卷隔湿时需要同时用吸引器管不断吸净口腔内的水雾、碎屑及唾液。因而,护士在进行操作时,以不影响医生的视线,保持治疗区域清楚、明晰为原则。

（一）吸引器管的分类

1. 弱吸引器管　将少量的唾液和水吸出口腔的器械。塑料质地的弱吸引器可以根据口腔的不同位置做相应的弯曲、塑形，医生单人操作时，一般将吸引器管弯成一定形状，挂在患者口角处，吸引器管头部放在患者治疗牙对侧的舌下。另外，也有用于手术的不锈钢材质的弱吸引器管（图1-136）。

2. 强力吸引器管　使用频繁的一种强力控水设备，作为口腔的强力吸引器管，它的原理类似于强力的吸尘器。使用时，需要有护士的配合。大多数的强力吸引器管头是由经过灭菌的半硬塑料制成的，也有不锈钢材质的，使用前也必须灭菌，强力吸引器管头不管是直的或是中间有一定角度的使用起来都很方便（图1-137）。当把强力吸引器管插入吸引器管的手柄使用时，需要一个塑料的保护屏障以覆盖强力吸引器管的手柄部。

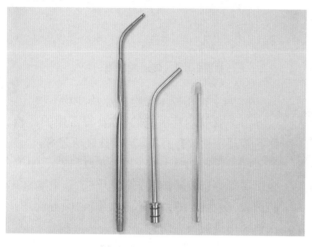

图1-136　弱吸引器管

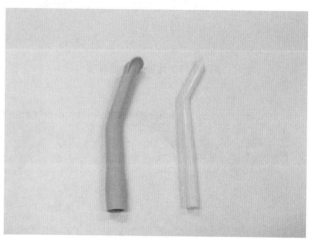

图1-137　强力吸引器管

（二）吸引器管的作用

1. 吸净口腔内唾液、血液、水和碎屑。

2. 牵拉、推开口内软组织，起到保护黏膜，确保口腔内的操作空间，提供最佳的操作视野。

3. 减少高速牙科手机、超声波等产生的细菌气溶胶。

4. 电刀切割时，利用吸引器管可吸去使患者不舒服的异味。

（三）吸引器管的握持方法

吸引器管的握持方法有握笔式、掌拇握式和反掌拇握式，护士要根据需要对抗的阻力大小来选择握持方式。常规使用握笔式，需对抗的阻力大时一般使用掌拇握式和反掌拇握式（图1-138～1-140）。

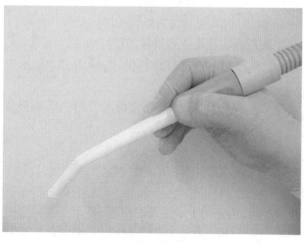

图1-138　握笔式

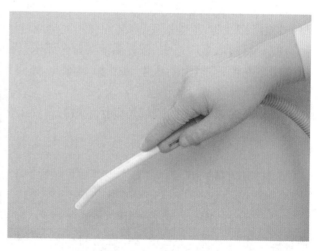

图1-139　掌拇握式

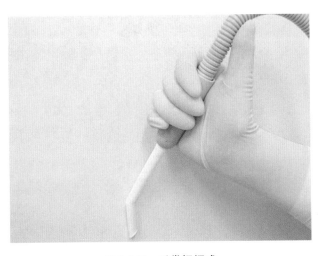

图 1-140　反掌拇握式

（四）吸引器管的放置位置

1. 使用强力吸引器管不正确可以造成口腔软组织意外被吸引器管头部吸住，造成软组织损伤。因此要掌握治疗不同部位时吸引器管的放置位置和操作要领。

2. 常规放置位置　①右侧上下颌磨牙区域：强力吸引器管头部放在舌侧，轻轻地将末端放在预备的牙上，或预备牙后面一颗牙上，比如治疗牙位是 15，吸引器管可以放在 15 的舌侧或 16 的舌侧。治疗下颌牙时还可以牵拉舌头（图 1-141、1-142）；②上下颌前牙区域：吸引器管放在治疗牙的对侧面。比如，医生治疗颊侧，吸引器管放置在舌侧（图 1-143、1-144）；③左侧上下颌磨牙区域：吸引器管放在颊侧，将吸引器管的末端放在预备牙或后一颗牙上，此时吸引器管还可以牵拉颊侧软组织（图 1-145、1-146）。

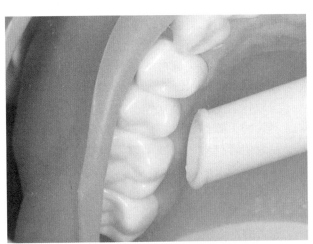

图 1-141　右侧上颌磨牙区

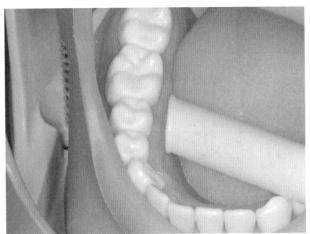

图 1-142　右侧下颌磨牙区

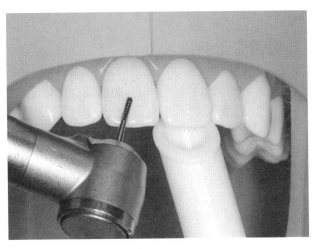

图 1-143　上颌前牙

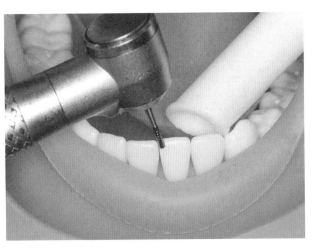

图 1-144　下颌前牙

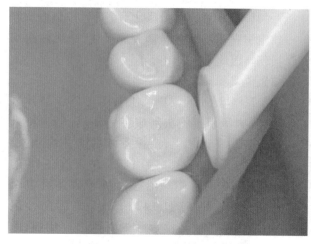

图 1-145　左侧上颌磨牙区

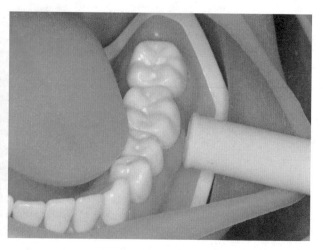

图 1-146　左侧下颌磨牙区

（五）吸引器管使用的注意事项

1. 当医生进行治疗时,护士应及时吸去患者口腔内的唾液、水及碎屑,保持诊疗部位视野清晰。

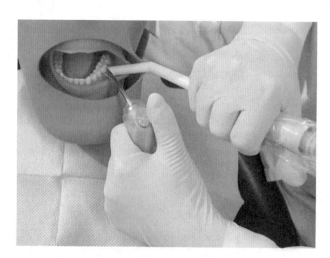

图 1-147　右手握持吸引器管

2. 一般情况下,护士用右手握持吸引器管,左手可使用三用枪或传递器械(图 1-147)。

3. 为了更好的放置强力吸引器管,护士先将吸引器管的头部放入口腔合适位置,医生再放置牙科手机和口镜。

4. 注意规范性操作,勿紧贴黏膜,保持吸引器管的头部与软组织成一定角度,以避免损伤黏膜使管口封闭。如果软组织被吸住,应旋转吸引器管的头部或者立刻关闭吸引器管的开关。

5. 操作时动作宜轻柔,减少牵拉软组织时患者的不适感。

6. 吸引器管应避免放入患者口内的敏感区域,如软腭、咽部等,以免引起患者恶心。

（胡菁颖　马桂娟　老慧琳）

第八节　口腔门诊常见突发病情变化的应急处理

在口腔诊疗工作中,患者自身因素、药物反应及各种不良因素的刺激,均可导致其突然发生病情变化,出现晕厥、过敏性休克、误吞误吸等,严重可导致呼吸、心搏骤停,直接威胁其生命。因此口腔护士应掌握突发病情变化的应急处理方法,确保患者的就诊安全。

一、晕厥

晕厥是由短暂的全脑组织缺血导致的短暂意识丧失。其特点为:发生迅速、持续时间短暂、具有自限性并且能够完全恢复意识。

2009 年欧洲心脏病学会《晕厥诊断与治疗指南》将晕厥分为自主神经介导的反射性晕厥、直立性低血压所致的晕厥、心源性晕厥等三类。

（一）病因

口腔门诊诊疗工作中常见的晕厥多为反射性晕厥,多见于体弱女性。主要与肌体受到各种不良刺激及情绪变化有关。

1. 不良刺激

（1）疼痛:各种穿刺、牙科治疗及小手术所引起的疼痛刺激。

（2）声音:牙科手机快速旋转磨牙的声音或刀剪等器械碰撞的声音。

（3）环境:诊室内人员拥挤、闷热、空气污浊等不良环境。

2. 情绪因素 恐惧、焦虑等。

3. 其他 过度疲劳;少数患者也可因为体位突然改变,如长时间卧位后突然站立等引起;低血糖等原因也可诱发。

（二）临床表现

晕厥前有短暂的头晕、注意力不集中、视觉及听觉下降;恶心、呕吐;面色苍白,出冷汗,脉搏细、血压下降;眼前发黑、四肢无力、站立不稳等先兆症状。数分钟后突然意识丧失、跌倒、面色苍白、四肢发凉,无抽搐、舌咬伤和尿失禁等。意识丧失可持续数秒或数分钟,可自行缓解,无后遗症。

（三）急救处理

立即停止相关操作;协助患者平卧,采取头低脚高位;松解衣领;针刺或手掐人中、合谷、内关等穴位,同时给予吸氧,开窗通风;观察生命体征,测量脉搏、血压。如患者发生呕吐,应将头偏向一侧,避免呕吐物误吸。

大多数迷走神经反射性晕厥患者,经上述处理可在 15 秒内自行恢复。上述处理仍无效,应排除其他病因。明确患者为低血糖所致的晕厥时,协助患者遵医嘱口服 5% 葡萄糖溶液。必要时,遵医嘱静脉注射 50% 葡萄糖注射液 50ml。

（四）预防

口腔诊疗前应与患者进行充分沟通,说明诊疗过程与感受,消除患者的紧张情绪;采取无痛操作的原则,预防晕厥的发生。既往有晕厥史且病因明确者应尽量避免可能诱发的因素。诊疗过程中严密观察患者的反应,一旦出现前驱症状,应立即停止操作同时给予平卧等紧急处理,防止晕厥及继发创伤的发生。

二、过敏性休克

过敏性休克是外界某些抗原性物质进入已致敏的机体后,通过免疫机制在短时间内发生的一种强烈的多脏器累及综合征。绝大多数过敏性休克是典型的 Ⅰ 型变态反应,机体组织释放组织胺、缓激肽、5-羟色胺、血小板活化因子等炎性介质,导致全身毛细血管扩张和通透性增强、血浆外渗,有效循环血量急剧下降,引起急性循环障碍,严重时可危及生命。

本病多发病突然,用药后数秒或数分钟内闪电样发生者约占 80%~90%,用药 30 分钟后发生者约占 10%,偶有用药后数日后发生者。

（一）病因

口腔门诊常见的过敏原因主要为药物致敏,如:局部麻醉药、碘剂、青霉素及其半合成药品、破伤风抗毒素等异体血清制剂等。

（二）临床表现

急性发作主要表现为血压急剧下降至 80/50mmHg 以下,意识障碍,轻则意识朦胧,重则昏迷。在休克发生之前或发生同时还会出现一些与过敏相关的临床表现,如:

1. 皮肤黏膜 皮肤黏膜潮红、瘙痒、荨麻疹或血管神经性水肿。流鼻涕、连续打喷嚏等。

2. 呼吸系统 刺激性咳嗽,哮喘、气管痉挛,胸闷、憋气,紫绀,喉头水肿、呼吸困难和肺水肿,可因窒息而死亡。

3. 循环系统　面色苍白、出冷汗、四肢潮冷、指趾发绀,心悸、脉搏细速,血压下降。

4. 神经系统　表情淡漠,剧烈头疼,恶心呕吐,烦躁不安,四肢麻木,意识障碍,抽搐、肢体强直,脑水肿及高颅压等。

5. 其他　药物热、腹痛、腹泻,大小便失禁等。

（三）急救处理

由于过敏性休克导致的死亡可能在几分钟内发生,因此抢救要分秒必争,以迅速、及时、就地抢救为原则。关键是脱离过敏原,保持呼吸道通畅及建立有效的血液循环。患者发生过敏性休克时,抗过敏治疗的同时应进行抗休克治疗。

1. 立即脱离过敏原,及时通知医生,采取平卧位或头低脚高位。

2. 松解衣领,保持呼吸道通畅、吸氧,注意保暖。患者呕吐时应将头偏向一侧,避免呕吐物引起的误吸。

3. 建立静脉通路,扩充血容量,改善微循环。首次可快速输入 500ml 液体,以后可根据血压调节液体入量,成人每日补液量可达 3000ml。

4. 遵医嘱给药

（1）立即皮下或肌内注射肾上腺素 0.5~1mg,若静脉注射应将肾上腺素 0.1~0.5mg 稀释至 0.9% 氯化钠注射液 10ml 中缓慢推注。15~20 分钟后可视病情遵医嘱重复注射。

（2）糖皮质激素应用:地塞米松 10~20mg 肌内注射或遵医嘱静脉小壶滴注,氢化可的松 200~400mg 加入 5%~10% 葡萄糖 500ml 静脉滴注。

（3）抗组织胺类药物:异丙嗪 25~50mg 或苯海拉明 40mg 肌内注射。10% 葡萄糖酸钙 10~20ml 稀释后静脉注射。

（4）解除支气管痉挛,氨茶碱 0.25g 加入 5%~10% 葡萄糖液 40ml 缓慢静脉注射,也可以用沙丁胺醇气雾剂喷雾吸入,缓解哮喘症状。

（5）升血压药:可选用多巴胺等,对顽固性低血压可选用去甲肾上腺素、间羟胺等维持血压稳定。

（6）必要时应用脱水药,防止脑水肿发生。

5. 出现喉头水肿及严重气道阻塞时应协助医生行气管插管或气管切开术。

6. 心跳、呼吸停止应立即行心肺复苏。

7. 随时监测患者意识状态、呼吸、脉搏、心率、血压等变化,留置导尿,观察每小时尿量等,做好护理记录。

（四）预防

1. 进行药物治疗前,详细询问患者的用药史、过敏史和家族过敏史等。

2.《中华人民共和国药典》要求需要进行过敏试验的药物,应对患者做过敏试验。抗生素停药 3 天后需要再次用药时以及更换药物批号时,均须按常规重复做过敏试验。

3. 皮试液及药物必须现用现配,注射剂量要准确;溶媒、注射器应一次性使用。

4. 过敏试验阳性者禁用,破伤风抗毒素注射液皮试阳性时,应采用脱敏注射方法。目前临床使用的人破伤风免疫球蛋白可不用进行皮肤试验。

5. 某些对药物高度过敏的患者,即使是皮试也可能发生过敏反应,因此在做过敏试验时应做好必要的抢救准备工作。试验结果阳性者应立即报告医生并告知患者及家属。在病历上做相关记录,在医嘱单、病历等处做醒目标识。

6. 严密观察患者用药后反应,倾听患者用药后主诉。首次注射后须观察 30 分钟,防止迟缓反应的发生。

三、误吞、误吸

口腔诊疗过程中可能发生的误吞、误吸是指异物经口腔落入咽部及消化道或吸入气管支气管内,如牙科小器械、义齿、拔除的牙或牙根、脱落牙片等。其症状轻重视异物大小、形状、性质及停留位置和时间等而定。

（一）原因

口腔治疗过程中由于患者不配合或因疼痛头部突然摆动，儿童或老人因防御机能的不健全或机能减退，以及操作等原因均可导致异物误吞或误吸。

（二）咽部及消化道异物

1. 临床表现

（1）咽部异物：咽痛，特别是咽部运动时疼痛加剧。如果不是尖锐物体不会导致严重损害的后果。

（2）食管异物：疼痛，特别是锐器刺入颈段食管壁时症状明显，进食时发生梗噎，咽下困难，吞咽时疼痛加剧，可发生食管水肿，反射性的唾液增多，流涎，痛苦面容。

（3）胃肠道异物：如咽下异物未刺破胃肠道黏膜，患者可仅有轻微的胃肠道不适等症状，异物排出时可划破肛周皮肤，出现肛门疼痛，便血等症状，血液多在大便表面。若异物刺入胃肠道黏膜，可出现相应部位的疼痛，如胃痛，腹痛，严重者可出现消化道出血或穿孔症状。

2. 急救处理 一旦发生上述情况，医务人员应椅旁安抚患者，同时根据异物形状、性质及患者临床表现，采取相应的现场急救措施。

（1）症状较轻时，应鼓励患者咳嗽将异物咳出并迅速联系拍X线片确定异物位置或转院治疗。

（2）咽部异物未咳出时，协助医生用间接或直接喉镜及异物钳将其取出，在夹取时注意固定患者头部。

（3）异物已进入食管，协助医生用食管镜将其取出。在取出时应注意防止异物滑脱及损伤食管壁。

（4）若异物已进入胃肠道，嘱患者进食纤维素丰富的食物，促进肠蠕动，将大便排泄在指定容器中，查找异物。

（5）禁服泻药，防止因肠道剧烈蠕动发生并发症。异物刺破胃肠道出现穿孔应立即实施外科手术。

（三）气管支气管异物

根据气管解剖形态，气管异物常见部位依次为气管、右支气管、左支气管，声门裂及喉腔的异物较少见。

1. 临床表现

（1）气管内异物：患者可出现咳嗽、气喘、异常呼吸声、口唇发绀、呼吸困难、惊恐面容，用拇指及手指抓住颈前喉咙部（呈V或Y字型手势）。

1）异物较小较轻时，可在声门裂和气管之间，随呼吸气流上下活动，此时患者可出现阵发性咳嗽及典型的异常呼吸声。

2）异物较大时，短时间内患者可出现严重的呼吸困难甚至窒息。如异物刺破气管黏膜，患者咳嗽时可有血液，气管内疼痛，哮鸣音。

（2）支气管异物：可根据异物的大小、异物停留的位置，造成部分或全部气管阻塞，出现胸部不适，咳嗽，不同程度的呼吸困难，听诊一侧呼吸音减弱或消失，肺不张或肺泡破裂、气胸等。

2. 急救处理

（1）一旦发生器械脱落，医务人员应沉着、冷静，守护在患者椅旁，安抚患者。询问患者是否有哽塞感，但不要期待患者回答。

（2）根据异物的形状、大小、性质及患者临床表现，采取相应的现场急救措施。症状较轻时，应鼓励患者咳嗽将异物咳出。切不可用手指抠挖或吞咽食物等方法，以免造成严重后果。同时迅速联系摄X线片确定异物位置或转院治疗。

（3）海姆立克（Heimlich）法：冲击患者腹部及膈肌下软组织，产生向上的压力，压迫两肺下部，驱使肺部残留气体形成一股冲击气流直入气管，将气管及咽喉部异物排出（表1-11）。

表 1-11　海姆立克(Heimlich)法

方　　法	操作手法	配　　图
1. 腹部快速冲击法　用于成人和儿童,包括立位式腹部快速冲击法和仰卧式腹部快速冲击法		
(1) 立位式腹部快速冲击法:适用于不完全或完全气道梗阻且意识清醒的患者	抢救者站在患者背后,用两手环绕患者的腰部,令患者弯腰,头部前倾,一手握拳,拳眼顶住患者腹部正中线,脐上两横指处,应远离剑突。用另一手握住此拳,快速向上向内冲击 4~5 次,患者应配合医务人员,低头张口,以便异物排出	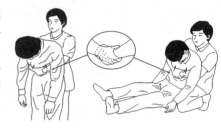
(2) 仰卧式腹部快速冲击法:适用于意识不清的患者	患者仰卧位,医务人员骑跨在患者髋部两侧,一只手的掌根置于患者腹部正中线、脐上方两横指处,勿触及剑突。两手指方向相同,掌根重叠。两手合力快速向内、向上冲击患者腹部,连续 4~5 次重复上述操作。检查口腔,如异物被冲出,迅速将异物取出。注意检查患者心跳呼吸情况,出现心搏骤停,立即心肺复苏	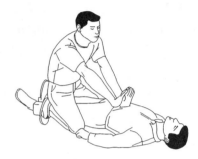
(3) 自救腹部冲击法:适用于不完全气道梗阻、患者意识清醒、自身有救护知识及技能,旁边无人员救助,且不能通过电话呼救时		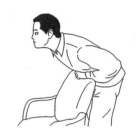
2. 胸部快速冲击法　用于不适合腹部快速冲击法患者,如孕妇或过于肥胖的患者。包括立位胸部快速冲击法及仰卧位胸部快速冲击法		
(1) 立位胸部冲击法	患者立位,医务人员站在患者背后,两臂从患者腋下环绕其胸部,一手握拳将拳眼置于患者胸骨中部,应避开肋骨缘及剑突,另一手紧握此拳,向上、向内有节奏地冲击。反复操作数次后检查异物是否排出	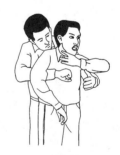
(2) 卧位胸部冲击法	患者仰卧位,医务人员骑在患者髋部两侧,两手指方向相同、掌根重叠,胸部冲击部位同胸部按压部位,快速有节奏的冲击,操作数次后检查异物是否排出。注意检查患者心跳呼吸情况,出现心搏骤停,立即心肺复苏	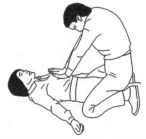

使用海姆立克法简单易行、十分有效,但应注意使用此法会造成并发症的发生,如肋骨骨折、胸腔或腹腔脏器的损伤,故除非必要时,如患者出现呼吸微弱、咳嗽无力或呼吸道完全阻塞时一般不采取此方法。使用此法后应注意检查有无并发症的发生。

(4) 可根据异物大小及落入位置分别协助医生用喉镜、支气管镜、纤维支气管镜或电子支气管镜等设备取出异物。

(5) 若患者出现呼吸困难,应立刻协助医生给予环甲膜穿刺或气管切开术,防止发生窒息。若出现呼吸心搏骤停,立即行心肺复苏。

3. 预防

(1) 严格执行各项技术操作规范。

(2) 口腔治疗特别是行根管治疗时应使用橡皮障隔离技术,防止小器械意外脱落掉入气管或食管。

(3) 操作者双手保持清洁干燥,防止器械滑脱,必要时可在器械末端系安全绳。

(4) 操作前做好患者解释工作,如有不适,随时举左手示意,避免突然摆动头部。

(5) 根据治疗的牙位,正确调整患者体位。

(6) 儿童或不配合的老人,要妥善固定,必要时实施全麻下的牙科治疗。

四、心搏骤停

心搏骤停是指心脏泵血功能突然停止,患者处于濒临死亡的危急状态。若抢救不及时会造成重要脏器及多器官功能不可逆性损害,最终导致死亡。

(一) 病因

心脏本身疾病,如:急性心肌梗死、心肌炎、心脏瓣膜病等;脑血管疾病,如颅内出血等;麻醉及手术意外;严重电解质紊乱;药物中毒与过敏;窒息等。

(二) 临床表现

突然意识丧失、呼吸停止或喘息样呼吸,大动脉搏动消失,面色发绀,瞳孔散大等。

(三) 紧急处理

立即实施心肺复苏(Cardiopulmonary Resuscitation,CPR)及各种抢救配合工作。心肺复苏包括:基础生命支持和高级生命支持。

1. 基础生命支持技术(Basic Life Support,BLS)　包括胸外心脏按压、开放气道、人工呼吸使用除颤仪或自动体外除颤仪(Automated External Defibrillator,AED)尽早除颤,关键操作是胸外心脏按压和尽早除颤。

(1) 操作方法

1) 评估环境是否安全。

2) 评估患者并启动急救系统:①意识:呼叫患者无反应;②呼吸:无呼吸或喘息样呼吸;③立即启动急救系统;④脉搏:未扪及大动脉搏动(颈动脉或股动脉)(图1-148)。

3) 立即给予心肺复苏。顺序依次为胸外心脏按压(Circulation,C)、开放气道(Airway,A)、人工呼吸(Breathe,B)。

①胸外心脏按压(C)(图1-149)

a. 患者体位:将患者仰卧位,放在坚硬的平面上,解开衣扣、裤带,暴露胸部。

b. 按压部位:两乳头连线中点与胸骨交叉处或剑突上两横指。

c. 按压幅度:成人至少5cm,儿童和婴儿至少1/3胸部前后径,儿童约5cm,婴儿约4cm。

d. 按压频率:每分钟至少100次。

e. 按压质量:保证每次按压后胸廓完全回弹,避免过度通气。医务人员每2分钟交换一次按压,尽量减少胸外按压的中断,将按压中断时间控制在10秒内。

②开放气道(A):清除口腔内可视异物,如口腔内分泌物、义齿等。常采用仰头提颏法(图1-150)、推

举下颌法(怀疑有颈椎损伤时)。

③人工呼吸(B):院内应使用简易呼吸器(图1-151),连接氧源。置入高级气道前按压与通气比为:

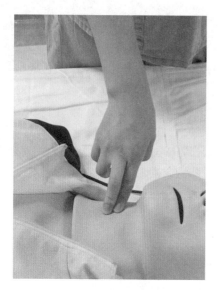

图1-148 评估大动脉搏动

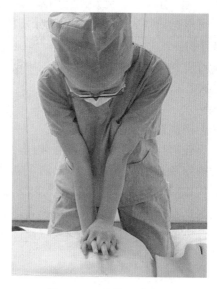

图1-149 胸外心脏按压

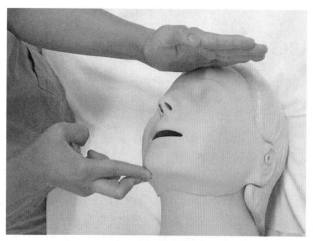

图1-150 开放气道(A)

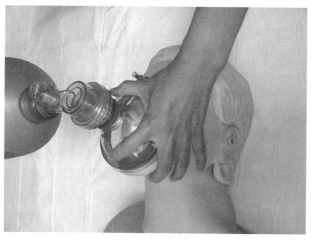

图1-151 人工呼吸(B)

a. 成人:单人或双人施救30∶2。

b. 婴幼儿:单人施救30∶2,双人施救15∶2。

(2)注意事项

1)评估大动脉搏动仅限于医务人员进行且判断时间在10秒钟内。

2)胸外心脏按压:双臂伸直,双臂与胸骨垂直,利用上身的重量,垂直向下有节奏地按压,保证按压效果,按压时手掌掌根不能离开胸壁,以保证按压位置不变,按压与放松的时间相等。

3)开放气道:使耳垂与下颌角的连线和地面垂直,充分开放气道。

4)非医务人员可单纯胸外按压。

5)尽早使用AED。

2. 高级生命支持(Advanced Life Support,ALS) 包括电击治疗,使用高级人工气道(高级人工气道包括声门上的人工气道或气管插管),急救药物的使用,找出导致心搏骤停的可逆病因。在施行ALS之前,要确保能够提供高质量的CPR,要监测患者的脉搏、血压、呼气末二氧化碳及主动脉压波形。

(1)使用高级人工气道通气时,呼吸频率:6~8秒/次,8~10次/分,每次呼吸超过1秒,可视明显胸廓隆起,与按压不同步。

（2）早期除颤。院内除颤要求:除颤要在出现心搏骤停的3分钟内完成。在准备除颤的时候,要继续进行CPR,直至除颤完成。

1）除颤基本原则:电极板放置位置要保证电流最大限度通过心脏。

2）电极板放置部位:①常用前-左侧位,前即负极(Sternum)应放在右锁骨下胸骨右侧,左侧即正极(Apex)放在左下胸,乳头左侧,电极板中心在腋中线上(图1-152);②特殊情况也可采用前-后位,前即正极放置心前区,后即负极放置在左或右肩胛下角区与心脏同高处(图1-153、1-154)。但要防止把电极板放置在植入物上(如永久性起搏器)。

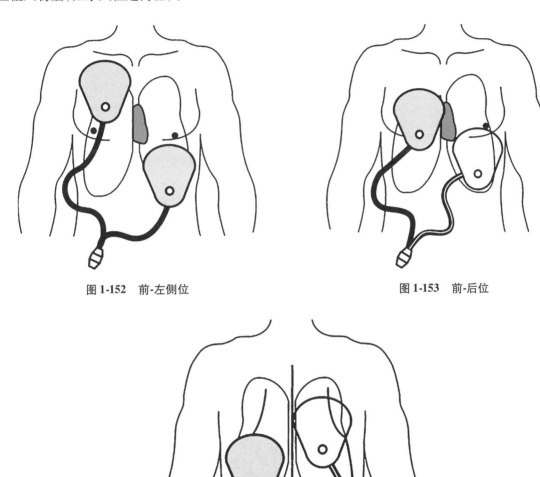

图1-152 前-左侧位   图1-153 前-后位

图1-154 前-后位

3）除颤剂量:①成人:双相波120~200J,单相波360J;②儿童:2J/kg,随后4J/kg(不超过10J/kg)。

（3）急救药物应用:迅速开放静脉。建议使用的急救药物:

1）肾上腺素1mg每3~5分钟重复静脉注射,适用于无脉性室性心动过速、心室颤动、无脉心电活动及心脏停搏所引起的心搏骤停。

2）血管加压素40U静脉注射,可用来替代首剂量或第二剂量的肾上腺素。

3）胺碘酮300mg静脉注射,适用于无脉性室性心动过速和心室颤动;胺碘酮150mg静脉注射,适用于有脉性室性心动过速。

4）阿托品0.5mg仍适用于不稳定有症状的心动过缓。但已不再用于无脉性心电活动或心搏骤停时。

5）强心腺苷6mg可用于稳定规则单形态宽QRS波群心动过速。但不建议用于不规则宽QRS波群心动过速。

3. 心搏骤停后治疗　稳定心肺功能和重要器官灌注；运送患者到适当的治疗中心；找出并治疗急性冠状动脉综合征（Acute Coronary Syndromes，ACS）和其他可逆的成因；采用低温治疗促进患者神经功能的恢复；预测、治疗和防止多器官功能障碍（Multiple Organ Dysfunction Syndrome，MODS）。

（沈文英　李秀娥）

第二章 牙体解剖与生理

牙体解剖与生理是研究牙的演化、牙体形态、生理功能、牙的萌出及牙体与牙周组织关系的科学。学习牙体解剖及生理的目的在于为口腔临床学科奠定必要的基础。

第一节 牙 体 生 理

一、牙的萌出与脱落

牙冠破龈而出的现象称为出龈。从牙冠出龈至达到咬合接触的全过程称为萌出。牙萌出的时间是指出龈时间。

人的一生有两副牙齿，即乳牙和恒牙。乳牙为 20 颗，恒牙为 28～32 颗。

（一）牙萌出的特点

牙萌出有以下特点：按先后顺序萌出；左右对称同期萌出；下颌牙的萌出略早于上颌同名牙；女性萌出的平均年龄早于男性。有比较恒定的时间性，但其生理范围较宽。

（二）乳牙的萌出

乳牙从婴儿出生后 6～8 个月开始萌出，2 岁～2 岁半萌齐。乳牙萌出的顺序依次为：乳中切牙、乳侧切牙、第一乳磨牙、乳尖牙、第二乳磨牙。

乳牙从 6 岁左右发生生理性脱落，到 12 岁左右乳牙全部被恒牙所代替。乳牙脱落是由于牙根的生理性吸收。

（三）恒牙的萌出

6 岁左右，第一恒磨牙在第二乳磨牙的远中萌出，是最先萌出的恒牙，不替换乳牙。直到 12～13 岁，乳牙逐渐被恒牙所替换，此时期为替牙期或混合牙列期。12～13 岁后为恒牙期。恒牙萌出的顺序：上颌依次为 6、1、2、4(3、5)、7、8；下颌依次为(6、1)、2、3、4(5、7)、8；其中括号表示可同时萌出。

二、牙

牙的分类主要有以下两种方法：一种是根据牙的形态和功能分类，另一种是根据牙在口腔内存在时间分类。

（一）牙齿命名

食物在口腔内经过切割、撕裂、捣碎和磨细等咀嚼运动，使其成为食糜，以利于消化吸收。牙的形态和功能是相互适应的，故可依次分为切牙、尖牙、前磨牙及磨牙四类。

1. 切牙　位于口腔前部，左、右、上、下共 8 颗。位于中线两侧者称中切牙，位于中切牙远中侧者称侧切牙。上颌中切牙较上颌侧切牙大，而下颌中切牙则较下颌侧切牙小。切牙牙冠由唇面、舌面、近中面和远中面四个轴面和一个切嵴组成，牙冠唇、舌面略呈梯形，邻面呈楔形，颈部厚而切端薄，其主要功能为摄取和切割食物，与维持面部外形丰满度及发音有密切关系。一般不需强大的作用力，故为单根牙，牙冠的形态也较简单(图2-1)。

2. 尖牙 位于口角处,侧切牙的远中,包括左、右、上、下共4颗,牙冠仍为楔形,其特点是切缘上有一个突出的牙尖,以利穿刺和撕裂食物。牙根为单根长而粗大,以适应其功能的需要。由于尖牙位于口角处,对维持面部口角外形丰满度有密切关系(图2-2)。

3. 前磨牙 又称"双尖牙",位于尖牙和磨牙之间,包括上颌第一、第二前磨牙和下颌第一、第二前磨牙,左、右、上、下共8颗。牙冠呈立方形,有一个与对颌牙接触的咬合面即𬌗面,其上一般有2个牙尖(下颌第二前磨牙有3个牙尖)。前磨牙有协助尖牙撕裂及协助磨牙捣碎食物的作用,其牙根扁,亦有分叉者,以利于牙的稳固(图2-3)。

4. 磨牙 位于前磨牙的远中,包括上、下、左、右共8~12颗。磨牙牙冠体积大,有一宽大的𬌗面,其上有4~5个牙尖,结构比较复杂,作用是磨细食物。一般上颌磨牙的牙根为三根,下颌磨牙为双根,以增加牙的稳固性(图2-4)。

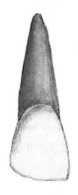
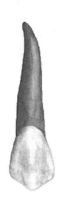
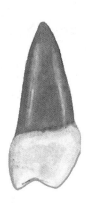
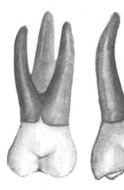

图2-1 切牙　　　　图2-2 尖牙　　　　图2-3 前磨牙　　　　图2-4 磨牙

(二)牙列命名

1. 乳牙 婴儿出生后6个月左右,乳牙开始萌出,至2岁半左右,陆续萌出20颗乳牙。乳牙在口腔内存在的时间,最短者为5~6年,最长者可达10年左右。而从出生后6个月左右至6岁左右,口腔内只有乳牙,这段时间称为乳牙列时期。乳牙可分为乳切牙、乳尖牙及乳磨牙三类。

乳牙具有下列特点:

(1)乳牙体积小,牙冠短而宽,乳白色。

(2)乳牙牙颈缩窄,唇颈嵴、颊颈嵴显突出,𬌗面缩窄,冠根分明。

(3)宽冠窄根是乳前牙的特点,但上颌乳中切牙为宽冠宽根,根尖弯向唇侧。

(4)上颌乳尖牙的近中牙尖嵴长于远中牙尖嵴,是乳尖牙和恒尖牙中唯一牙尖偏向远中者。

(5)下颌第二乳磨牙近中颊尖、远中颊尖和远中尖等大。

自6~7岁至12~13岁,乳牙逐渐脱落被恒牙所替代。在此时期口腔内既有乳牙又有恒牙,称为混合牙列期。乳牙在口腔存在的时间虽然短暂,却是儿童的主要咀嚼器官,对消化和吸收营养物质、刺激颌骨正常发育及引导恒牙的正常萌出都极为重要。如在此期间受外伤、放疗、化疗和药物等因素的影响,可影响乳牙的生长发育障碍,牙质改变并影响恒牙的正常替换。

2. 恒牙 继乳牙后的第二副牙列。如无疾患或意外损伤,一般不致脱落,脱落后再无牙替代。恒牙自6岁左右开始萌出。随着人类的进化,牙咀嚼功能逐渐减弱,颌骨变小,第三磨牙常因埋伏、阻生,使萌出受限,或出现第三磨牙的缺失。恒牙一般有28~32颗。恒牙的正常萌出不仅增加了咀嚼面积,对维持颌间高度及牙列的正常𬌗关系也极为重要。

年轻恒牙:牙齿与其他身体组织器官一样也要经历一个发生、发展、成熟的过程。刚刚萌出口腔内的恒牙虽然基本形态与在口腔内多年的同名牙基本相同,但其在形态、结构上尚未完全成熟,因此又称未成熟恒牙或新萌出恒牙。年轻恒前牙从萌出至牙根发育完成需要2~3年,而恒后牙需要3~5年。年轻恒牙具有下列特点:

（1）牙根短，牙破龈萌出时牙根长度为最终牙根长度的 2/3 ~ 3/4。

（2）根管粗大。

（3）根尖孔敞开呈喇叭口状。

（4）牙周组织不成熟。

恒牙中，凡位置对称的同颌牙，其解剖形态相同。凡功能相同的牙，其形态也相似。所以又可以将恒牙归纳为切牙、尖牙、前磨牙和磨牙四种类型。各型都有其相应特点。其中切牙、尖牙及前磨牙共 20 颗，这些牙替换 20 颗乳牙而萌出。切牙和尖牙位于口角之前，故称前牙，前磨牙和磨牙位于口角之后，故称后牙。12 ~ 13 岁以后，乳牙已全部被恒牙所替代，故称为恒牙列期。

三、牙的功能

牙最重要的功能是咀嚼，其次可协助发育及言语，保持面部协调美观。

（一）咀嚼功能

食物进入口腔后，经过咀嚼运动，牙将食物切割、撕碎、捣烂和磨细等机械加工并与唾液混合，使之成为食团，以利于吞咽和消化。同时唾液中的消化酶与食物起部分消化作用。咀嚼力通过牙根传至颌骨，可刺激颌骨的正常发育，咀嚼的生理刺激，还可增进牙周组织的健康。

（二）发音和语言功能

牙、唇和舌共同参与发音和言语，三者的关系密切。牙的位置异常或缺失，将影响发音和言语的准确性和清晰程度。

（三）保持面部协调美观

牙列的完整可以支撑唇颊部软组织，使嘴唇丰满，表情自然，形态正常。若缺牙较多，则唇颊部因失去支持而塌陷，使面部显得衰老。牙列及咬合关系异常者，面形也会受到影响。

第二节　牙体解剖及牙周支持组织

一、牙的组成

（一）外形观察

牙齿是人体中最坚硬的组织，从外观上看，牙分为牙冠、牙颈和牙根三部分（图 2-5）。

1. 牙冠　牙体外层由牙釉质覆盖的部分，主要发挥咀嚼功能。正常情况下，牙冠的大部分暴露于口腔，邻近牙颈的一小部分被牙龈覆盖。牙冠分为解剖冠和临床冠。解剖冠是指以牙颈为界的牙冠。临床冠是指在暴露于牙龈以外的牙体部分，其牙冠与牙根以牙龈缘为界。

2. 牙根　牙体外层由牙骨质覆盖的部分，是牙体的支持部分。其形态与数目也随功能而异，功能较弱的牙多为单根；功能较强的有两个或以上牙根，以增强牙在颌骨内的稳固性。牙根的尖端称为根尖。每个根尖有小孔，称为根尖孔，它是牙髓的血管、神经及淋巴管进出髓腔的通道。

3. 牙颈　牙冠与牙根交界处呈一弧形曲线称为牙颈，又名为颈缘或颈线。

（二）剖面观察

从牙的纵剖面观察，牙由牙釉质、牙本质、牙骨质三层硬组织和一层软组织即牙髓组成（图 2-6）。

1. 牙釉质　是构成牙冠表层的半透明硬组织，呈淡黄色或乳白色，是牙体组织中最坚硬的组织。牙釉质在牙尖处最厚，沟窝处较薄，牙颈部最薄。无血管神经，无自身修复能力，缺失后不能再生。

2. 牙骨质　是构成牙根表层的硬组织，色泽较黄。在生理情况下，除乳牙牙根生理性吸收外，牙骨质一般没有吸收，只有新生，随着年龄的增长，牙骨质也不断增厚。

3. 牙本质　是构成牙齿的主体部分，位于牙釉质和牙骨质的内层，质地不如釉质坚硬。其内层有一腔，称为髓腔。又称牙本质细胞，有修复能力。牙本质内有牙髓神经末梢，是痛觉感受器，牙本质暴露时，

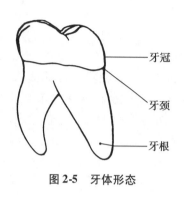

图 2-5　牙体形态

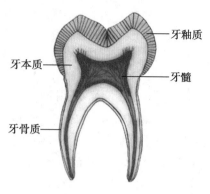

牙釉质

牙本质

牙髓

牙骨质

图 2-6　牙体组织

受刺激有酸痛反应。

4. 牙髓　是充满在髓腔的疏松结缔组织,内含丰富的血管、神经和淋巴管,主要功能是营养牙体组织。正常牙髓的颜色为粉红色。髓腔是位于牙体中部的一个与牙体外形相似同时又显著缩小的腔,它由髓室和根管系统组成。冠部髓腔较宽大,称为髓室。根部髓腔细小,称为根管。根的尖部有一尖孔,是进入髓室营养牙齿的血管、淋巴管及神经的通道。

随着年龄的增长,髓腔继发牙本质的沉积,髓腔体积将逐渐缩小,髓室减小,髓角变低平,根管变细,根尖孔变得窄小。青少年恒牙的髓腔比老年人大,表现为髓室大、髓角高、根管粗、根尖孔大。

二、牙周支持组织

牙周支持组织又称牙周组织,包括牙周膜、牙槽骨、牙骨质和牙龈。上述组织共同完成支持牙的功能。

牙龈是包围和覆盖在牙颈部和牙槽嵴的口腔黏膜,呈浅粉红色,坚韧不活动。分为游离龈、附着龈和牙尖乳头三部分。

牙周膜由致密的结缔组织构成,环绕牙根,位于牙根和牙槽骨之间。牙周膜由细胞、基质和纤维组成,其中大量的胶原纤维将牙固定在牙槽窝内并能抵抗和调节牙所承受的咀嚼压力,具有悬吊韧带的作用,又称牙周韧带。

牙槽骨是上下颌骨包绕和支持牙根的部分,又称牙槽突。容纳牙根的窝称牙槽窝,牙槽窝在冠方的游离龈端称牙槽嵴,两牙之间的牙槽突部分称牙槽中隔。牙槽骨的组织结构与身体其他骨相似,其生长发育依赖于牙的功能性刺激。

牙骨质是覆盖于牙根表面的一层硬结缔组织,色淡黄。牙骨质在近牙颈部较薄,在根尖和磨牙根分叉处较厚,牙骨质是维系牙和牙周组织联系的重要结构。

三、牙体解剖应用名词与解剖标志

（一）牙体解剖应用名词

1. 中线　将颅面部平分为左右两等份的一条假想垂直线,该直线位于面部正中矢状面。正常情况下,中线通过两眼之间中心点、鼻尖、上下颌的两中切牙之间,中线将牙列分成左右对称的两部分。

2. 牙长轴　通过牙体中心的一条假想纵轴,称为牙长轴(图 2-7)。

3. 接触区　牙与牙在邻面互相接触的部位,称接触区,也称邻接处、接触面或接触点。

4. 线角、轴面角及点角　牙冠上两面相交处成一线,所成的角称线角。如:前牙的近中面与唇面的交角称为近中唇线角。后牙的颊面与近中面的交角称为近中颊线角。两轴面相交于一线的角称轴面角。三面相交于一点所形成的角称点角。如:磨牙的近中面、颊面与𬌗面相交处称为近中颊𬌗点角,前牙的近中面、唇面与切缘所成的角称为近中唇切点角。

5. 外形高点　牙冠各轴面最突出的部分,称为外形高点(图 2-8)。所有外形高点的连线称为外形高点线。

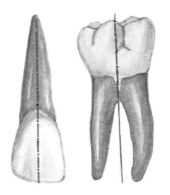

图 2-7　牙长轴

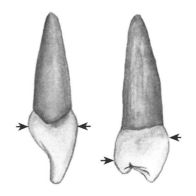

图 2-8　外形高点

6. 牙体三等分　为了明确牙各面上一个部位所在的区域,将牙各面分为三等份。如牙冠垂直方向,可分为切(𬌗)1/3、中 1/3、颈 1/3,近中 1/3、中 1/3、远中 1/3;牙冠的邻面可分为唇(颊)1/3、中 1/3、舌 1/3;牙根侧分为根颈 1/3、根中 1/3、根尖 1/3。牙根侧面观亦可分为唇(颊)1/3、中 1/3、舌 1/3(图 2-9)。

（二）牙冠各面的命名

每个牙表面都有与牙长轴平行的四个面,称轴面,分别是唇(颊)面、舌(腭)面、近中面和远中面并有与牙长轴垂直的一个𬌗面或切缘(图 2-10)。

1. 唇面及颊面　前牙的牙冠接近口唇的一面,称唇面;后牙的牙冠接近颊部的一面,称颊面。

2. 舌面及腭面　上、下、前、后牙的牙冠接近舌的一面,统称为舌面。上颌牙的舌面因接近腭部,又称为腭面。

3. 近中面及远中面　牙冠靠中线较近的一面称为近中面;离中线较远的一面称为远中面。相邻两牙的近中面与远中面称邻面。

4. 𬌗面或切缘　上、下颌后牙咬合时发生接触的一面,称为𬌗面;上、下颌前牙咬合时发生对刃接触的部分称为切缘。

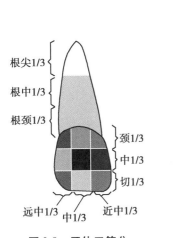

图 2-9　牙体三等分

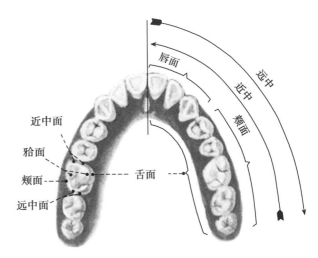

图 2-10　牙冠各面

（三）牙冠表面的标志

1. 牙冠表面的突起

（1）牙尖:牙冠上近似锥体形、突出成尖的部分。位于尖牙的切端,前磨牙和磨牙的𬌗面上。不同牙的牙尖数目有区别,一般情况下尖牙有一个牙尖;前磨牙有二个牙尖;磨牙有四至五个牙尖。

（2）切缘结节：初萌切牙切缘上圆形的隆凸称切缘结节，随着牙的切磨耗逐渐消失。

（3）舌面隆凸：前牙舌面颈缘部的半月形釉质突起，亦是该牙在舌面的外形高点处。

（4）嵴：为牙冠表面釉质形成的长形线条状隆起。根据嵴的位置、形状和方向，可分为切嵴、轴嵴、边缘嵴、三角嵴、牙尖嵴、横嵴、斜嵴和颈嵴。

2. 牙冠表面的凹陷

（1）窝：为位于前牙舌面及后牙殆面上的不规则凹陷。例如：舌面窝、中央窝、殆面窝等。

（2）沟：为牙冠表面细长不规则的凹陷部分。位于牙冠的轴面及殆面，介于牙尖和嵴之间或窝的底部。

1）发育沟：为牙生长发育时，两个生长叶相连所形成明显而有规则的浅沟。

2）副沟：除发育沟以外的任何形态不规则的沟都称副沟。

3）裂：钙化不全的沟称为裂。常为龋病的好发部位。

（3）点隙：3 条或 3 条以上发育沟汇合处所成的点状凹陷，称点隙。由于凹陷部位（窝沟与点隙）牙釉质薄弱，不易清洁，因此是龋病的好发部位。

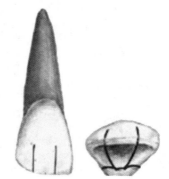

图 2-11　生长叶

3. 斜面　组成牙尖的各面，称为斜面。两个斜面相交成嵴，四个斜面相交则组成牙尖的顶。各斜面依其在牙尖的位置而命名如：上颌尖牙有唇轴嵴、舌轴嵴、近中牙尖嵴、远中牙尖嵴、近中唇斜嵴、远中唇斜嵴、近中舌斜嵴、远中舌斜面。

4. 生长叶　牙发育的钙化中心称为生长叶。其交界处为发育沟，多数牙是由四个生长叶发育而成，部分牙由五个生长叶发育而成（图 2-11）。

第三节　牙位记录

在临床工作中，医生为了记录病史，检查口腔状况，制订治疗措施，设计修复方案、病案统计和学术交流等，而将各个牙采用一定的格式、符号、数字，结合文字记录下来，称为牙位记录。

一、牙列分区

上下颌牙按一定顺序紧密地排列在牙槽骨上，形成一个弓形整体，即为牙列。常以"+"符号将上下牙列从右向左分为四个区。符号中的水平线表示殆平面，用以划分上下；垂直线表示中线，用以划分左右。⌐代表患者的右上颌区，称 A 区；⌐代表患者的左上颌区，称 B 区；⌐代表患者的右下颌区，称 C 区；⌐代表患者的左下颌区，称 D 区。因此，上下牙列以从右左上下可划分为 A、B、C、D 四个区。

二、临床牙位记录法

（一）部位记录法

1. 乳牙牙位记录　用罗马数字表示，如下所示：

上

右	Ⅴ	Ⅳ	Ⅲ	Ⅱ	Ⅰ	Ⅰ	Ⅱ	Ⅲ	Ⅳ	Ⅴ	左
	Ⅴ	Ⅳ	Ⅲ	Ⅱ	Ⅰ	Ⅰ	Ⅱ	Ⅲ	Ⅳ	Ⅴ	

下　　乳中切牙　乳侧切牙　乳尖牙　第一乳磨牙　第二乳磨牙

例如:Ⅳ表示右上颌第一乳磨牙。Ⅱ表示左上颌乳侧切牙。

2. 恒牙牙位记录 用阿拉伯数字表示,如下所示:

上

	8	7	6	5	4	3	2	1	1	2	3	4	5	6	7	8	
右	8	7	6	5	4	3	2	1	1	2	3	4	5	6	7	8	左

下　　中切牙　侧切牙　尖牙　第一前磨牙　第二前磨牙　第一磨牙　第二磨牙　第三磨牙

例如:|3 表示左上颌尖牙。5~2|是多个牙位5432|的简写。

(二) 通用编码系统

每一个恒牙有其独特的编号,不会有上下左右之误。以右上颌第三磨牙起编号为“1”始,从右上区-左上区-左下区-右下区的顺时针方向依次编号,直至右下区第三磨牙“32”止。如右上颌中切牙可记录为#8。

乳牙用同样的方法编号,只是在编号之后加“d”,右上颌乳中切牙可记录为#5d;左下颌乳尖牙可记录为#13d,依次类推。

(三) 国际牙科联合会系统

国际牙科联合会系统(简称FDI),用两位数字记录,左边的数代表象限,右边的数代表位置。其特点是按顺序时针分区,牙位从中线向两侧记录。用1代表恒牙右上区,2代表恒牙左上区,3代表恒牙左下区,4代表恒牙右下区,5代表乳牙右上区,6代表乳牙左上区,7代表乳牙左下区,8代表乳牙右下区。

恒牙区以 $\frac{1|2}{4|3}$ 表示;乳牙区以 $\frac{5|6}{8|7}$ 表示

恒牙记录,如下所示:

18	17	16	15	14	13	12	11	21	22	23	24	25	26	27	28
48	47	46	45	44	43	42	41	31	32	33	34	35	36	37	38

如:右上颌第二磨牙可表示为#17;左下颌第二前磨牙可表示为#35。

乳牙记录,如下所示:

55	54	53	52	51	61	62	63	64	65
85	84	83	82	81	71	72	73	74	75

如左上颌乳尖牙表示为#63;右下颌第二乳磨牙表示为#85。

(古文珍　陈佩珠)

第三章　龋齿的预防及护理技术

第一节　氟化物的应用及护理

氟是人体健康必需的微量元素,适量的氟化物可以对机体的代谢产生积极的影响。氟化物可以抑制致龋链球菌的合成,减少细菌和菌斑在牙面上的黏附。氟离子可降低牙釉质中羟基磷灰石的溶解度,防止脱矿,同时还可促进牙釉质的再矿化。临床上常采用局部用氟的方法,将氟化物直接用于牙齿的表面,目的是增加牙齿的抗龋能力。常见的氟化物制剂有含氟涂料、含氟凝胶、氟化泡沫等。

一、适应证

用于龋齿的预防。

二、用物准备(以氟化泡沫为例)

1. 常规用物　检查器(口镜、镊子、探针)、吸引器管、防护膜、护目镜、口杯、三用枪、敷料、凡士林棉签(图 3-1)。

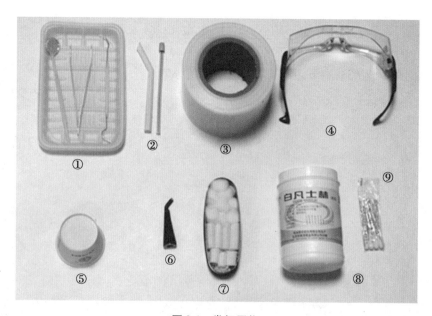

图 3-1　常规用物
①检查器(口镜、镊子、探针);②吸引器管;③防护膜;④护目镜;
⑤口杯;⑥三用枪;⑦敷料;⑧凡士林;⑨棉签

2. 氟化物涂布用物　氟化泡沫、一次性托盘、棉签（图 3-2）。

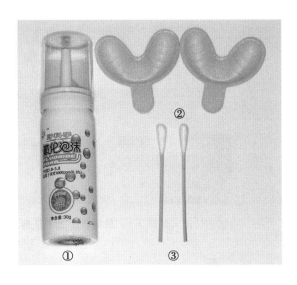

图 3-2　氟化物涂布用物
①氟化泡沫；②一次性托盘；③棉签

三、氟化泡沫涂布医护配合流程（表 3-1）

表 3-1　氟化泡沫涂布医护配合流程

医生操作流程	护士配合流程
1. 治疗前准备	
（1）讲解涂布的主要过程	做好患儿的心理护理，引导患儿坐于综合治疗椅上，慢慢调整椅位为平卧位
	用实物协助讲解氟化物涂布的主要过程，减轻患儿的焦虑情绪
	用凡士林棉签润滑口角，防止口镜牵拉造成患儿痛苦
（2）选择一次性托盘	协助医生选择号码合适的一次性托盘，备用
2. 涂布氟化泡沫	
（1）用棉签清洁牙齿表面软垢	递棉签予医生
（2）用三用枪轻吹牙面，将涂有氟化泡沫的一次性托盘轻轻放在患儿上下牙列上（图 3-6）	轻摇氟化泡沫，挤入一次性托盘中，用棉签将泡沫涂匀备用（图 3-3～3-5）
	恢复患儿体位为坐位，传递一次性托盘，嘱患儿轻轻咬合使氟化泡沫在牙齿上保持 4 分钟（图 3-6），保持过程中及时将患儿口内的唾液吸出
3. 取出一次性泡沫托盘	用棉签清洁牙齿表面多余的氟化泡沫（图 3-7）
	及时处理用物

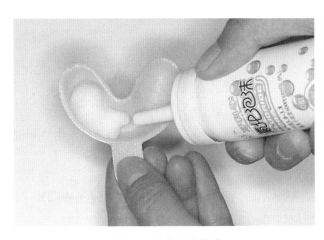

图 3-3　挤出氟化泡沫

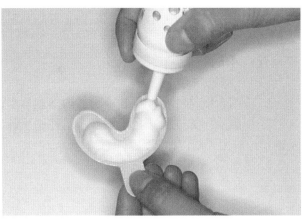

图 3-4　挤出氟化泡沫

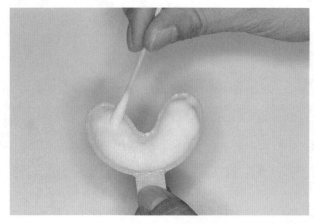

图 3-5　涂匀泡沫

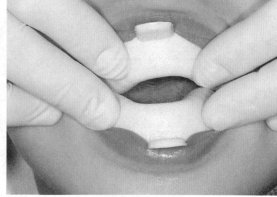

图 3-6　放托盘于上下牙列上

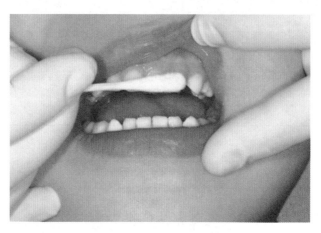

图 3-7　清除多余氟化泡沫

四、护理要点

1. 氟对人体的作用与剂量有关,大剂量的氟对人体有害。因此使用过程中泡沫不宜过多,一次使用不超过 4ml。涂擦含氟材料后及时去除多余材料,防止患儿吞咽。

2. 氟化泡沫挤出前应轻摇瓶体,保证充足的泡沫释出。

3. 含有氟化泡沫的一次性托盘在患儿口内要保持 4 分钟,保持过程中护士用双手协助轻轻按压,防止患儿吐出。

4. 涂布过程中使患儿保持坐位,防止吞咽和引起呕吐。

五、术后宣教

1. 涂擦含氟材料后嘱患儿 30 分钟内禁食禁水,以免降低材料的防龋效能。

2. 嘱患儿保持口腔卫生,每日至少早晚刷牙各 1 次,晚上刷完牙后避免进食。邻面拥挤易发生食物嵌塞的部位应用牙线协助清除。

3. 每 3～6 个月复诊一次。

（王春丽）

第二节　窝沟封闭术及护理

窝沟封闭术又称点隙裂沟封闭术,是指不去除牙体组织,用一种树脂粘接材料涂布于牙齿𬌗面、颊面、舌面的窝沟点隙,有效阻止致龋菌等酸性产物对牙齿窝沟点隙的侵蚀,以达到早期防止龋病发生的预防性治疗手段。

一、适应证

1. 最宜封闭年龄　3~4 岁患儿的乳磨牙;6~7 岁患儿的第一恒磨牙;11~13 岁患儿的第二恒磨牙。
2. 牙齿萌出后达到𬌗平面,龋齿尚未形成,即适宜做窝沟封闭,一般是萌出后 4 年之内。
3. 釉质发育不全的年轻恒牙,深窝沟,特别是可以插入或卡住探针(包括可疑龋)的窝沟。
4. 患者口内其他牙齿,特别是对侧同名患龋或有患龋倾向的牙齿。

二、用物准备

1. 常规用物　检查器(口镜、镊子、探针)、吸引器管、防护膜、口杯、三用枪、敷料、低速牙科手机、凡士林棉签。
2. 窝沟封闭用物　光敏固化灯、护目镜、抛光毛刷(或橡皮杯)、小毛刷、遮光材料盒、清洁剂(或不含氟牙膏)、35% 的磷酸酸蚀剂、窝沟封闭剂(图 3-8)。

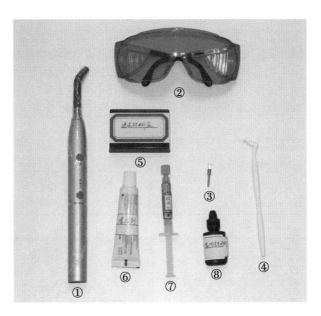

图 3-8　窝沟封闭用物
①光敏固化灯;②护目镜;③抛光毛刷;④小毛刷;⑤遮光材料盒;⑥清洁剂;⑦35% 的磷酸酸蚀剂;⑧窝沟封闭剂

三、窝沟封闭术医护配合流程（表3-2）

表3-2 窝沟封闭术医护配合流程

医生操作流程	护士配合流程
1. 术前准备 检查患者牙齿窝沟状态及口腔情况,向患者及家长交代治疗计划及费用	传递口镜、探针,根据治疗计划准备用物
2. 清洁牙面 (1) 用蘸有清洁剂的抛光毛刷(或抛光杯)对牙齿殆面,特别是窝沟做彻底清洁(图3-9)	安装抛光毛刷(或橡皮杯)于低速牙科手机上,蘸适量清洁剂,递低速牙科手机予医生 牵拉口角,保护周围黏膜组织
(2) 三用枪水雾冲洗窝沟点隙	及时用吸引器管吸去水雾
(3) 探针检查是否留有残余清洁剂,三用枪水雾彻底冲洗	递探针予医生,充分吸引,清除口腔内余留液体,嘱患者不要闭口
3. 酸蚀 (1) 放置棉卷进行隔湿处理,吹干牙面	用吸引器管吸净口内唾液,递棉卷予医生,协助隔湿 用小毛刷蘸取适量酸蚀剂,递予医生
(2) 涂布酸蚀剂于封闭的牙齿殆面(图3-10)	准确计时20~30秒(乳牙酸蚀60秒) 递三用枪予医生,用强力吸引器管吸去水气酸雾并用弱吸引器管吸尽口内液体
(3) 用三用枪彻底冲洗牙面10~15秒,更换干棉卷,吹干牙面15秒。酸蚀后的牙面呈白垩色(图3-11),若未呈现白垩色,则说明酸蚀不合格,应重复酸蚀步骤	递棉卷予医生,协助更换棉卷隔湿 递三用枪,协助医生吹干酸蚀面,调整光源
4. 涂布窝沟封闭剂 (1) 均匀涂布窝沟封闭剂于酸蚀牙面上,充分排挤窝沟内的空气(图3-12)	取窝沟封闭剂置于遮光材料盒内,用小毛刷蘸取适量递予医生,协助医生随时补充蘸取 注意隔湿,保持操作牙面的干燥
(2) 光照固化窝沟封闭剂,照射距离约离牙面1mm,照射部位须大于封闭剂涂布的部位	递光敏固化灯予医生,使用可见光源照射 及时吸唾,保持干燥
5. 术后检查 (1) 取出隔湿用棉卷,检查窝沟封闭情况(图3-13)	递镊子予医生,取出隔湿棉卷,嘱患者漱口 传递口镜、探针,调整光源
(2) 检查咬殆,适当调殆	传递咬合纸,必要时做调殆准备

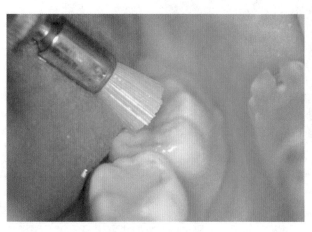

图3-9 清洁窝沟

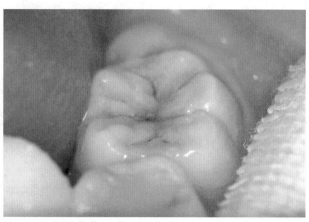

图3-10 涂酸蚀剂于窝沟

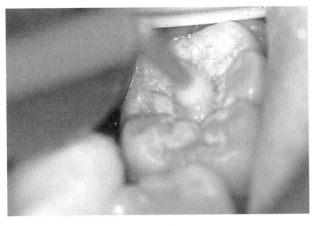

图 3-11　酸蚀牙合面呈白垩色

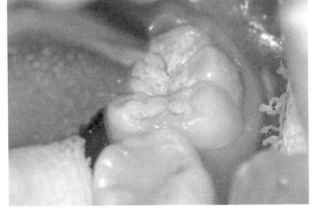

图 3-12　涂窝沟封闭剂

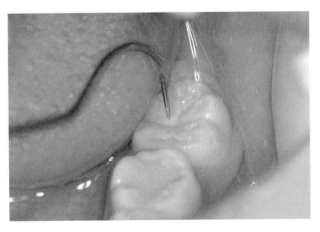

图 3-13　检查窝沟封闭情况

四、护理要点

1. 窝沟封闭剂应放置在专用的避光盒中,不用时及时关闭避光盒盖,以免过多接触光线,影响材料的性能。

2. 窝沟封闭术的成败与隔湿效果密切相关,因此治疗过程中护士应注意观察患者口内唾液分泌情况,及时更换干燥的棉卷,保持治疗面全程干燥。

3. 使用光敏固化灯固化窝沟封闭剂时,护士要注意为医、护、患佩戴护目镜,避免治疗光束对眼睛造成损害。

4. 窝沟封闭术后嘱患者定期(三个月、半年或一年)复查,观察封闭剂保留情况。如有脱落应重做封闭。对已完成封闭的儿童应做好记录,以便复查。

（陈云涛）

第四章 牙体缺损直接修复治疗及护理技术

第一节 复合树脂直接粘接修复术的临床护理技术

复合树脂直接粘接修复术是目前临床重要的操作项目之一,它是通过酸蚀牙体缺损的表面,并使用粘接技术使复合树脂修复体固位于牙体缺损部位。本节以光固化复合树脂为例介绍复合树脂直接粘接修复术的护理配合。

一、适应证

1. 牙体组织缺损的修复。
2. 前牙形态异常的改形修复。
3. 前牙色泽异常的直接贴面修复。
4. 前牙小间隙关闭。
5. 制作桩核冠的树脂核。

二、用物准备

1. 常规用物　检查器(口镜、镊子、探针)、吸引器管、防护膜、护目镜、口杯、三用枪、敷料、凡士林棉签、光敏固化灯。

2. 局部麻醉用物　表面麻醉剂、灭菌棉签、专用注射针头、卡局芯式麻醉剂、卡局式注射器或计算机控制无痛局麻注射仪、碘伏棉签。

3. 橡皮障隔湿用物　橡皮障布、打孔器、橡皮障夹钳、橡皮障夹、橡皮障支架、牙线、橡皮障固定楔线、橡皮障定位打孔模板、开口器、剪刀、水门汀充填器。

4. 复合树脂充填用物

(1) 窝洞制备器械:高、低速牙科手机、车针。

(2) 成形器械:邻颌邻面成形夹、邻面成形片夹、分段式成形片夹、木楔、排龈器、排龈线。

(3) 粘接面处理材料、树脂材料及垫底材料:磷酸、树脂材料、双碟及毛刷、自酸蚀处理液及粘接剂、光敏固化灯套、调拌刀及纸板、垫底用玻璃离子水门汀(图4-1)。

(4) 充填及修形抛光器械:充填器械、咬合纸、抛光膏、抛光钻针、牙髓镊、邻面砂条、精细抛光轮(图4-2)。

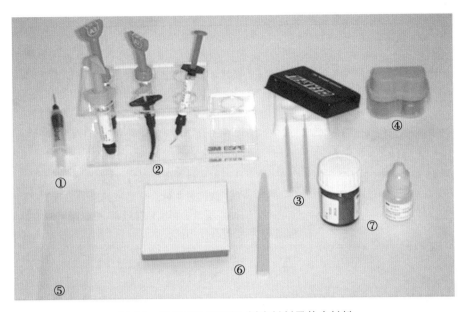

图 4-1 粘接面处理材料、树脂材料及垫底材料
①磷酸；②树脂材料；③双碟及毛刷；④自酸蚀处理液及粘接剂；⑤光敏固化灯套；
⑥调拌刀及纸板；⑦垫底用玻璃离子水门汀

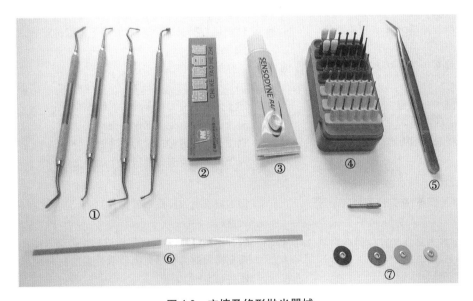

图 4-2 充填及修形抛光器械
①充填器械；②咬合纸；③抛光膏；④抛光钻针；⑤牙髓镊；⑥邻面砂条；⑦精细抛光轮

三、粘接修复术医护配合流程（表 4-1）

表 4-1 粘接修复术的医护配合流程

医生操作流程	护士配合流程
1. 治疗前准备 麻醉：局部浸润麻醉或传导阻滞麻醉	用凡士林棉签润滑口角，防止口镜牵拉造成患者痛苦 递碘伏棉签予医生消毒麻醉部位 遵医嘱准备麻醉剂及合适针头。检查注射器各关节是否连接紧密，核对麻醉剂的名称、浓度、剂量、有效期及患者姓名等，无误后抽吸或安装麻药递予医生

医生操作流程	护士配合流程
2. 牙体预备　去除腐质,制备合适洞型	高速牙科手机上安装裂钻或金刚砂车针,低速牙科手机上安装球钻,牙体预备过程中使用三用枪和吸引器管保持医生术野清晰
3. 比色　自然光线下进行比色,选择合适的树脂色号	关闭牙椅灯光,传递比色板,引导患者至自然光线下进行比色
4. 隔湿　使用橡皮障,隔离唾液、龈沟液污染	协助医生放置橡皮障(详见第一章第六节) 为了减轻患者对治疗器械的恐惧心理,在使用橡皮障前告知患者:唾液会影响粘接效果,橡皮障可以隔绝唾液。嘱患者尽量配合使用橡皮障
5. 护髓与垫底	正确调拌材料,一手传递充填器,一手持消毒棉球随时擦净器械上多余材料
6. 粘接面处理　处理窝洞洞壁。根据不同深度的窝洞,选择合适粘接剂。可分为全酸蚀粘接剂和自酸蚀粘接剂	
(1) 全酸蚀粘接剂	
1) 酸蚀:均匀涂布酸蚀剂于窝洞洞壁	安装一次性注射头,递送酸蚀剂
2) 冲洗:充分冲洗酸蚀剂,吹干各凹陷部位	使用强力吸引器管,靠近治疗牙齿部位放置,尽可能吸走冲洗液(图4-3)
3) 涂布粘接剂:将粘接剂均匀涂布于处理过的牙面,吹匀,光照20秒	递予医生蘸有粘接剂的小毛刷
(2) 自酸蚀粘接剂	递予医生套有避污薄膜的光敏固化灯
1) 涂布处理剂:施压涂布20秒后吹干	递予医生蘸有处理剂的小棉棒
2) 涂布粘接剂:将粘接剂均匀涂布于处理过的牙面,吹匀,光照10秒	递予医生蘸有粘接剂的小毛刷 递予医生套有避污薄膜的光敏固化灯
7. 充填复合树脂	
(1) 成形:使用成形器械,帮助恢复牙齿外形	遵医嘱准备相应成形器械,根据牙位及窝洞位置正确安装并传递(图4-4)
(2) 分层充填:根据窝洞大小分层填入树脂,以使树脂充分固化	移开手术灯光,防止光照造成树脂提前固化 根据窝洞的大小用充填器取适量的材料放双碟中,分次递予医生(图4-5) 一手传递水门汀充填器,一手持棉球及时擦净医生充填器械(图4-6) 及时吸唾 需要再次挖取树脂时使用新的充填器械
(3) 光固化:光敏固化灯照射,使树脂充分固化	传递套有避污薄膜的光敏固化灯
8. 卸除橡皮障	递橡皮障夹钳予医生,协助卸除橡皮障
9. 修形与抛光　用咬合纸试咬合高点,调整修复体外形,使修复体表面光滑并呈现光泽	安装合适修形车针,以牙髓镊或咬合纸夹持器夹持咬合纸递予医生 修形完成后递送探针检查是否有悬突 以酒精棉球擦去牙齿上咬合纸印记 按照由粗到细的原则安装合适的调拾抛光车针、抛光杯等

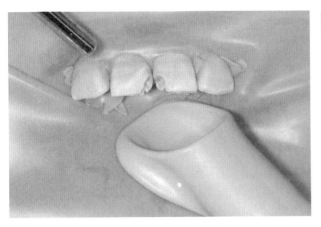

图4-3　吸引

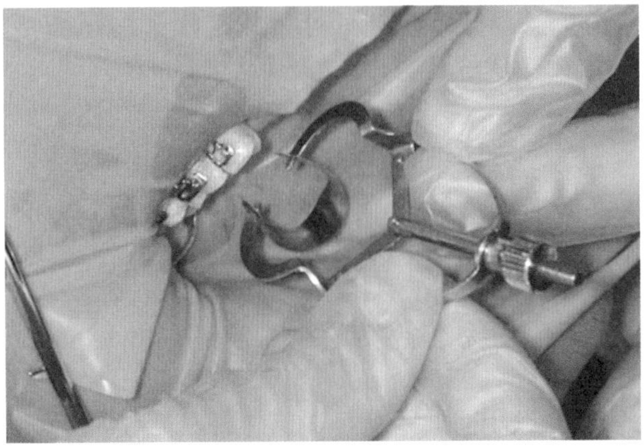

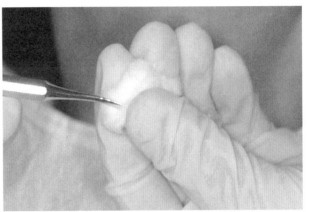

图4-4　安放成形系统

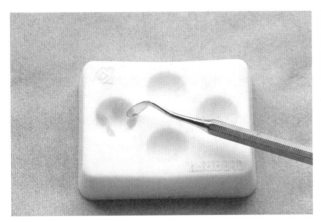

图4-5　分次传递树脂

图4-6　去除多余树脂

四、护理要点

1. 选择不同颜色的毛刷,分别蘸取处理液和粘接剂,避免混淆。
2. 适时挤出的粘接剂应遮光保存,防止光照提前固化。
3. 根据窝洞的大小、形状、位置选择合适的充填器械。
4. 树脂充填遵循分层充填光照的原则,注意挖取树脂时要适量。
5. 医生进行充填时,护士手持无菌棉球,靠近医生工作区域,及时为医生擦净器械。
6. 取树脂时要注意接触过患者的充填器械不能重复取材,应事先估计树脂用量,一次取足,分次传递,如所取的树脂不够充填用量,应该用无菌器械重新取树脂材料。
7. 定期检测光敏固化灯光强度,保证光敏固化灯输出功率高于 $300mW/cm^2$。

五、术后宣教

1. 治疗结束后告诉患者不要用患牙咬太硬的食物,以免牙齿劈裂。
2. 如有不适,及时就诊。

(常婧　韩竑)

第二节　银汞合金充填术的临床护理技术

银汞合金是古老的充填材料,在现有的充填材料中,银汞合金具有最大的抗压强度、硬度和耐磨性且性能稳定,对牙髓无刺激,可塑性大,操作方便,是后牙充填的主要材料。因与牙体组织无粘接性,对固位要求高,颜色与牙色不一致及汞污染等问题,目前临床已较少使用。

一、适应证

牙体组织缺损的修复。

二、用物准备

1. 常规用物　检查器(口镜、镊子、探针)、吸引器管、防护膜、护目镜、口杯、三用枪、敷料、凡士林棉签。

2. 局部麻醉用物　表面麻醉剂、灭菌棉签、专用注射针头、卡局芯式麻醉剂、卡局式注射器或计算机控制无痛局麻注射仪、碘伏棉签。

3. 银汞合金充填用物

(1) 窝洞制备器械:高、低速牙科手机、车针(图4-7)。

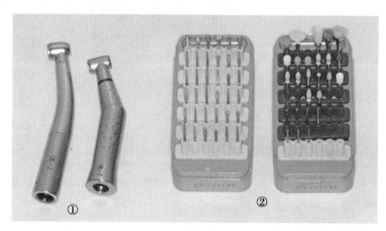

图4-7　窝洞制备器械
①高、低速牙科手机;②车针

(2) 成形器械:邻𬌗邻洞成形片夹、邻𬌗洞成形片夹、分段式成形夹、木楔、排龈器、排龈线(图4-8)。

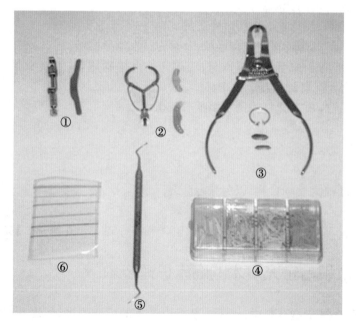

图4-8　成形器械
①邻𬌗邻洞成形片夹;②邻𬌗洞
成形片夹;③分段式成形夹;
④木楔;⑤排龈器;⑥排龈线

（3）银汞胶囊、银汞搅拌机及垫底材料：银汞胶囊、银汞搅拌机、调拌刀及纸板、垫底用玻璃离子水门汀、橡皮布（图4-9）。

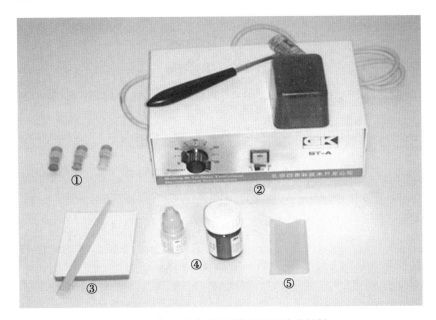

图4-9　银汞胶囊、银汞搅拌机及垫底材料
①银汞胶囊；②银汞搅拌机；③调拌刀及纸板；④垫底用玻璃离子水门汀；⑤橡皮布

（4）充填及修形抛光器械：银汞合金输送器、各型号银汞合金充填器、光滑器、咬合纸（图4-10）。

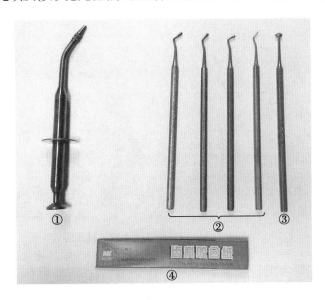

图4-10　充填及修形抛光器械
①银汞合金输送器；②各型号银汞充填器；③光滑器；④咬合纸

三、银汞合金充填术医护配合流程（表4-2）

表4-2　银汞合金充填术医护配合流程

医生操作流程	护士配合流程
1. 治疗前准备 麻醉，局部浸润麻醉或传导阻滞麻醉	用凡士林棉签润滑口角，防止口镜牵拉造成患者痛苦 递碘伏棉签予医生消毒麻醉部位 遵医嘱准备麻醉剂及合适针头。检查注射器各关节是否连接紧密，核对麻醉剂的名称、浓度、剂量、有效期及患者姓名等，无误后抽吸或安装麻药递予医生

续表

医生操作流程	护士配合流程
2. 牙体预备　去除腐质,制备合适洞型	高速牙科手机上安装裂钻或金刚砂车针,低速牙科手机上安装球钻 牙体预备过程中使用三用枪和吸引器管保持术野清晰(图4-11)
3. 隔湿　隔离外部环境湿度并防止污染	传递棉卷,及时吸唾
4. 护髓与垫底	正确调拌护髓垫底材料,一手传递水门汀充填器,一手持消毒棉球随时擦净医生器械上多余材料
5. 放置成形系统　使用成形器械,帮助恢复牙齿外形	遵医嘱准备相应成形器械,根据牙位及窝洞位置正确安装并传递
6. 调制银汞合金	遵医嘱选合适型号银汞胶囊 调制好的合金放在清洁橡皮布上,手指揉挤出多余汞,使表面光滑(图4-12)
7. 银汞合金充填 (1) 分层充填 (2) 压实充填体	传递合适型号银汞充填器(由小号到大号) 使用银汞合金输送器分次、少量送入窝洞(图4-13) 传递光滑器(图4-14)
8. 刻形 (1) 初步刻形:取出成形片,去除多余银汞 (2) 颌面刻形:根据患者咬合印记雕刻颌面外形 (3) 邻面刻形:去除悬突恢复邻面正常凸度	传递水门汀充填器、挖匙等刻形器械 传递水门汀充填器、挖匙等刻形器械 传递探针(图4-15)
9. 抛光　24小时后,磨光充填体各面	按照由粗到细的原则传递安有抛光车针的低速牙科手机

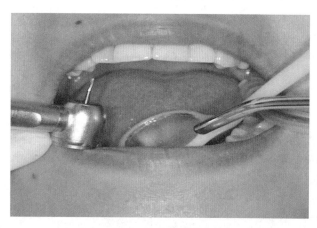

图4-11　保持术野清晰

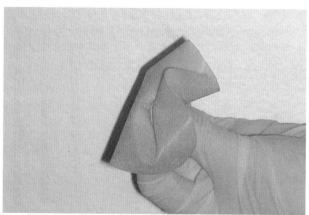

图4-12　挤压银汞

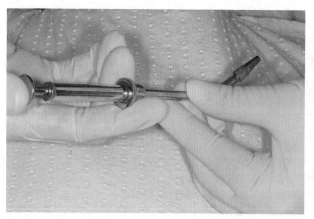

图4-13　传递银汞合金输送器

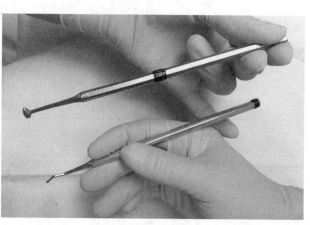

图4-14　传递光滑器

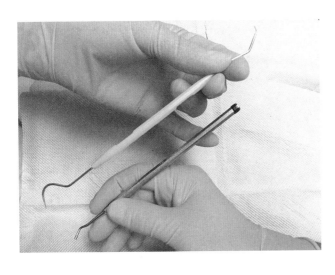

图 4-15　传递探针

四、护理要点

1. 注射麻药时,告知患者尽量放松,观察患者用药后有无不良反应。
2. 垫底用玻璃离子水门汀调拌适量,成面团状,玻璃板上余少量粉递予医生。
3. 调制好的合金放在清洁橡皮布上,不能用手直接接触。
4. 挤出的余汞和废弃的汞不可随意丢弃,应收集并装入盛有 15cm 深的过饱和盐水的容器中。

五、术后宣教

1. 治疗后 24 小时内勿用患侧咀嚼,24 小时后可用患侧咀嚼但应避免用患牙咀嚼过硬的食物,避免进食过冷或过热的刺激性食物。
2. 保持良好的口腔卫生习惯。
3. 如有不适,随时就诊。

（常婧　韩竑）

第三节　牙本质过敏症脱敏治疗术的护理配合技术

牙本质过敏症是指牙齿上暴露的牙本质部分受到机械、化学或温度刺激时,产生一种特殊的酸、"软"、疼痛的症状。

脱敏治疗是根据敏感点的部位选用合适的脱敏药物或方法,缓解牙本质过敏症状的治疗方法。常用方法有麝香草酚熨烫法,含氟、钙制剂涂擦法,钾制剂涂擦法,激光脱敏法等。本节重点介绍前三种方法。

一、适应证

因磨损、酸蚀、楔状缺损、牙周刮治及外伤等原因导致牙本质暴露的牙齿。

二、用物准备

1. 常规用物　检查器(口镜、镊子、探针)、吸引器管、防护膜、护目镜、口杯、三用枪、敷料、凡士林棉签。
2. 脱敏治疗用物　高、低速牙科手机、各种车针、各型号银汞充填器、棉片、双碟、酒精灯、打火机、咬合纸、50% 麝香草酚乙醇溶液、75% 氟化钠甘油糊剂、钾制剂(极固宁)、小毛刷、牙髓镊(图 4-16)。

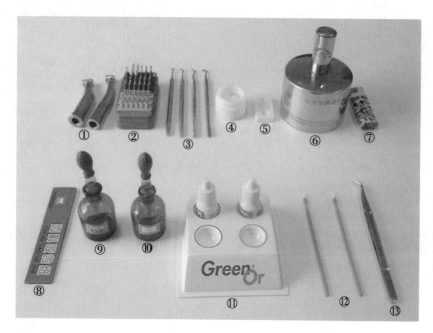

图4-16 脱敏治疗用物
①低速牙科手机;②各种车针;
③各型号银汞充填器;④棉片;
⑤双碟;⑥酒精灯;⑦打火机;⑧咬合纸;⑨50%麝香草酚乙醇溶液;
⑩75%氟化钠甘油糊剂;⑪钾制剂（极固宁）;⑫小毛刷;⑬牙髓镊

三、牙本质过敏症脱敏治疗术医护配合流程（表4-3）

表4-3 牙本质过敏症脱敏治疗术医护配合流程

医生操作流程	护士配合流程
1. 治疗前准备 询问病史,向患者交代病情、治疗计划、相关费用	遵医嘱准备用物 用凡士林棉签润滑口角,防止口镜牵拉造成患者痛苦
2. 口腔检查,探查敏感点	将探针与口镜递予医生,协助探查
3. 隔湿、清洁、吹干牙面	递棉卷予医生,协助隔湿 递75%酒精棉球予医生,清洁牙面 随时吸唾,保持术野清晰、干燥
4. 药物脱敏(以3种方法为例) (1) 麝香草酚熨热法 1) 涂擦敏感区域	将50%麝香草酚乙醇药液倒入双碟中少许,准备与敏感部位相应大小的小棉片,浸入药液中,牙髓镊夹好,递予医生放置于敏感部位点燃酒精灯,准备相应大小的、烧热的银汞充填器递予医生
2) 熨烫小棉片 3) 再次探查敏感点:每个敏感点用同样方法处理3~4次,直至敏感点不再敏感	嘱患者憋气或呼气,用强力吸引器管吸去熨烫产生的烟雾(图4-17) 传递探针予医生,并接回充填器(图4-18)
(2) 氟化钠甘油糊剂涂擦脱敏法 1) 涂擦敏感区域 2) 再次探查敏感点:探针轻划敏感处,直至敏感点不再敏感	取75%氟化钠甘油糊剂少量于双碟中,用牙髓镊夹取小棉球蘸取少量糊剂递予医生 传递探针予医生,接回牙髓镊与小棉球
(3) 钾制剂涂擦脱敏法(以"极固宁"为例) 1) 涂擦A液20秒 2) 涂擦B液20秒 3) 再次探查敏感点:探针轻划敏感处,直至敏感点不再敏感	先将蘸有A液的小毛刷递予医生 接回小毛刷,将蘸有B液的小毛刷工作端递予医生(图4-19) 传递探针予医生
5. 调𬌗 调磨对颌牙过高的牙尖并抛光	安装高速牙科手机和金刚砂车针,一手持牙髓镊夹咬合纸一端,嘱患者左右上下咬牙(图4-20),一手持吸引器管及时吸去冷却水 协助医生安装低速牙科手机和抛光车针,及时吸唾

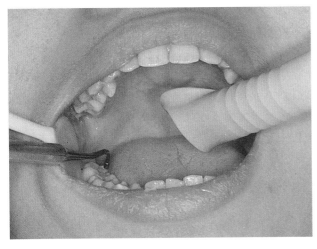

图 4-17　吸引烟雾

图 4-18　器械传递

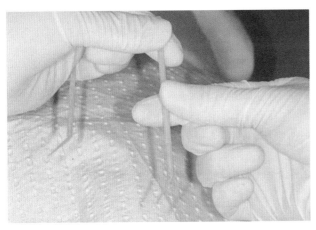

图 4-19　传递小毛刷

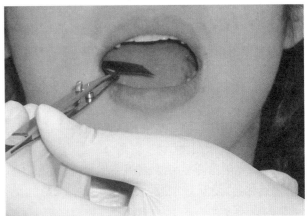

图 4-20　调验

四、护理要点

1. 告知患者探查敏感点时可能有酸、疼等不适感，嘱患者尽量放松。
2. 告知患者治疗过程中如有不适举左手示意，不可随意移动，以免误伤。
3. 传递加热器械时注意保护，以免烫伤。
4. 使用强力吸引器管吸走烟雾时保持一定距离，以免造成加热器械过早变冷。
5. 蘸取极固宁 A、B 液时，注意区分小毛刷，防止混淆。
6. 传递的酒精棉球不宜过饱和。

五、术后宣教

1. 嘱患者改变饮食习惯，少食酸、硬食物。
2. 治疗结束后，观察疗效，询问患者有无夜磨牙，必要时做验垫进行保护。
3. 向患者解释前几天可能有轻度疼痛或不适感，若疼痛剧烈可随时就诊。
4. 在日常口腔保健中，可选用脱敏牙膏反复涂擦患区并适当延长刷牙的时间。除使用脱敏牙膏外，还可通过咀嚼茶叶、大蒜、生核桃仁达到脱敏目的。

（常婧　韩竑）

第四节　变色牙漂白术的临床护理技术

变色牙漂白术是治疗变色牙的主要方法之一,分诊室漂白和家庭漂白两种方式。它将波长介于480~520纳米之间的高强度蓝光,经由光纤传导,通过特殊光学镜片,隔除有害的紫外线与红外线后照射到涂抹在牙齿上的美白剂上,在最短的时间内使美白剂透过牙本质小管,与牙齿表面及深层的色素快速产生氧化还原作用,从而提高牙齿的VITA色阶。此方法可避免操作过程中牙神经的不适,对牙齿结构更不会造成损害,操作过程仅需30~40分钟,美白效果可维持两年以上。

一、适应证

1. 多数未知诱因引发的牙齿表面黑黄色变。
2. 外源性色素粘染(烟渍、咖啡、可乐等)。
3. 内源性色素沉着(四环素牙等)。
4. 氟斑牙。
5. 先天性色泽不均。

二、用物准备

1. 常规用物　检查器(口镜、镊子、探针)、吸引器管、防护膜、护目镜、口杯、三用枪、敷料、低速牙科手机、凡士林棉签、光敏固化灯。

2. 冷光美白套装用物　护唇油、抛光砂、开口器、护面纸巾、吸引器管、专业美白牙膏、光固化牙龈保护剂、隔湿棉卷、牙齿美白凝胶及注射头(图4-21)。

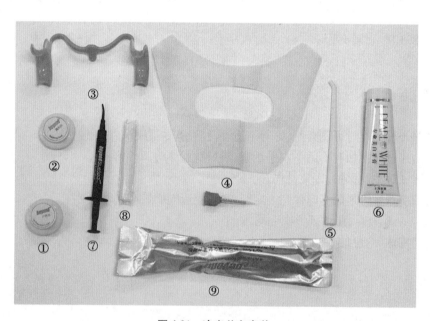

图4-21　冷光美白套装
①唇油;②抛光砂;③开口器;④护面纸巾;⑤吸引器管;⑥专业美白牙膏;
⑦光固化牙龈保护剂;⑧隔湿棉卷;⑨牙齿美白凝胶及注射头

3. 冷光美白仪(图4-22)。

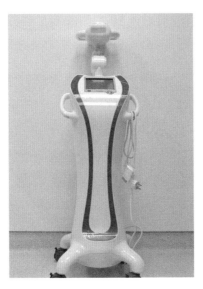

图 4-22　冷光美白仪

三、变色牙漂白术医护配合流程（表4-4）

表 4-4　变色牙漂白术医护配合流程

医生操作流程	护士配合流程
1. 术前比色　VITA16 色比色板,确认患者美白前牙的颜色并拍照	递予 VITA16 色比色板、拉钩并协助医生用拉钩牵拉患者口角进行术前拍照(图4-23)
2. 牙齿预备及牙龈保护 (1) 配戴护目镜,使用低速牙科手机进行牙面抛光(图4-25)	用凡士林棉签润滑口角,防止口镜牵拉造成患者痛苦(图4-24) 递予医生护目镜,同时为患者配戴护目镜,在口杯内加水,嘱患者漱口
(2) 使用开口器,将护面纸巾固定于开口器与面部皮肤之间。吹干牙面及龈缘,将光固化牙龈保护剂涂在牙龈上,光敏固化灯照射约3秒钟将其固化	递予医生开口器、护面纸巾,安装冷光美白套装内的光固化牙龈保护剂的注射头,递予医生光敏固化灯(图4-26、4-27)
3. 涂抹美白凝胶　吹干牙齿表面,将美白凝胶均匀涂抹于牙上	安装美白凝胶注射头,递予医生(图4-28)
4. 冷光照射 (1) 调整美白仪照射角度,按下开始键,开始第一次15分钟光照	连接冷光美白仪
(2) 光照程序结束后美白仪会自动停止,用吸引器管吸掉牙面的美白凝胶 (3) 重复步骤3、4两次	配戴护目镜,随时监测患者做冷光美白治疗过程中的反应(图4-29) 查看美白仪停止照射的时间并通知医生,递予医生吸引器管(图4-30)
5. 术后比色　光照结束后,取下牙龈保护剂、开口器、护面纸巾,牙齿比色,拍照存档,嘱患者术后注意事项	递予医生 VITA16 色比色板,准备相机拍照(图4-31) 协助医生操作,取下患者护目镜,整理用物并嘱患者漱口

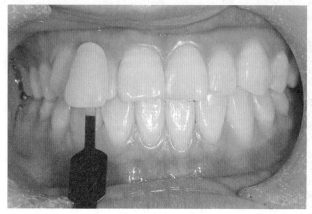

图 4-23　美白前牙齿比色

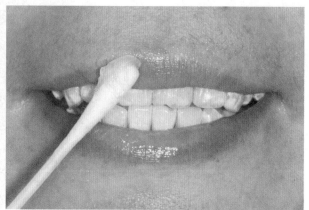

图 4-24　润滑口角

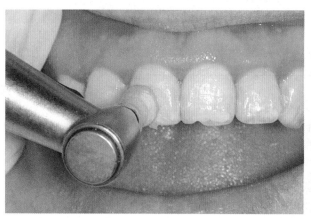

图 4-25　抛光牙面

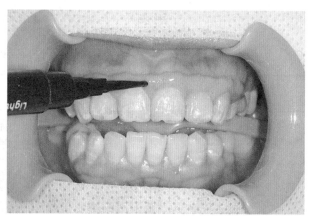

图 4-26　涂牙龈保护剂

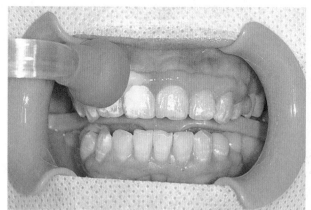

图 4-27　光固化牙龈保护剂

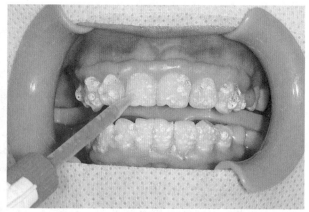

图 4-28　涂美白凝胶

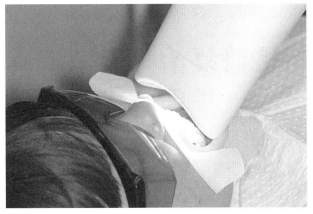

图 4-29　冷光照射牙齿

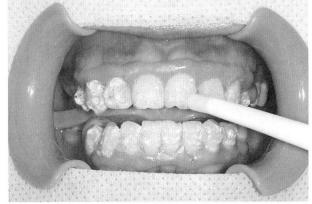

图 4-30　吸掉美白凝胶

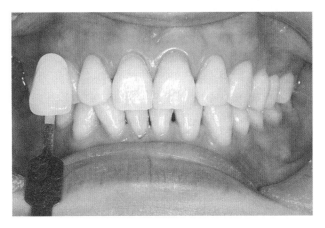

图 4-31　美白后牙齿比色

四、护理要点

1. 禁忌证　未满 16 岁者,孕妇与严重的牙周病患者,高度敏感性牙齿,牙釉质发育不全或者有较多缺损。

2. 牙齿冷光美白前,嘱患者做好准备如洁治,龋齿、楔状缺损要先做充填。

3. 清除美白剂时要用吸引器管吸走美白凝胶,忌用水冲洗,防止刺激黏膜。

4. 调整美白仪照射的角度,使其与牙齿表面垂直,美白仪的灯头尽量靠近牙面。

5. 在美白过程中患者如有不适,应该调弱光照强度再继续,如有较严重的敏感或疼痛,通知医生立即终止操作。

五、术后宣教

1. 告知患者治疗后 24 小时内牙齿易染色,建议禁食有色食品,如咖啡、茶、红酒、可乐等,避免吸烟。

2. 告知患者术后牙齿出现不适随时就诊。

3. 嘱患者按时复诊。

（梁瑞芬　李滢竹）

第五章 牙体缺损间接修复治疗及护理技术

第一节 冠类修复的临床护理技术

全冠是用牙科材料制作的覆盖全部牙冠的修复体,它是牙体缺损的主要修复形式。根据其结构和使用材料不同,可分为几种主要类型:金属全冠(metal full crown)、非金属全冠(none-metal full crown)和金属与非金属材料混合全冠(metal-resin full crown;metal-procelain full crown)。金属全冠主要是铸造金属全冠;非金属全冠分为塑料全冠和全瓷冠;混合全冠分为烤瓷熔附金属全冠(又称金属烤瓷全冠,简称金瓷冠)和树脂-金属混合全冠。本节主要以金属烤瓷冠修复为例介绍医护配合治疗流程。

一、适应证

1. 牙体缺损严重,剩余牙体组织薄弱,充填材料不能为患牙提供足够的保护,而且由于充填材料本身所限,难以承受咀嚼力而易脱落者。

2. 牙体缺损过大,充填材料无法获得足够的固位力而易脱落者。

3. 需要加高或恢复咬合者。

4. 患者殆力过大,有夜磨牙习惯,以及牙冠重度磨耗,牙本质过敏者。

5. 牙体缺损的患者需要做固定义齿的固位体或可摘局部义齿的基牙者。

二、冠类修复医护配合流程

(一)牙体预备医护配合流程

1. 用物准备

(1)常规用物:检查器(口镜、镊子、探针),口杯、吸引器管、手套、三用枪、敷料、高速牙科手机、低速直牙科手机、凡士林棉签及防护膜、护目镜等选择性应用的物品。

(2)牙体预备用物:酒精灯、咬合间隙测量片、基托蜡、金刚砂车针、火柴、咬合纸(图5-1)、必要时备局部麻醉或表面麻醉用物。

(3)排龈用物:排龈线、眼科剪、盐酸肾上腺素、排龈液、排龈器(图5-2)。

(4)印模制取用物:常用制取印模方法分为以下三种

1)藻酸盐印模材料:藻酸盐印模材料、托盘、橡皮碗、调拌刀、水计量器、量勺(图5-3)。

2)机混聚醚橡胶印模材料:聚醚橡胶印模材料、聚醚混合机、一次性混合头、聚醚专用注射器。

3)硅橡胶印模材料:硅橡胶印模材料、计量勺、调拌棒、调拌输送杯、终印注射器、刮刀。

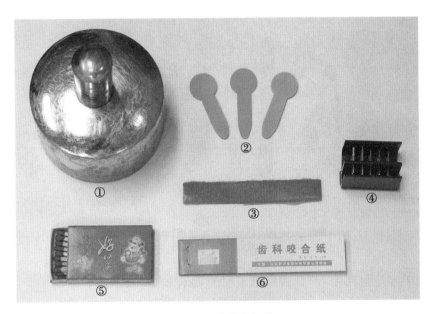

图5-1　牙体预备用物
①酒精灯;②咬合间隙测量片;③基托蜡;④金刚砂车针;
⑤火柴;⑥咬合纸

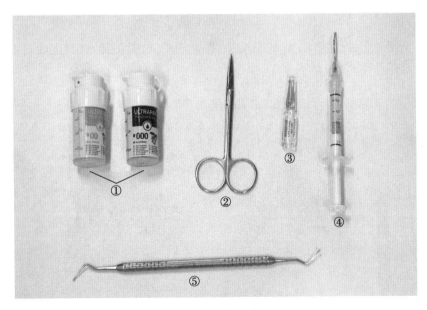

图5-2　排龈用物
①排龈线;②眼科剪;③盐酸肾上腺素;④排龈液;⑤排龈器

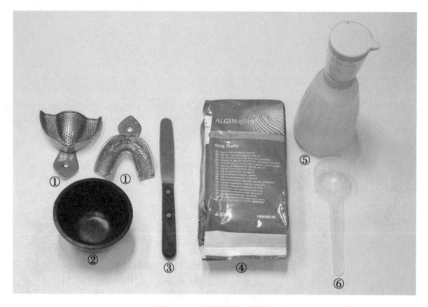

图 5-3 印模制取用物
①托盘;②橡皮碗;③调拌刀;④印模材料;⑤水计量器;⑥量勺

（5）制取𬌗位关系记录用物：硅橡胶𬌗记录材料混合枪、硅橡胶𬌗记录材料、一次性搅拌头（图 5-4）。

（6）比色用物：比色板、镜子（图 5-5）。

（7）制作暂时冠用物

1）制作用物：丙烯酸树脂材料混合枪、丙烯酸树脂材料、一次性搅拌头、自凝牙托水、自凝牙托粉、硅橡胶调拌碗、预成冠、调拌刀（图 5-6、5-7），其中前三项为丙烯酸树脂暂时冠用物，后五项为预成冠制作暂时冠用物。

2）其他用物：金刚砂车针、树脂切盘、树脂磨头、抛光磨头、暂时粘接水门汀、咬合纸、75% 酒精棉球、抛光布轮、调拌板、调拌刀（图 5-8）。

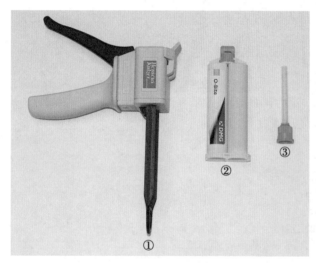

图 5-4 𬌗位关系用物
①硅橡胶𬌗记录材料混合枪;②硅橡胶𬌗记录
材料;③一次性搅拌头

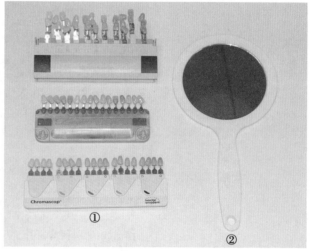

图 5-5 比色用物
①比色板;②镜子

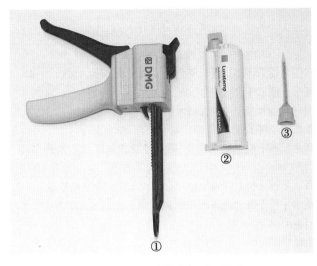

图 5-6　丙烯酸树脂暂时冠用物
①丙烯酸树脂材料混合枪;②丙烯酸树脂
材料;③一次性搅拌头

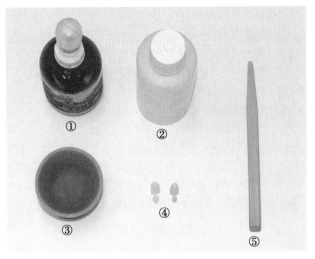

图 5-7　预成冠制作暂时冠用物
①自凝牙托水;②自凝牙托粉;③硅橡胶
调拌碗;④预成冠;⑤调拌刀

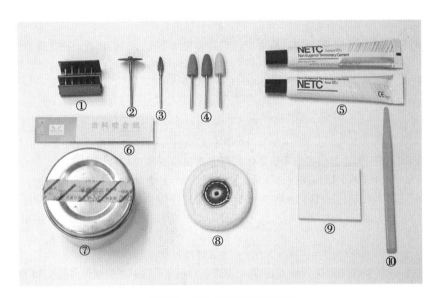

图 5-8　制作暂时冠其他用物
①金刚砂车针;②树脂切盘;③树脂磨头;④抛光磨头;⑤暂时粘接水门汀;
⑥咬合纸;⑦75%酒精棉球;⑧抛光布轮;⑨调拌板;⑩调拌刀

2. 全冠牙体预备及暂时冠制作医护配合流程(表 5-1)

表 5-1　全冠牙体预备及暂时冠制作医护配合流程

医生操作流程	护士配合流程
(1) 治疗前准备 1) 询问患者病史,向患者交代病情、治疗计划、相关费用,签署知情同意书	遵医嘱准备用物,备好相关知情同意书 调整椅位灯光,准备漱口杯及漱口液 用凡士林棉签润滑口角,防止口镜牵拉造成患者痛苦,递碘伏棉签予医生消毒麻醉部位
2) 麻醉(活髓牙):局部浸润麻醉或传导阻滞麻醉	遵医嘱准备麻醉剂及合适针头检查注射器各关节是否连接紧密,核对麻醉剂的名称、浓度、剂量、有效期及患者姓名,无误后抽吸或安装麻药递予医生

医生操作流程	护士配合流程
（2）牙体预备（以后牙烤瓷全冠修复为例） 1）殆面预备：殆面部分牙体组织磨除，为全冠提供殆面间隙 殆面磨除量的测量	根据医生要求在高速牙科手机上安装平头、圆头锥状或棱形、棒锤形金刚砂车针（直径1mm） 使用三用枪和吸引器管保持术野清晰 准备相应厚度的咬合纸、基托蜡、咬合间隙测量片 在高速牙科手机上安装平头、圆头柱状或鱼雷状金刚砂车针（直径1mm）
2）轴面预备：消除轴面倒凹并与邻牙完全分离，建立合适的就位道，磨出全冠厚度和邻面间隙	在高速牙科手机上安装细针状金刚砂车针磨除邻面接触区 在高速牙科手机上安装细粒状宽的圆头锥状金刚砂车针（直径>1mm）
3）精修完成	停止操作时，及时用三用枪吹净患牙
（3）排龈：排开牙龈，充分暴露预备体边缘，保证印模清晰准确 1）根据预备体大小及牙龈沟的不同选择排龈线	取合适长度和粗细的排龈线递予医生或遵医嘱将排龈线用排龈液或盐酸肾上腺素浸湿并递予医生，以达到止血并减少龈沟液分泌的目的
2）排龈：用排龈器将排龈线轻柔压入龈沟内。从近中邻面处开始，排龈器贴轴壁将线压入牙龈沟，向舌侧、然后是远中回到唇颊侧	将排龈线预弯成一圆圈，用镊子将线置于预备体颈部，传递排龈器并及时吸唾，必要时传递眼科剪，协助医生剪掉多余排龈线（图5-9、5-10）
（4）制取印模 1）试托盘 2）制取印模 ①机混聚醚橡胶制取工作印模：用注射器在患牙预备体边缘及周围组织注满聚醚材料（图5-12），注射完毕后，将注满材料的托盘放入患者口内就位，凝固后取出	选择与患者牙弓大小、形态、高低合适型号的托盘 将托盘置于一次性混合头底部，由非工作端向工作端缓慢注入聚醚橡胶印模材料直至充满整个托盘，再向专用注射器内注入少量聚醚印模材料，开启计时器。握着注射器的工作端进行传递，将注射器手柄朝向医生的手，弯曲的注射头方向要朝向预备体（图5-11）；注射完毕后，接过注射器，同时手握托盘柄的远端递托盘予医生（图5-13）；协助患者擦净口周
②硅橡胶印模制取工作印模（双重印模法）：放入托盘，轻压口内就位，凝固后取出 刮除邻间隙、龈缘等处容易阻碍再次口内就位的印模材，制作排溢沟 将材料注入预备体周围 放入托盘，口内就位 ③非工作印模制取（以藻酸盐印模为例）	按照1:1的初印模基质与催化剂调和30秒至颜色均匀后递予医生 将刮刀递予医生 按照1:1的终印模基质与催化剂调和30秒至颜色均匀后，注入终印注射器递予医生 剩余材料注满初印模牙列内递予医生 严格按照产品使用要求进行调拌，以水、粉体积比1:1的比例先加入粉剂后再加入清水进行调拌，调拌好的印模材应表面光滑细腻无气泡，呈奶油状 印模材料置入托盘内时，上颌托盘从远中向近中放置印模材，下颌托盘从一侧向另一侧旋转放置印模材
（5）制取殆记录（以枪混硅橡胶殆记录为例）：在预备体及邻近牙列的殆面注入适量材料后（图5-14），嘱患者处于正中咬合状态，待材料凝固后取出	安装一次性混合头，将硅橡胶殆记录注射枪递予医生。将凝固后的殆记录连同患者印模消毒后一起转送模型室
（6）比色（烤瓷）：在适宜的采光环境下，用与烤瓷材料相应的比色板选取与患牙颜色相近的色号	关闭牙科治疗灯，递相应的比色板予医生，同时递镜子予患者。协助比色并记录

续表

医生操作流程	护士配合流程
（7）制作暂时冠（以口内直接制作的方法为例） 1）方法一：丙烯酸树脂暂时冠法 ①取成型印模：牙体预备前，如牙冠完整可直接在口内制取藻酸盐或橡胶类印模作为成型印模	准备合适的托盘 调拌相应的印模材料，放置在托盘交给医生制取印模，将制取好的印模放置在塑料袋内保湿备用
还可以使用热塑性材料（聚乙酸内酯）制取成型印模。如牙冠不完整可在牙体缺损处先用蜡在口内恢复外形再取印模 ②牙体预备后，将注满丙烯酸树脂的暂时冠材料的印模放入口内就位，待材料凝固后取出 2）方法二：预成冠制作暂时冠 将自凝树脂放入预成冠内进行重衬，在口内就位。待完全固化后进行调改	使用热凝性塑料，准备70℃热水浸泡材料，使其软化至透明后在口内压制成型，包括预备体与两侧邻牙，冷却后取出备用 牙体预备后，将枪混的丙烯酸树脂暂时冠材料注入到备用的印模或热塑性材料内递予医生，口内就位，凝固后取出（图5-15） 根据患牙大小选取合适的预成冠递予医生，在预备体上试戴。按操作要求调拌自凝树脂（图5-16），迅速填塞进预成冠内（图5-17）递予医生，口内就位，当树脂成橡胶期时取出
（8）暂时冠调磨	安装低速直牙科手机和树脂磨头，传递咬合纸，协助医生检查暂时冠咬合高度 暂时冠调磨时，协助用吸引器管吸除粉末 调改完成，安装抛光布轮
（9）暂时冠粘接	调拌暂时粘接材料，均匀涂于暂时冠内递予医生，口内就位 传递探针，及时擦除探针前端的材料，擦净患者口周；整理用物，将全冠技工设计单填写好转送技工室
（10）预约患者	协助预约试戴基底冠时间

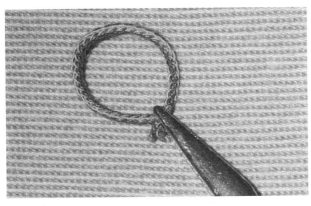

图5-9　预弯排龈线形成圆圈

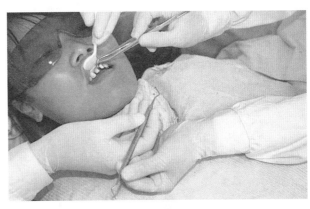

图5-10　传递排龈器

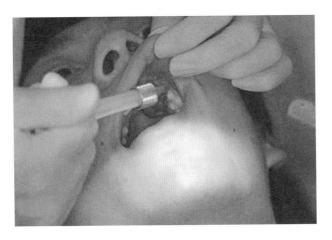

图5-11　传递聚醚专用注射器

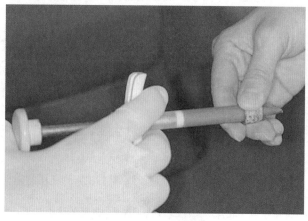

图 5-12　注入聚醚印模材料

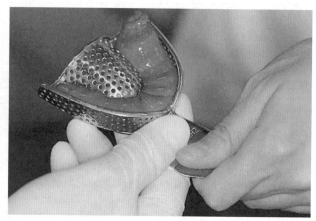

图 5-13　将装好印模材的托盘递予医生

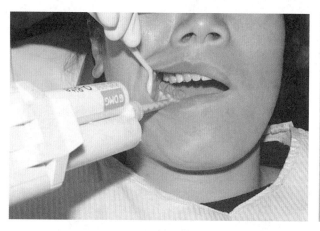

图 5-14　注入𬌗记录材料

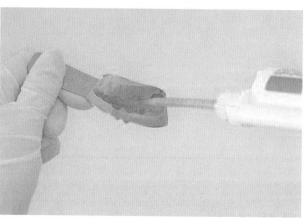

图 5-15　将丙烯酸树脂材料注入印模内

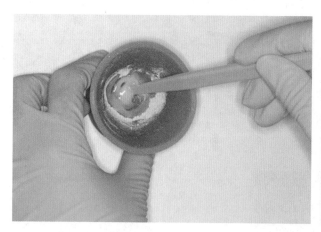

图 5-16　调拌自凝树脂

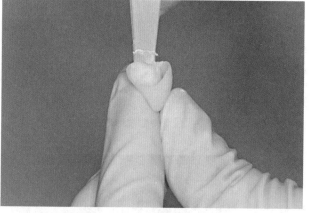

图 5-17　预成冠内涂抹自凝树脂

（二）试戴基底冠医护配合流程

1. 用物准备

（1）常规用物:检查器(口镜、镊子、探针)、吸引器管、防护膜、护目镜、口杯、三用枪、敷料、高速牙科手机、凡士林棉签。

（2）特殊用物:去冠器、高点指示剂、金刚砂车针、咬合纸、暂时粘接水门汀、卡尺、75% 酒精棉球、调拌板、调拌刀(图 5-18)、比色用物同前。

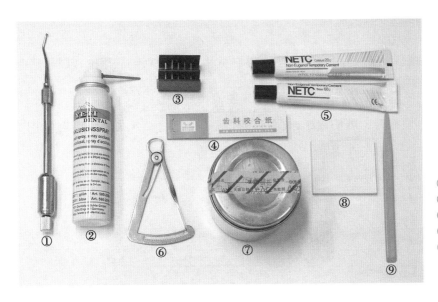

图 5-18　试基底冠用物
①去冠器；②高点指示剂；
③金刚砂车针；④咬合纸；
⑤暂时粘接水门汀；⑥卡尺；
⑦75% 酒精棉球；⑧调拌板；
⑨调拌刀

2. 试戴基底冠医护配合流程（表 5-2）

表 5-2　试戴基底冠医护配合流程

医生操作流程	护士配合流程
1）治疗前准备：向患者交代病情、治疗计划、相关费用	根据患者病情准备用物 用凡士林棉签润滑口角，防止口镜牵拉造成患者痛苦
2）试戴基底冠 ①用去冠器取下暂时冠	拧紧去冠器各关节递予医生，协助去除暂时冠，75% 酒精棉球消毒暂时冠，吹干（图 5-19）
②检查基底冠的就位、固位，检查其颈缘密合和邻面接触情况，并调磨	递 40μ 薄咬合纸或高点指示剂及探针予医生；在高速牙科手机上安装细针状金刚砂车针，在医生调磨其形态时用吸引器管吸除粉末
③检查烤瓷间隙：检查各部位瓷层间隙是否满足瓷层的要求，必要时调磨基底冠或对颌牙	递予医生卡尺测量基底冠厚度，调磨时吸除唾液和粉末
④试戴基底冠合适后取下，再次暂时粘接暂时冠	按照产品使用要求调拌暂时粘接水门汀，涂布于暂时冠内递予医生在口内就位 待粘接剂凝固后递探针予医生，协助清除暂时冠周围残留粘接材料
⑤试戴完毕	用 75% 酒精棉球消毒基底冠，放置模型上。整理用物，协助预约戴冠时间并将技工设计单填写好和基底冠及模型一起转送技工室

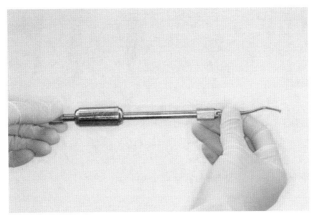

图 5-19　拧紧去冠器各关节

（三）冠修复体试戴与粘接的医护配合流程

1. 用物准备

（1）常规用物：检查器（口镜、镊子、探针）、吸引器管、防护膜、护目镜、口杯、三用枪、敷料、高速牙科手机、低速直牙科手机、凡士林棉签。

（2）特殊用物（以玻璃离子水门汀为例）：去冠器、高点指示剂、金刚砂车针、咬合纸、卡尺、75%酒精棉球、调拌刀、调拌板、玻璃离子水门汀粉和液、计量勺、牙线、洁治器（图 5-20、5-21）。

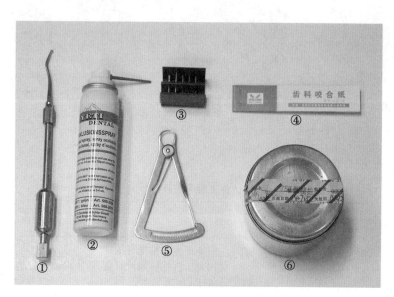

图 5-20　试戴与粘固用物
①去冠器；②高点指示剂；③金刚砂车针；④咬合纸；
⑤卡尺；⑥75%酒精棉球

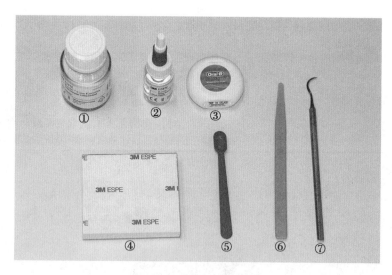

图 5-21　试戴与粘固用物
①玻璃离子水门汀粉；②玻璃离子水门汀液；③牙线；④调拌板；
⑤计量勺；⑥调拌刀；⑦洁治器

2. 修复体试戴与粘接的医护配合流程（表 5-3）

表5-3 冠修复体试戴与粘接的医护配合流程

医生操作流程	护士配合流程
(1) 治疗前准备:向患者交代病情、治疗计划、相关费用	根据患者病情准备用物,调整椅位灯光,准备漱口杯及漱口液 用凡士林棉签润滑口角,防止口镜牵拉造成患者痛苦
(2) 试戴与粘接	
1) 取下暂时冠	拧紧去冠器各关节递予医生,协助去除暂时冠
2) 检查烤瓷冠的就位、咬合	准备100μ咬合纸递予医生,在低速直牙科手机上安装柱状石头,在医生调磨其形态时用强力吸引器吸除粉末
3) 检查烤瓷冠的接触点	准备40μ薄咬合纸及牙线递予医生,用手指轻轻按压烤瓷冠,协助医生检查邻间隙
4) 判断烤瓷冠的外形、颜色、半透明性等	关闭牙科治疗灯,把镜子递予患者。协助医生判断烤瓷冠的形态、颜色、半透明性等,必要时送给技师加瓷上色上釉
5) 修复体粘接	
①消毒吹干预备体	75%酒精棉球消毒修复体
②夹取棉卷放于预备体周围隔湿	递棉卷予医生
③粘接	严格按照产品使用说明书调拌粘接水门汀,用调拌刀将粘接剂均匀涂布于烤瓷冠的内壁递予医生
④就位,检查冠边缘	烤瓷冠就位后,递探针予医生,确认已完全就位
⑤清除修复体周围残留的粘接材料	待材料完全凝固后递洁治器和牙线予医生并及时用棉球擦除器械上的材料,整理用物

三、护理要点

1. 认真核对患者基本信息、技工设计单上医生及患者姓名、修复体种类等。

2. 注射麻药时,嘱患者尽量放松,观察患者用药后的不良反应。

3. 应确认车针是否安装就位,以防操作时钻针突然从牙科手机上脱落飞出。

4. 使用吸引器管配合吸唾或牵拉口角时注意动作要轻柔,以免对患者的黏膜软组织等造成损伤。

5. 对于高血压、心脏病的患者,排龈线中不宜含有盐酸肾上腺素。

6. 制取聚醚橡胶印模时,在患者口唇周围涂抹医用凡士林,便于清除取印模过程中黏附在口唇周围的残留聚醚材料。

7. 由于印模材料具有一定的流动性,制取印模前告知患者注意事项。对于咽反射较为敏感的患者,嘱其低头,大口呼气,密切观察患者的反应,如有异常应立即停止操作。

8. 多数𬌗记录体积较小,制取后应妥善保存,避免遗失。

9. 暂时冠树脂材料在其完全固化之前取下,以防止树脂材料进入倒凹导致材料完全固化后无法取出。

10. 试戴烤瓷冠时需轻轻按压,以免崩瓷,按压时检查烤瓷冠是否就位,边缘是否密合。

11. 根据患牙情况选择适宜的粘接水门汀,活髓牙最好使用刺激性小的羧酸锌水门汀,调拌好的粘接剂应黏稠度适宜,在粘接过程中应注意隔湿。

12. 诊疗的全过程中应密切观察患者的反应,如有异常停止操作,及时予以处理。

13. 试冠过程中避免患者体位过仰,如其冠不慎脱落口内后,嘱其不要闭嘴,避免做吞咽动作,防止发生误吸、误咽。

四、术后宣教

（一）戴用暂时冠医嘱

1. 暂时冠具有保护基牙,暂时填补缺牙位置,防止对颌牙过长及相邻牙齿向缺隙倾倒的作用,并不能够承受过大的咬合力量,应嘱患者避免咬硬或粘的食物。

2. 活髓牙牙体预备后,易出现牙齿敏感现象,嘱患者避免进食过冷、过热等对牙髓有刺激的食物,如果牙齿出现剧烈疼痛,应立即到医院就诊。

3. 注意保持口腔卫生,尤其是戴用暂时冠的牙齿。使用牙线有效清洁邻间隙。使用牙线时,牙线进入接触点以下的牙间隙后,紧贴牙面轻轻上下拉动,清洁牙齿的邻面,然后从颊舌侧将牙线拉出,避免剧烈的上下提拉。

4. 若暂时冠松动或脱落,及时与医生联系。

（二）冠修复粘固后医嘱

1. 注意保持口腔卫生,学会正确使用牙线的方法,必要时使用牙间隙刷、牙缝刷等清洁工具,以保证牙周组织的健康,向患者解释保持牙周健康对修复体及其基牙的意义。

2. 修复体粘接后,24小时内勿用患侧咀嚼过硬过粘食物。

3. 避免咬过硬的食物,金属冠硬度较高,咬硬物时会伤及对颌牙,烤瓷冠在咬硬物时易造成崩瓷现象,影响美观。

4. 使用固定义齿后要定期复查,一般半年或1年复查1次。如感觉不适或出现义齿松动等异常,应及时就医。

（李雅瑾）

第二节　桩核冠修复的临床护理技术

桩冠是利用桩插入根管内以获得固位的一种桩与冠一体的修复体。目前使用的桩核冠是一种比早期的一体式桩冠更合理、更方便的设计。将桩核与外面的全冠分开独立制作。桩是插入根管内的部分,为核和最终的全冠提供固位。核暴露于根管外,延伸于口内牙冠部。金属铸造核与桩一体,树脂核固定于桩上,与牙冠剩余的牙体组织一起形成最终的全冠预备体,为全冠提供固位。全冠位于核与剩余牙体组织形成的预备体上,恢复牙齿的形态和功能。

一、适应证

1. 临床冠大部分缺损,无法直接应用冠类修复者。

2. 临床冠完全缺损或缺损断面位于龈下,但根有足够长度,经冠延长术或牵引术后可暴露根面。

3. 最终全冠修复体的边缘至少要包过剩余牙体组织断面高度的1.5~2.0mm,磨牙以不暴露根分叉为限。

4. 错位、扭转牙而非正畸适应证需改变牙齿倾斜方向者。

5. 畸形牙直接预备固位形不良者。

二、桩核冠修复医护配合流程

（一）桩核修复牙体预备医护配合流程

1. 用物准备

（1）常规用物：检查器（口镜、镊子、探针）、吸引器管、防护膜、护目镜、口杯、三用枪、敷料、高速牙科手机、低速牙科手机、凡士林棉签。

（2）根管预备用物：金刚砂车针、球钻、peeso reamer 根管预备钻、螺旋输送器、直尺（图5-22）。

（3）制作纤维桩树脂核用物（以 Paracore 双固化复合树脂为例）：预成桩套装（预成纤维桩、专用根管预备钻）、Paracore 双固化粘接树脂、Paracore 双固化粘接树脂混合枪、一次性搅拌头、前处理液、粘接剂A&B、棉棒、双碟、吸潮纸尖、光敏固化灯（图5-23）。

（4）直接法制取桩核蜡型用物：酒精灯、75%酒精棉球、暂时封闭材料、火柴、石蜡油、嵌体蜡、金属丝、蜡刀、水门汀充填器（图5-24）。

（5）间接法制取桩核印模用物（以聚醚橡胶为例）：托盘、金属或塑料加强钉、聚醚橡胶材料、一次性混合头、聚醚专用注射器、暂时封闭材料、水门汀充填器（图5-25）、聚醚混合机。

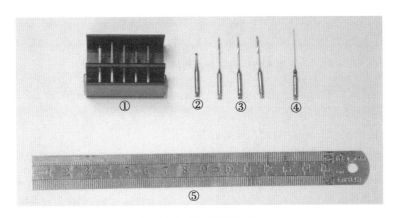

图5-22　根管预备用物
①金刚砂车针；②球钻；③peeso reamer 根管预备钻；
④螺旋输送器；⑤直尺

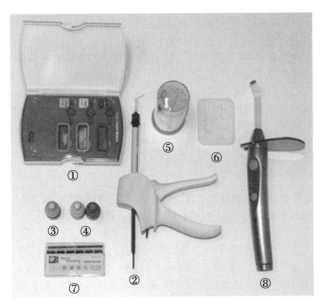

图5-23　纤维桩树脂用物
①预成桩套装（预成纤维桩、专用根管预备钻）；
②Paracore双固化粘接树脂、Paracore 双固化粘接树脂混合枪、一次性搅拌头；③前处理液；④粘接剂A&B；⑤棉棒；⑥双碟；⑦吸潮纸尖；⑧光敏固化灯

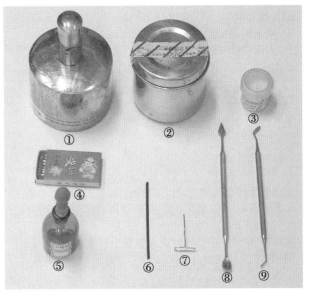

图5-24　直接法制取桩核印模用物
①酒精灯；②75%酒精棉球；③暂时封闭材料；④火柴；⑤石蜡油；⑥嵌体蜡；⑦金属丝；⑧蜡刀；⑨水门汀充填器

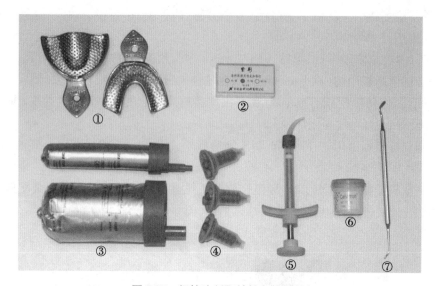

图 5-25　间接法制取桩核印模用物
①托盘;②金属或塑料加强钉;③聚醚橡胶材料;④一次性混合头;
⑤聚醚专用注射器;⑥暂时封闭材料;⑦水门汀充填器

2. 桩核修复牙体预备的医护配合流程(表 5-4)

表 5-4　桩核修复牙体预备的医护配合流程

医生操作流程	护士配合流程
(1) 治疗前准备:询问患者病史,向患者交代病情、治疗计划、相关费用,签署知情同意书	根据患者诊疗需要准备用物,备好相关知情同意书,用凡士林棉签润滑口角,防止口镜牵拉造成患者痛苦
(2) 牙体预备:剩余牙体组织预备,根据所选择的全冠修复体要求进行剩余牙体组织的磨除	在高速牙科手机上安装圆头柱状金刚砂车针(直径 1mm);使用三用枪和吸引器管保持术野清晰
(3) 根管预备 1)测量根管长度 2)去除根管口暂时充填材料	将 X 线片放于观片灯上,递钢直尺予医生 在低速牙科手机上安装球钻或在高速牙科手机上安装圆头金刚砂车针递予医生
3) 根管预备:去除部分根管充填材料,去除根管壁倒凹,达到适当直径和长度	去除根管口暂时充填材料后,更换安装 peeso reamer 根管预备钻或预成桩系统配套的根管预备钻 适时使用三用枪轻轻吹掉根管口附近切碎的氧化锌糊剂、牙胶等根管充填材料
(4) 桩核的制作 1) 纤维桩树脂核 ①试纤维桩 ②根管准备:清洁根管表面,75% 酒精消毒,三用枪彻底吹干(图 5-26)	准备并选择与根管形态相适应的纤维桩,用酒精消毒后备用 将 75% 酒精棉球用镊子挑成细棉条递予医生
③根管前处理:将前处理液涂布整个根管及根管口,再用吸潮纸尖吸去多余处理液,吹干根管	关闭治疗椅上的照明灯,将前处理液垂直滴入双碟,用棉棒蘸取后递予医生(图 5-27),同时计时 15 秒 选择与根管相应粗细的吸潮纸尖,15 秒后递予医生,以吸去多余的前处理液,直至吸潮纸尖干燥(图 5-28)
④根管处理:将粘接剂涂布整个根管及根管口,用吸潮纸尖吸去多余粘接剂,吹干根管	将粘接剂 A 液与 B 液按 1:1 的比例垂直滴入双碟混合,用另一棉棒混匀后递予医生。20 秒后递吸潮纸尖予医生,以吸去多余粘接剂,直至吸潮纸尖干燥
⑤预成桩粘接:向根管内注入粘接树脂材料直至充满根管,将预成纤维桩插入根管后就位,再继续在纤维桩和根面上注射树脂,完成堆塑树脂核的制作	在树脂粘接剂注射枪上安装好一次性混合头,将树脂注射枪递予医生(图 5-29),待树脂材料充满根管后接过树脂注射枪,将纤维桩递予医生,纤维桩就位后,再次传递树脂注射枪

医生操作流程	护士配合流程
⑥光照固化	用光敏固化灯充分照射40秒至树脂材料完全固化(图5-30)
⑦纤维桩树脂核完成后进行冠修复牙体预备	
2）口内直接法制作金属桩核蜡型	
①隔湿	牙体、根管预备后,夹取棉卷协助医生隔湿
②清洁消毒根管,吹干	取75%酒精棉球,用镊子挑成细棉丝以备医生清洁消毒根管
③在根管内与根面上涂一层石蜡油,吹薄(图5-31)	滴石蜡油于干棉条上备用,传递三用枪
④选合适粗细的嵌体蜡烤软插入根管(图5-32)	点燃酒精灯,选择合适粗细的嵌体蜡
⑤用一金属丝在酒精灯上烤热后插入到蜡的中央直达所预备的根管最底部(图5-33)	递金属丝予医生
	用三用枪吹冷嵌体蜡
⑥待蜡冷却凝固后,握着金属丝将桩的熔模蜡型拔出,检查是否完整后重放回根管内(图5-34)	
⑦用蜡刀熔蜡,逐渐堆塑核部熔模蜡型	递蜡刀予医生,手持嵌体蜡,便于医生用蜡刀熔蜡,堆出核部蜡型。医生制作蜡型过程中,及时吸除唾液和碎屑
⑧再次冷却后取下,固定于蜡型底座上(图5-35)	蜡型完成医生检查合格后,将蜡型浸入冷水中漂浮或固定在蜡型底座上,连同设计单一同转入技工室包埋铸造
⑨暂时封闭根管口(图5-36)	备好小棉球,根据根管口和髓腔大小取适量暂时封闭材料,揉成锥形置于充填器上递予医生
⑩嘱患者一周后复诊试戴桩核	
3）间接法制作金属桩核	
①试托盘	协助选择与患者牙弓大小、形态、高低合适型号的托盘
②根管处理:清洁根管表面,75%酒精消毒,气枪彻底吹干	将75%酒精棉球用镊子挑成细棉条递予医生
	备好金属加强钉
	在低速牙科手机上安装螺旋输送器并将转速调至正转低速备用
③制取印模:以聚醚橡胶为例	按产品说明要求调拌印模材
用螺旋输送器将印模材导入根管,后插入金属加强钉。托盘放入口内就位,材料凝固后取出	用注射器将印模材注入根管口内(图5-37),待医生用螺旋输送器注满所预备的根管并将金属桩核印模加强钉插入根管后(图5-38)传递注满印模材料的托盘,按照材料使用要求计时,待材料凝固取出后送往技工室
④暂时封闭根管口:封闭根管,避免污染	备好小棉球,根据根管口大小取适量暂时封闭材料,置于充填器上递予医生
(5)预约患者	整理用物,协助预约试戴桩核时间

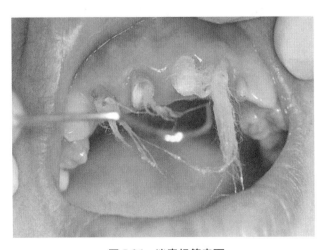

图5-26　消毒根管表面

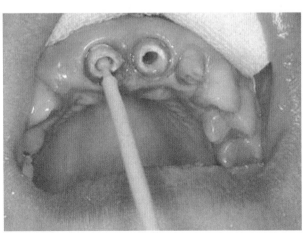

图5-27　根管内涂布前处理液

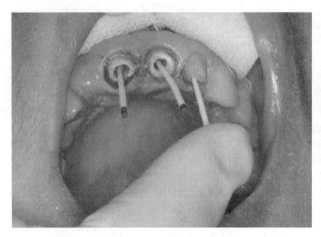

图 5-28　用纸尖蘸干处理液

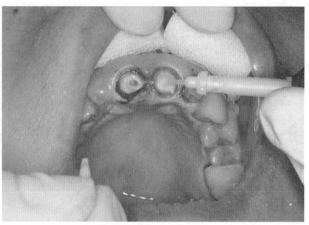

图 5-29　注入粘接树脂材料

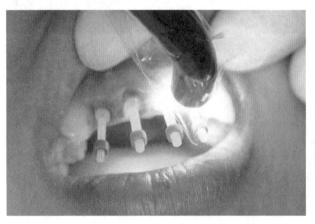

图 5-30　用光敏固化灯固化粘接树脂

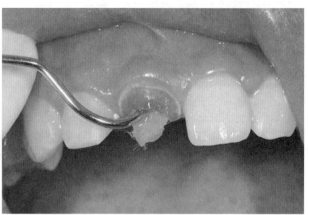

图 5-31　涂石蜡油于根管内

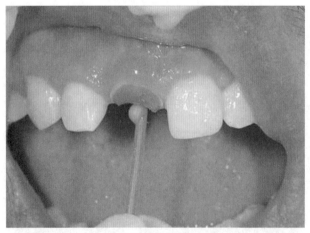

图 5-32　根管内插入嵌体蜡

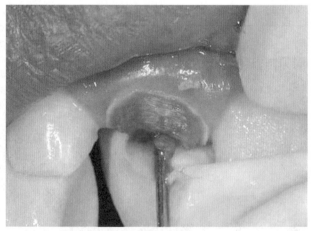

图 5-33　根管内插入热金属丝

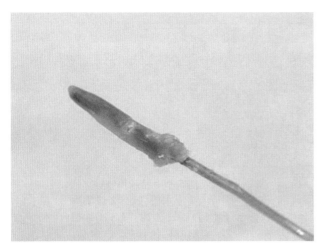

图 5-34　取出桩熔模蜡型

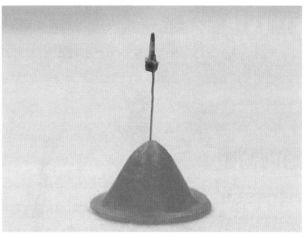

图 5-35　在蜡型底座上固定蜡型

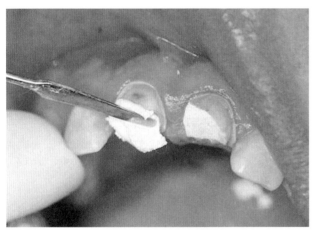

图 5-36　暂时封闭根管口

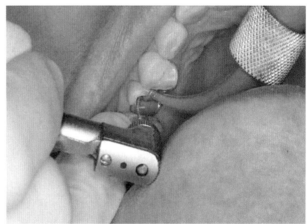

图 5-37　用螺旋输送器注满所预备根管

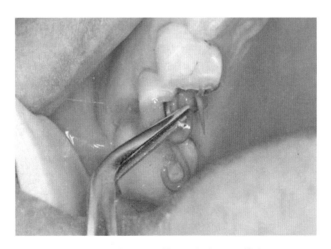

图 5-38　将金属印模加强钉插入根管内

（二）桩核粘接医护配合流程（以玻璃离子水门汀为例）

1. 用物准备

（1）常规用物：检查器（口镜、镊子、探针）、吸引器管、防护膜、护目镜、口杯、三用枪、敷料、高速牙科手机、低速牙科手机、凡士林棉签。

（2）特殊用物：玻璃离子水门汀粉和液、调拌板、计量勺、调拌刀（图 5-39）。

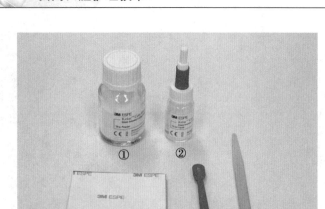

图 5-39　特殊用物
①玻璃离子水门汀粉;②玻璃离子水门汀液;③调拌板;④计量勺;⑤调拌刀

2. 桩核粘接医护配合流程(表5-5)

表 5-5　桩核粘接医护配合流程

医生操作流程	护士配合流程
(1) 治疗前准备:向患者交代病情、治疗计划、相关费用	根据患者诊疗需要准备用物 用凡士林棉签润滑口角,防止口镜牵拉造成患者痛苦
(2) 桩核试戴:检查就位及边缘情况,进行适当调磨	准备40μ薄咬合纸,协助检查桩核就位情况 传递探针协助检查桩核边缘。根据医生习惯准备相应的车针,协助医生调磨桩核
(3) 消毒根管:用75%酒精棉球消毒根管并用三用枪彻底吹干	将75%酒精棉球用镊子挑成细棉条备用
(4) 消毒桩核:用三用枪彻底吹干	协助医生用75%酒精棉球消毒桩核
(5) 桩核粘接:用螺旋输送器将玻璃离子水门汀导入根管内,桩核就位。查看边缘是否密合,清除多余水门汀	在低速牙科手机上安装螺旋充填器。严格按照材料使用说明书调拌粘接玻璃离子水门汀。用调拌刀将粘接水门汀置于根管口,待医生将材料导入根管后(图5-40),在桩核组织面涂抹适量材料,桩核就位后递探针或洁治器予医生检查边缘(图5-41)并去除多余的水门汀
(6) 预约患者:继续完成冠修复	整理用物,协助预约预备牙冠修复或制作时间

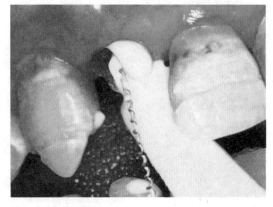

图 5-40　将粘接材料导入根管口

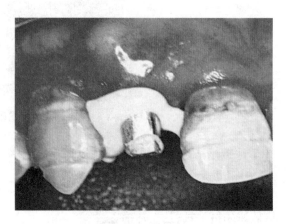

图 5-41　桩核就位

（三）冠修复医护配合流程,详见本章第一节

三、护理要点

1. 根管预备时需要使用 peeso reamer 根管预备钻,由于该钻针工作尖锐利,因此安装到低速牙科手机上时,注意调整钻针工作尖的方向,使其朝下放置并确认安装到位,用后及时撤下,避免医护操作中的职业暴露伤。

2. 使用 Paracore 双固化复合树脂材料的注意事项

（1）材料应保存于冰箱内。通常情况下,存放于冰箱内的树脂材料的工作时间是 2 分钟(从混匀开始计时),如果温度较高,可能会加速材料的固化。

（2）A、B 粘接剂干燥不彻底,容易造成核树脂材料固化过快。树脂材料应避免暴露于光线中,尤其是治疗灯,暴露于光线中的时间应控制在 30 秒内,否则材料固化会加快。

（3）如初次使用树脂注射枪混合树脂材料,应将头端约绿豆大小的材料弃之不用。

（4）不建议使用螺旋输送器将树脂粘接材料导入根管内,否则会加速材料的凝固。

（5）纤维预成桩粘接时,向根管内注入粘接树脂,要将一次性混合头插到根管底部,由里向外缓慢注入并慢慢退出根管,避免产生气泡。

（6）树脂核堆制不要过大过厚,正常情况光固化 40 秒(厚度≤4mm),否则树脂材料固化缓慢。

（7）纤维桩粘接与树脂核成型过程中严格隔湿处理。

（8）光敏固化灯要求能够输出 450nm 的光源并应定时检查。固化时,光敏固化灯应尽可能靠近材料,离树脂材料 1cm 距离处。

（9）丁香油或丁香酚可能会阻碍双固化复合树脂材料的凝固,因此应该避免使用氧化锌丁香油类制剂。

3. 制取桩核印模时,注意将低速牙科手机的转速调至低速并处于正转状态,防止手机反转且转速过快时,螺旋输送器将材料带出并易折断。

4. 暂时封闭根管时,根据根管口大小取适量暂时封闭材料并塑型成锥状,便于医生进行根管口封闭。

5. 桩核粘接时,将材料置于根管口的量不宜过多,以免挡住根管口视野,妨碍操作。

四、术后宣教

1～4. 同冠修复。

5. 桩核制作期间,嘱患者进食时小心使用患侧,避免食用过硬的食物,防止牙体劈裂或折断。如果暂时封闭材料脱落,及时复诊。

6. 24 小时内粘接剂才能达到最高强度,在此期间避免食用过粘食物,防止修复体脱落。

7. 保持良好的口腔卫生。

（李雅瑾）

第三节　嵌体修复的临床护理技术

嵌体是一种嵌入牙体内部,用以恢复牙体缺损形态和功能的修复体或冠内固位体。由于美观和材料性能的不断完善,目前临床多采用复合树脂、全瓷等非金属材料制作嵌体。

一、适应证

𬌗面严重牙体缺损或低𬌗而不能用一般材料充填修复者;邻面牙体缺损需恢复触点者;固定桥的基牙

已有龋洞需设计嵌体作为固位体者。

二、用物准备

（一）常规用物

检查器（口镜、镊子、探针）、吸引器管、防护膜、护目镜、口杯、三用枪、敷料、高速牙科手机、低速牙科手机、凡士林棉签。

（二）局部麻醉用物

无菌棉签、表面麻醉剂、卡局式注射器、专用注射针头、卡局芯式麻醉剂、碘伏棉签、持针器。

（三）牙体预备用物

金刚砂车针。

（四）印模制取用物

精细印模材料（硅橡胶印模材、聚醚橡胶印模材）、精细印模材料调拌用具、刚性托盘（图 5-42 ~ 5-45）、比色板。

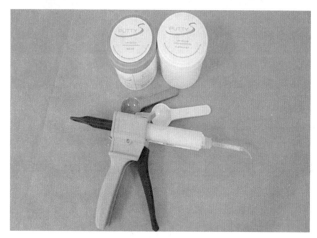

图 5-42　硅橡胶印模材

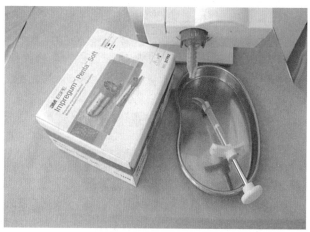

图 5-43　聚醚橡胶印模材

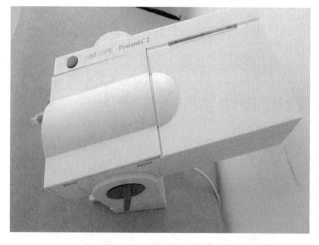

图 5-44　聚醚橡胶调合仪

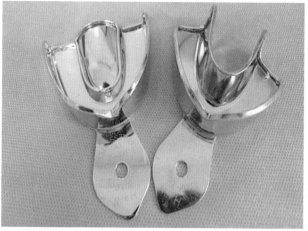

图 5-45　刚性托盘

（五）嵌体粘接用物

树脂粘接剂、牙线、长柄磨头、咬合纸、75% 酒精棉球（图 5-46）。

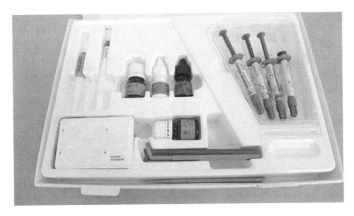

图 5-46　树脂粘接剂

三、嵌体修复医护配合流程（表 5-6 ~ 5-8）

表 5-6　牙体预备医护配合流程

医生操作流程	护士配合流程
1. 治疗前准备 （1）医生询问病史,向患者交代治疗计划、步骤、费用等相关事宜 （2）活髓牙需麻醉者询问有无心脏病、高血压、糖尿病、药物过敏史 （3）麻醉:局部浸润麻醉或传导阻滞麻醉	根据需要准备检查器、口杯、镜子等用物,供患者直观了解口内情况,提取患者 X 线片,供医生参考,以了解患者髓腔大小及髓角高度;调节患者体位和灯光,既充分暴露视野,又保证患者舒适 准备消毒及麻醉用物 递碘伏棉签予医生消毒麻醉部位 遵医嘱准备麻醉剂及合适针头,检查注射器各关节是否连接紧密,核对麻醉剂的名称、浓度、剂量、有效期及患者姓名等,无误后抽吸或安装麻药递予医生
2. 牙体预备 （1）医生进行嵌体的牙体预备 （2）根据修复需要,对颊面、邻面、殆面等不同部位进行制备	协助牵拉口角、拉住舌体、吸唾,为医生提供清晰的操作视野 根据需要及时协助更换车针

表 5-7　印模制取医护配合流程

医生操作流程	护士配合流程
1. 冲洗基牙并吹干	准备好合适的托盘
2. 将托盘放在患者口内,教会患者如何配合模型制取	调拌精细印模材料（图 5-47）
3. 再次吹干基牙并将细部印模材料放入基牙间隙及颈缘（图 5-48）	递装好细部印模的注射枪递予医生
4. 将装入基部印模材料的托盘放入患者口内	调拌基部印模材料并装入托盘递予医生（图 5-49）,记录放入患者口内的时间。调整椅位为直立位 观察患者的反应,做相应的指导。如果患者出现恶心症状,嘱其调节呼吸方法,用鼻吸气、嘴呼气以减轻不适反应
5. 待印模材料凝固后,取出托盘	用清水冲洗印模,喷洒消毒剂,待其静置 30 分钟后,再进行模型灌注

续表

医生操作流程	护士配合流程
6. 制取对颌印模	调拌藻酸盐印模材料,装入托盘递予医生
7. 临时嵌体的制作(直接法)	调拌临时冠材料,递予医生,协助医生在患者口内制作临时嵌体,及时吸出口内多余唾液、临时冠材料,材料凝固后,传递给医生咬合纸进行调改
8. 比色	递予医生比色板,在自然光线下协助患者对照镜子比色
9. 在设计卡上画出设计图	协助患者漱口,擦净面部,整理用物。协助预约复诊时间

表 5-8　嵌体粘接医护配合流程

医生操作流程	护士配合流程
1. 核对修复体信息	准备牙线、咬合纸、低速牙科手机、长柄磨头、吸引器管,安排患者就诊
2. 试戴嵌体	根据需要传递相应用物,检查邻接关系传递牙线,检查咬合关系传递咬合纸,传递低速牙科手机、长柄磨头、橡皮轮供医生对嵌体调改、抛光。此过程注意吸唾、调节灯光,修复体在调改过程中协助医生进行修复体喷水降温
3. 修复体试戴就位,咬合调改合适	修复体试戴合适,患者满意后,准备好粘接用物
4. 隔湿、清洗基牙并吹干	递纱团隔湿;递75%酒精棉球清洁基牙
5. 消毒嵌体并吹干	用75%酒精棉球消毒嵌体
6. 将放好粘接剂的嵌体放入患者口内(图5-50)	遵医嘱传递适宜的粘接剂,均匀涂布在嵌体组织面
7. 手指加压使修复体均匀就位,然后在𬌗面放上纱卷或棉球,嘱患者咬紧	待修复体就位后,递纱卷或棉球予医生
8. 待粘接剂固化后去除嵌体边缘溢出的多余材料,如果用树脂粘接剂,完全固位前应去除多余粘接剂	待粘接剂固化后,递探针、洁治器牙线予医生去除多余粘接剂
9. 再次检查咬合情况	递咬合纸予医生,检查后用75%酒精棉球清洁咬合纸印记
10. 嵌体修复完成(图5-51),记录病案	进行术后宣教,整理用物

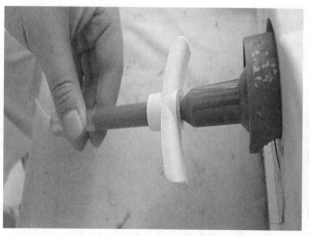

图 5-47　调拌细部印模材料

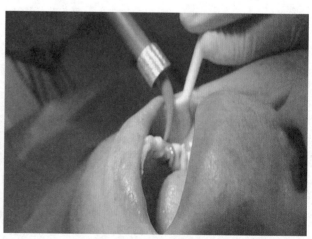

图 5-48　将细部印模材料放入基牙间隙及颈缘

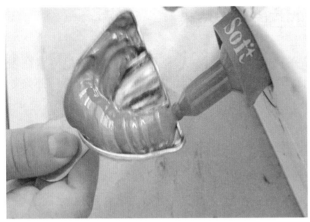

图 5-49　调拌基部印模材料并装入托盘

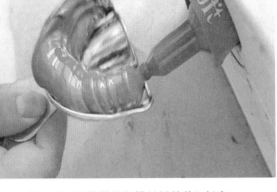

图 5-50　将嵌体放入患者口内

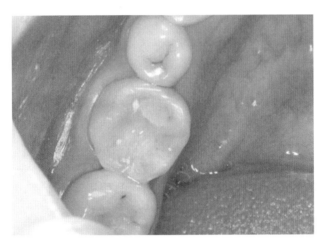

图 5-51　嵌体修复完成

四、护理要点

1. 注射麻药前要仔细询问患者病史;注射麻药后,要严密观察患者反应,保证医疗安全。

2. 医生行牙体预备时,要及时吸唾,保证术野清晰。

3. 某些精细印模材料硬度大,印模制取时要选用刚性托盘,以免托盘变形影响印模制取精度。

4. 某些精细印模材料有弹性回缩时间,故印模制取后应静置 30 分钟后再进行模型灌注。

5. 嵌体粘接一般选用树脂粘接剂,树脂粘接剂种类较多,临床操作方法也有差异,护士要掌握各种粘接剂的性能并严格按产品说明书要求操作以确保粘接效果。

五、术后宣教

1. 告知患者嵌体完成粘接后立即出现疼痛多为牙髓受到刺激引起的过敏性疼痛,一般可逐渐缓解消失。如果出现持续疼痛或使用一段时间后再出现疼痛应及时到医院复诊。

2. 告知患者勿咀嚼过硬过粘的食物,以免引起嵌体折裂或脱落。

3. 告知患者按医嘱定时复诊,观察嵌体的使用效果。

(鲁喆　赵佛容)

第四节 贴面修复的临床护理技术

贴面修复是在不磨牙或少量磨牙的情况下,应用粘接技术,将复合树脂、瓷等修复材料粘接覆盖在表面缺损的牙齿、着色牙、变色牙或畸形牙等舌颊面或𬌗面上,恢复牙体正常形态或改善其色泽的一种修复方法。本节以 Variolink Ⅱ 双重固化树脂粘接剂粘接全瓷贴面为例介绍贴面修复的临床护理技术。

一、适应证

1. 牙齿外观形态欠佳,如畸形牙、过小牙。
2. 变色牙的美容性修复。
3. 各种因素导致的牙釉质缺损。
4. 牙间隙过大。

二、用物准备

(一) 常规用物
检查器(口镜、镊子、探针)、吸引器管、防护膜、护目镜、口杯、敷料、凡士林棉签。

(二) 局部麻醉用物
无菌棉签、表面麻醉剂、卡局式注射器、专用注射针头、卡局芯式麻醉剂、碘伏棉签、持针器。

(三) 牙体预备用物
排龈液、排龈线、排龈器、邻面金刚砂条、三用枪、低速牙科手机、高速牙科手机、车针(金刚砂深度指示车针、牙体预备用车针、调𬌗用车针、抛光用车针)(图 5-52)。

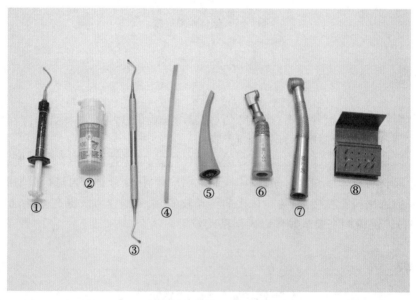

图 5-52 牙体预备用物
①排龈液;②排龈线;③排龈器;④邻面金刚砂条;⑤三用枪;⑥低速牙科手机;⑦高速牙科手机;⑧车针(金刚砂深度指示车针、牙体预备用车针、调𬌗用车针、抛光用车针)

(四) 印模制取用物
排龈器、排龈液、排龈线、托盘、计时器、调拌刀、水计量器、调合橡皮碗、比色板、聚醚注射枪、聚醚印模材、藻酸盐印模材（图 5-53）、聚醚印模材自动调拌机。

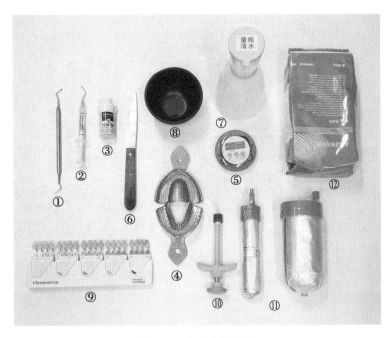

图 5-53 印模制取用物
①排龈器；②排龈液；③排龈线；④托盘；⑤计时器；⑥调拌刀；⑦水
计量；⑧调合橡皮碗；⑨比色板；⑩聚醚注射枪；⑪聚醚印模材；
⑫藻酸盐印模材

（五）粘接用物

1. 贴面粘接用物　排龈器、排龈液、排龈线、牙线、邻面金刚砂条、洁治器、咬合纸、咬合纸夹、抛光膏、开口器、光敏固化灯（图 5-54）。

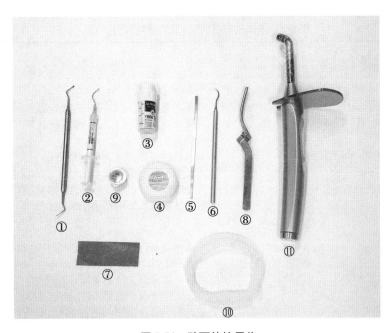

图 5-54 贴面粘接用物
①排龈器；②排龈液；③排龈线；④牙线；⑤邻面金刚砂条；⑥洁治器；
⑦咬合纸；⑧咬合纸夹；⑨抛光膏；⑩开口器；⑪光敏固化灯

2. 瓷贴面粘接系统用物 37%磷酸、氢氟酸、硅烷偶联剂、Syntac 前处理剂、Syntac 粘接剂、Heliobond 粘接剂、调拌刀、调拌板、避光盒、毛刷柄、毛刷头、光固化树脂粘接材料(图5-55)。

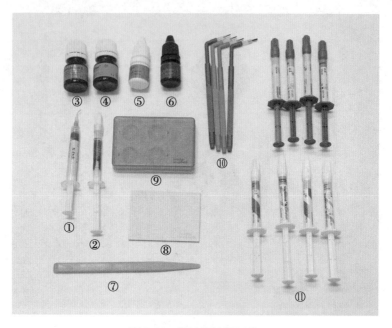

图5-55 瓷贴面粘接系统
①37%磷酸;②氢氟酸;③硅烷偶联剂;④Syntac 前处理剂;⑤Syntac 粘接剂;⑥Heliobond 粘接剂;⑦调拌刀;⑧调拌板;⑨避光盒;⑩毛刷柄、毛刷头;⑪光固化树脂粘接材料

三、贴面修复的医护配合流程

(一) 牙体预备、印模制取的医护配合流程(表5-9)

表5-9 牙体预备、印模制取的医护配合流程

医生操作流程	护士配合流程
1. 治疗前准备 (1) 询问患者病情,向患者交代治疗计划并介绍贴面治疗方法、过程、注意事项、费用以及效果,使患者充分知晓	准备知情同意书,协助医生做好患者解释工作,根据患者治疗需要准备用物;用凡士林棉签润滑口角,防止口镜牵拉造成患者痛苦
(2) 麻醉:局部浸润麻醉或传导阻滞麻醉	递碘伏棉签予医生消毒麻醉部位 遵医嘱准备麻醉剂及合适针头检查注射器各关节是否连接紧密,核对麻醉剂的名称、浓度、剂量、有效期及患者姓名等,无误后抽吸或安装麻药递予医生
2. 牙体预备 (1) 唇面预备:应用深度指示车针	遵医嘱准备深度指示车针(图5-56),圆头柱形车针,安装在高速牙科手机上,协助吸唾
(2) 邻面预备:预备邻面的唇颊1/3,中1/3	遵医嘱准备圆头柱形车针,协助吸唾
(3) 切缘预备	遵医嘱准备圆头柱形车针,协助吸唾
(4) 龈缘预备:预备前应先置入排龈线,使贴面龈缘易于修整并减少牙龈损伤	遵医嘱选择合适型号的排龈线,必要时准备排龈液。根据牙的周径决定排龈线长短,长度可比周径长5mm左右,以方便夹持。将排龈线置于预备体龈下边缘上,递排龈液予医生器协助排龈。遵医嘱准备车针,协助吸唾(图5-57)
(5) 预备体精修:取出排龈线,对各边缘抛光成型。去除预备体所有的尖锐线角,分开邻面较紧的接触	遵医嘱准备车针,递镊子予医生取出排龈线,安装抛光车针于高速牙科手机上,协助吸唾。传递邻面金刚砂条(图5-58)

医生操作流程	护士配合流程
3. 印模制取 （1）排龈：5～10分钟后取出排龈线,观察排龈效果	传递排龈器、排龈线（必要时准备排龈液）,排龈完成后,递镊子予医生
（2）制取工作印模：根据牙弓大小、形态、高低、缺失牙等选择合适托盘 1）制取工作印模	遵医嘱准备合适的托盘 准备好聚醚印模材和聚醚注射枪,按照操作要求制取聚醚印模,将材料注入托盘和注射枪内（图5-59、5-60）并根据材料要求计时。递聚醚印模材注射枪予医生,传递时注意工作端对准患牙。医生注射完毕,一手接过注射枪,另一手传递托盘（图5-61～5-63）
2）制取对秴印模	按照操作要求调拌藻酸盐印模材至细腻、无颗粒,充分挤压、排气后将材料收起。上在托盘上的材料应表面光滑、均匀、适量,放好后递予医生（图5-64、5-65） 送取好的印模至模型室,灌制石膏模型
4. 比色　在自然光下比色	关闭治疗灯,递比色板予医生,自然光线下递镜子予患者,复核比色结果并协助记录
5. 瓷贴面的技工室制作	核对无误后,将设计单转至技工室。整理用物,协助预约患者复诊时间并向患者交代注意事项

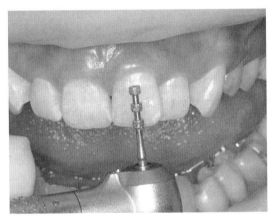

图 5-56　使用深度指示车针行牙体预备

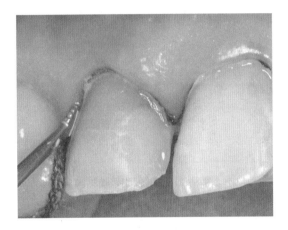

图 5-57　排龈

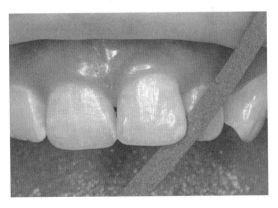

图 5-58　使用邻面金刚砂条分开邻接触

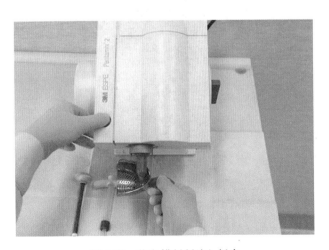

图 5-59　将印模材料注入托盘

113

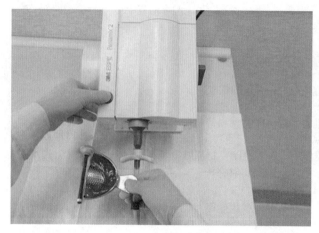

图 5-60 将印模材料注入注射枪

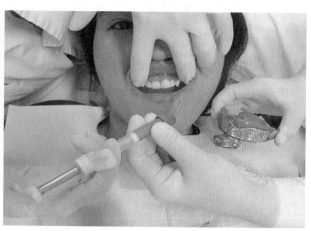

图 5-61 传递注射枪、托盘

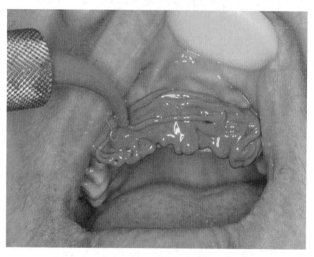

图 5-62 注射聚醚印模材料

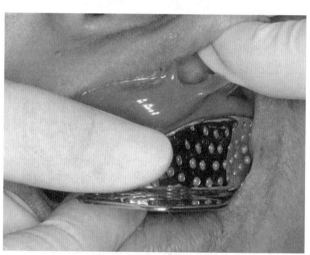

图 5-63 制取工作印模

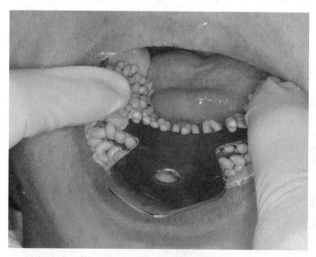

图 5-64 制取对𬌗印模

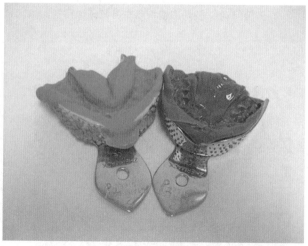

图 5-65 完成印模制取

（二）贴面粘接的医护配合流程（表5-10）

表5-10　贴面粘接的医护配合流程

医生操作流程	护士配合流程
1. 口内试戴及调改 （1）清洁预备体牙面（图5-66） （2）贴面试戴,调改组织面,检查就位情况	在低速牙科手机上安装好抛光车针、抛光膏递予医生 传递单层咬合纸予医生检查邻面接触情况。遵医嘱准备车针,安装在牙科手机上,调改时,使用强力吸引器管吸走粉尘
2. 试色糊剂的选择、处理,试戴,观察颜色匹配 （1）比色,选择试色糊剂:根据患者口内情况及比色结果,选择不同颜色的试色糊剂。试色糊剂可单独使用,也可按照一定的比例混合后使用 （2）试戴观察颜色匹配 （3）试戴完毕,彻底冲洗牙面和贴面并吹干 （4）贴面上色、上釉、抛光	遵医嘱选择试色糊剂,与医生核对无误后,按比例调和均匀收起,均匀涂抹到贴面的组织面,递予医生（图5-67）,记录试色的结果 冲洗过程中协助吸唾 将贴面及设计单送回技工室,嘱患者耐心等待
3. 贴面的处理	用5%氢氟酸凝胶酸蚀贴面组织面（图5-68）,1分钟后用三用枪加压冲洗15秒后吹干,酸蚀合格的组织面呈白垩色（图5-69） 使用硅烷偶联剂涂抹贴面组织面1分钟,吹干（图5-70） 涂抹Heliobond粘接剂,气枪吹匀（图5-71）
4. 牙面的处理 （1）预备体的清洁 （2）排龈 （3）酸蚀基牙粘接区表面:保持酸蚀30～60秒后加压冲洗20秒（图5-73）,吹干,酸蚀合格后的牙面呈白垩色 （4）Syntac前处理剂处理牙面15秒,吹干（图5-74） （5）Syntac粘接剂处理牙面10秒,吹干 （6）Heliobond粘接剂处理牙面,吹匀	递低速牙科手机、抛光杯及抛光膏予医生,清洁牙面 准备排龈线,传递排龈器（必要时准备排龈液） 递37%的磷酸予医生（图5-72）,冲洗过程中吸净水、酸蚀剂,操作中佩戴护目镜（必要时协助放置开口器） 挤一滴Syntac前处理剂于避光盒中,用小毛刷蘸取Syntac前处理剂后递予医生 挤一滴Syntac粘接剂于避光盒中,用小毛刷蘸取Syntac粘接剂后递予医生 挤一滴Heliobond粘接剂于避光盒中,用小毛刷蘸取Heliobond粘接剂后递予医生
5. 粘接、固化 （1）粘接就位:将涂布好树脂粘接剂的贴面覆盖在牙面上,略施力按压,准确就位（图5-79） （2）光固化:采用分区光固化法逐步进行固化,先初步固化2～3秒,清除边缘区多余粘接材料 （3）取出排龈线,进一步去除龈缘多余的粘接材料 （4）用牙线清除邻面多余粘接材料 （5）金刚砂抛光邻面 （6）完全固化各部位40秒	遵医嘱取所需颜色的适量光固化树脂粘接剂于纸板上,严格按照试色的结果准备相应型号树脂粘接剂并按比例调配（图5-75、5-76）,调匀后收起,均匀涂抹到贴面组织面（图5-77）;将贴面按医生方便拿取的方向摆放在手心递予医生（图5-78） 贴面在牙齿上就位后,递小毛刷予医生,以去除贴面边缘多余的粘接材料,协助对唇侧进行初步光固化2～3秒（图5-80）,递洁治器予医生去除各面多余树脂粘接剂（图5-81） 递探针、镊子予医生 递牙线予医生（图5-82） 递邻面金刚砂条予医生 协助光固化,龈端、近中、远中每个面都达到照射时间
6. 调𬌗抛光（图5-84）	用气枪吹干牙面,传递咬合纸,协助吸唾（图5-83） 递低速牙科手机、系列抛光车针和抛光膏予医生,整理用物

115

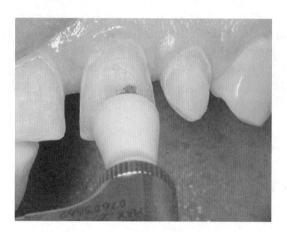

图 5-66　清洁预备体牙面

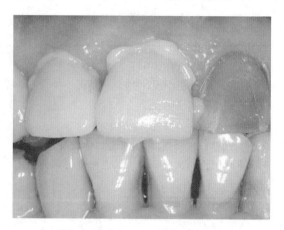

图 5-67　遵医嘱选择试色糊剂试色匹配

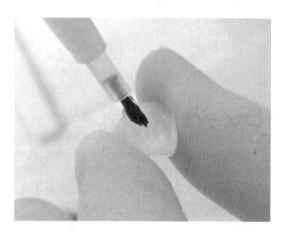

图 5-68　氢氟酸酸蚀瓷贴面组织面

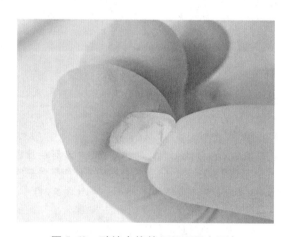

图 5-69　酸蚀合格的组织面呈白垩色

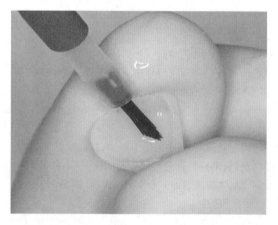

图 5-70　硅烷偶联剂涂抹贴面组织面

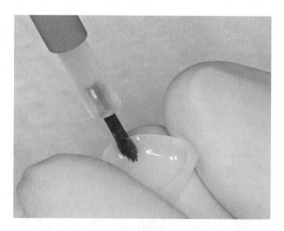

图 5-71　涂抹 Heliobond 粘接剂

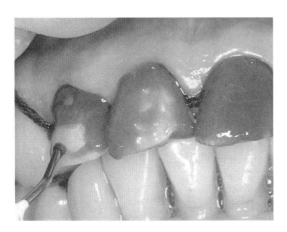

图 5-72　37％的磷酸酸蚀基牙表面

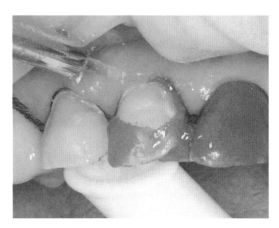

图 5-73　酸蚀后加压冲洗

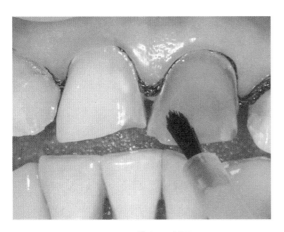

图 5-74　Syntac 前处理剂处理牙面

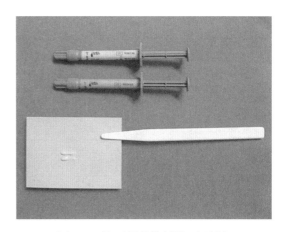

图 5-75　取适量粘接树脂于纸板上

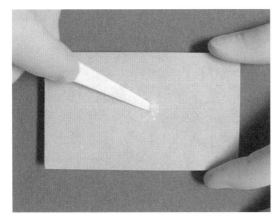

图 5-76　调拌刀调匀

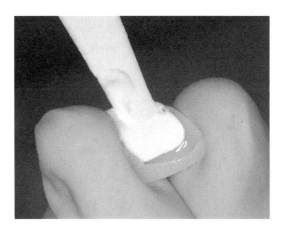

图 5-77　均匀涂抹到组织面

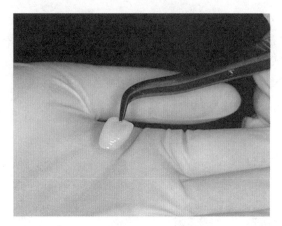

图 5-78　传递贴面

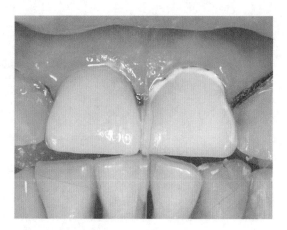

图 5-79　将贴面准确就位

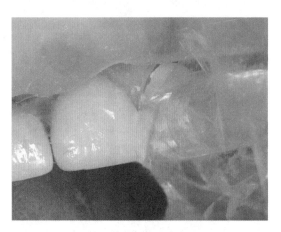

图 5-80　初步光固化 2～3 秒

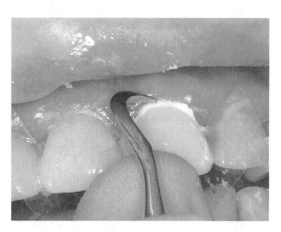

图 5-81　洁治器清除多余材料

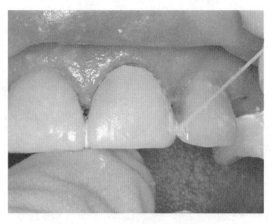

图 5-82　牙线清除多余材料

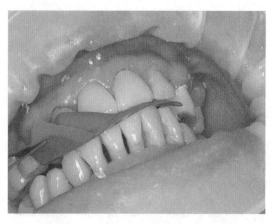

图 5-83　调𬌗

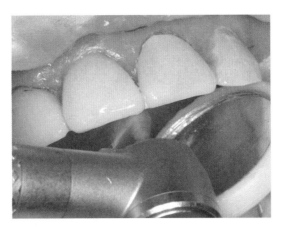

图 5-84 调𬌗

四、护理要点

1. 藻酸盐印模要及时灌制,如不能做到,可用湿纱布覆盖保湿,防止藻酸盐收缩变形。而聚醚印模材料应根据说明书放置一定时间后再灌注模型。工作托盘金属边缘未被印模材料覆盖的区域需填补印模材料,防止灌制好的石膏模型取下时被损坏。

2. 严格遵循操作过程。粘接过程步骤多,涉及材料种类多,小器械多,护士操作时应反复同医生核对患者的牙位、粘接顺序、粘接剂颜色、比例,严格计时,避免混淆。

3. 操作过程中,使用强力吸引器管及时吸净水、酸蚀剂,避免灼伤患者黏膜。

4. 试色糊剂具有一定刺激性,应尽快完成试色过程并彻底冲洗牙齿表面以减轻患者的酸痛感。

5. 酸蚀瓷贴面的氢氟酸是一种强酸,使用中要避免触及贴面的非组织面以免影响光泽,同时要避免接触到患者及医护人员的皮肤、衣物,冲洗后的废液要集中收集并放入中和粉剂后再常规处理。

6. 粘接过程中注意防护,光照过程医护患配戴护目镜,避免可见光线对眼睛的损害。

7. 树脂材料对光线敏感,应做到现用现取,同时注意及时遮盖避光盒。

8. 粘接过程中使用的未固化的材料可以引起轻度刺激,应避免接触皮肤、黏膜和眼睛。如果不慎接触到眼睛和皮肤,应立即用大量清水冲洗。

9. 传递贴面时,在患者的胸前下颌处进行,做好防护,避免贴面掉落。

五、术后宣教

1. 告知患者术后患牙可能会有轻度疼痛或不适感,属于正常反应。

2. 修复后的牙齿注意清洁,除刷牙外,每天三餐后均应使用牙线清洁邻面。

3. 嘱患者避免用患牙咬硬物。

4. 嘱患者 1～2 周后复诊,不适随诊。

(胡菁颖 马桂娟 江泳)

第六章 牙髓病及根尖周病的治疗及护理技术

第一节 盖髓术的临床护理技术

盖髓术是指将盖髓剂覆盖在接近牙髓的牙本质上,以保存牙髓正常状态方法。主要用于治疗深龋或深龋所致的可复性牙髓炎。

一、适应证

1. 深龋、外伤等牙体缺损近髓的患牙。
2. 可复性牙髓炎。

二、用物准备

1. 常规用物　检查器(口镜、镊子、探针)、吸引器管、防护膜、护目镜、口杯、三用枪、敷料、凡士林棉签。
2. 局部麻醉用物　表面麻醉剂、灭菌棉签、专用注射针头、卡局芯式麻醉剂、卡局式注射器或计算机控制无痛局麻注射仪、碘伏棉签。
3. 盖髓术用物　高、低速牙科手机、钻针、酒精灯及打火机、牙胶棒、冰棒、牙髓活力电测仪、氢氧化钙盖髓剂、调拌板及调拌刀、氢氧化钙放置器、水门汀充填器、牙髓镊、暂时封闭材料(图6-1)。

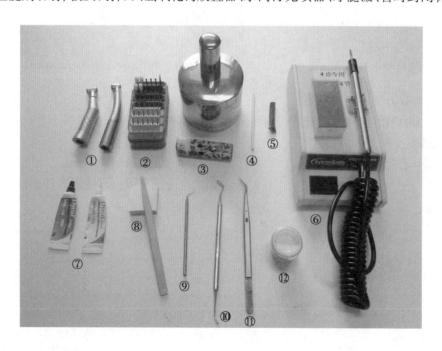

图6-1　盖髓术用物
①高、低速牙科手机;②钻针;③酒精灯及打火机;④牙胶棒;⑤冰棒;⑥牙髓活力电测仪;⑦氢氧化钙盖髓剂;⑧调拌板及调拌刀;⑨氢氧化钙放置器;⑩水门汀充填器;⑪牙髓镊;⑫暂时封闭材料

三、盖髓术医护配合流程(表6-1)

表6-1 盖髓术医护配合流程

医生操作流程	护士配合流程
1. 口腔检查 检查患者口腔状况、患牙缺损情况及牙髓活力状况等	
(1)探诊探查:牙体组织缺失情况;敏感部位、范围和感觉	递探针、口镜予医生 嘱患者用鼻呼气,一手持三用枪吹干口镜上的雾气,保证光线充足及视野清晰。一手持消毒棉球及时擦去探针上的软垢 嘱患者有痛觉时举手示意
(2)叩诊检查:患牙对叩诊反应是否疼痛	递叩诊用器械予医生
(3)温度测试:观察患者对温度刺激的反应	接回叩诊用器械,为医生准备冰棍,协助医生吹干牙面,挤出适量冰芯递予医生(图6-2)
(4)咬合检查:检查牙齿的咬合接触关系	用牙髓镊或咬合纸夹持器夹住咬合纸的一侧递予医生,持三用枪吹干需检查咬合的牙面,保持其干燥
(5)电活力测试	吹干牙面 将湿润的棉片放置在牙面上 传递牙髓活力电测仪的测试杆给医师,引导患者左手握持测试杆金属部位
2. 麻醉 局部浸润麻醉或传导阻滞麻醉	递碘伏棉签予医生消毒麻醉部位 遵医嘱准备麻醉剂及合适针头。检查注射器各关节是否连接紧密,核对麻醉剂的名称、浓度、剂量、有效期及患者姓名等,无误后抽吸或安装麻药,注射器的可视窗朝上递予医生
3. 去腐、备洞	递送安装有合适车针的高、低速牙科手机 随时调节灯光 配合及时吸唾 三用枪冲洗吹干口镜及窝洞(图6-3)
4. 盖髓剂盖髓	
(1)隔湿	协助吸唾,传递棉卷或棉球隔离唾液
(2)擦干窝洞	递夹有干棉球的牙髓镊(图6-4)
(3)盖髓剂盖髓	准备盖髓剂氢氧化钙(Dycal)置于玻璃板上,严格按照1∶1比例混合(图6-5) 一手持Dycal放置器递予医生(图6-6) 一手持干棉球随时擦去医生器械上多余的药物
5. 暂时封闭材料暂封	用水门汀充填器取适量暂时封闭材料递予医生(图6-7),牙髓镊夹取干棉球递予医生擦去多余暂时封闭材料

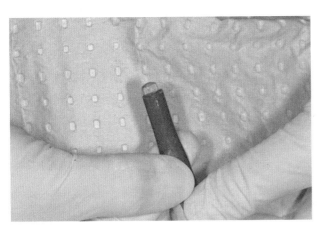

图6-2 传递冰棍

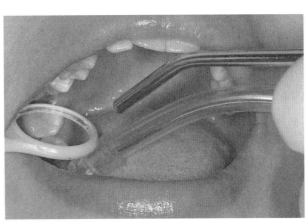

图6-3 保持术野清晰

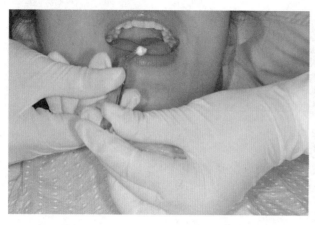

图 6-4　擦干窝洞

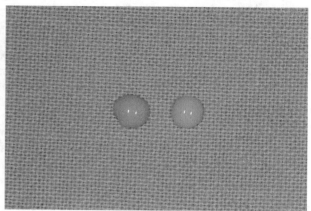

图 6-5　1:1混合

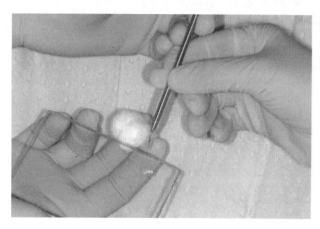

图 6-6　传递 Dycal 放置器

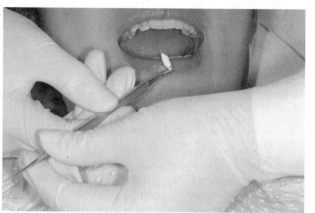

图 6-7　传递暂时封闭材料

四、护理要点

1. 为保护牙髓,切不可用冷气强力吹窝洞。

2. 龋洞近髓时,为防止露髓,必要时递送锐利挖匙去除剩余腐质。

3. 准备氢氧化钙盖髓剂(Dycal)时,两组分严格按照 1:1 比例混合或按厂家说明准备。

五、术后宣教

1. 嘱患者 24 小时内避免用患牙咀嚼,避免冷热刺激,刷牙时注意避开患牙。如暂时封闭材料少量掉落可不予处理,如整个掉落应随时就诊。

2. 治疗结束后,告知患者近几天可有轻度冷热不适感,若疼痛剧烈随时就诊。

3. 嘱患者 2 周后复诊。

(常婧　韩竑)

第二节　根管治疗术的临床护理技术

根管治疗术是通过清创、化学和机械预备彻底除去根管内感染源,并严密充填根管以防止发生根尖周病变或促进根尖周病变的愈合,包括根管预备与根管充填两部分。根管预备是根管治疗术的关键步骤,其主要目的在于清理根管内病变牙髓组织及其分解物、细菌及各种毒素;去除根管壁表层感染的牙本质;清除根管内残留的物质和碎屑;同时完成根管的成形,为药物消毒和根管充填创造良好条件。根管充填是通过向根管中填入牙胶和根管封闭剂来实现对已清理和成型的根管系统的严密充填。牙胶为充填根管的主体部分,根管封闭剂用来充填根管壁和固体充填材料(牙胶)之间的缝隙以及侧副根管、峡部及不规则的根管。根管充填技术的分类方法有很多种,临床上常用的是冷牙胶侧方加压根管充填技术,其次为热牙胶垂直加压根管充填技术。

一、适应证

1. 牙髓病　不可复性牙髓炎、牙髓坏死、牙髓钙化、牙根内吸收。
2. 根尖周病　急性根尖周炎、慢性根尖周炎。
3. 牙髓-牙周联合病变。
4. 意向性牙髓摘除　因特殊需要而摘除牙髓的患牙。

二、根管预备护理配合

(一) 用物准备

1. 常规用物　检查器(口镜、镊子、探针)、吸引器管、防护膜、护目镜、口杯、三用枪、敷料、凡士林棉签。
2. 局部麻醉用物　表面麻醉剂、灭菌棉签、专用注射针头、卡局芯式麻醉剂、卡局式注射器或计算机控制无痛局麻注射仪、碘伏棉签。
3. 橡皮障隔离系统　橡皮障布、打孔器、橡皮障夹钳、橡皮障夹、橡皮障支架、牙线、橡皮障固定楔线、橡皮障定位打孔模板、开口器、剪刀。
4. 显微镜防护用物　保鲜膜或锡纸 (图6-8)。

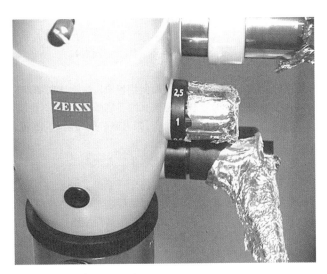

图6-8　显微镜旋钮及手柄用锡纸防护

5. 根管预备用物　高、低速牙科手机、拔髓针、髓针柄、根管口探针、牙髓镊、调拌刀、水门汀充填器、根管润滑剂(EDTA)、根管冲洗器、吸潮纸尖、根管锉、清洁台、调拌板、钻针、根管治疗测量尺、根尖定位仪、唇勾及夹持器、根管冲洗剂(次氯酸钠、17% EDTA、氯己定溶液等)、镍钛锉、减速马达、减速手机、氢氧化钙糊剂、暂时封闭材料、显微镜平面反射口镜、超声手柄及工作尖(图6-9)。

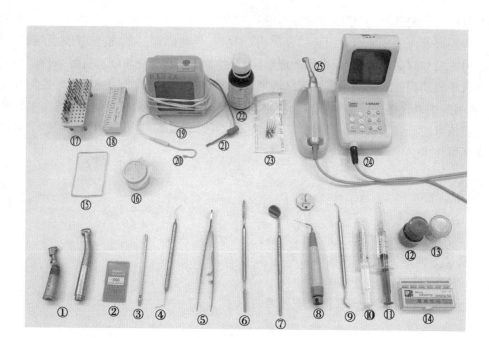

图6-9　根管预备用物

①高、低速牙科手机；②拔髓针；③髓针柄；④根管口探针；⑤牙髓镊；⑥调拌刀；⑦显微镜平面反射口镜；⑧超声手柄及工作尖；⑨水门汀充填器；⑩根管润滑剂（EDTA）；⑪根管冲洗器；⑫氢氧化钙糊剂；⑬暂时封闭材料；⑭吸潮纸尖；⑮调拌板；⑯清洁台；⑰根管锉、钻针；⑱根管治疗测量尺；⑲根尖定位仪；⑳唇勾；㉑夹持器；㉒根管冲洗剂；㉓镍钛锉；㉔减速马达；㉕减速手机

（二）根管预备医护配合流程（表6-2）

表6-2　根管预备医护配合流程

医生操作流程	护士配合流程
1. 治疗前准备 （1）询问患者病史，向患者交代病情、治疗过程、相关费用	根据治疗方法准备用物及X线片 用凡士林棉签润滑口角，防止口镜牵拉造成患者痛苦
（2）麻醉：局部浸润麻醉或传导阻滞麻醉	递碘伏棉签予医生消毒麻醉部位 遵医嘱准备麻醉剂及合适针头。检查注射器各关节是否连接紧密，核对麻醉剂的名称、浓度、剂量、有效期及患者姓名等，无误后抽吸或安装麻药递予医生
（3）放置橡皮障	协助医生放置橡皮障
2. 髓腔冠部预备　高速牙科手机去净龋坏组织及旧充填物，开髓、揭净髓室顶，用低速牙科手机修整髓室侧壁、根管口	在高速牙科手机上安装裂钻或金刚砂车针，低速牙科手机上安装球钻后递予医生。及时用吸引器管吸净碎屑及冷却水 用三用枪水雾间断地快速冲净口镜，保证术野清晰（图6-10） 如遇钙化等复杂根管，则遵医嘱开启显微镜，递显微镜平面反射口镜
3. 牙髓摘除　向髓腔内滴入1%～5.25%次氯酸钠，使用拔髓针拔髓	将装有次氯酸钠液的冲洗器递予医生 将拔髓针安装在髓针柄上递予医生，同时协助清除残留在拔髓针上的牙髓组织（图6-11）

医生操作流程	护士配合流程
4. 根管的预备和成形	
（1）定位根管口用根管探针寻找、定位根管口	递根管探针予医生（图6-12）
（2）通畅根管：小号根管锉预弯，蘸根管润滑剂（EDTA）	吹干髓腔
（3）测量根管长度：使用根管工作长度测量仪和根管锉测量根管长度，用根管治疗测量尺记录根管工作长度	传递小号根管锉，将根管润滑剂（EDTA）放置于玻璃板上递予医生（图6-13） 打开根管工作长度测量仪电源，连接唇勾后挂于患牙对侧口角，递根管锉和根尖定位仪的夹持器予医生（图6-14） 递根管治疗测量尺予医生，测量工作长度并记录数据（图6-15） 递冲洗器冲洗根管予医生（图6-16），并及时吸净冲洗液 注意是否有冲洗液漏至口腔 将根管锉的止动片标记为工作长度，按使用先后顺序插于清洁台（图6-17）
（4）预备根管：使用根管锉按顺序依次蘸根管润滑剂（EDTA）进行根管成形，同时用根管冲洗剂冲洗根管	在减速手机上安装根管锉依次递予医生（图6-18），并将根管润滑剂（EDTA）置于玻璃板上递予医生 每根根管锉从根管内取出后，将冲洗器递予医生冲洗根管，并用吸引器及时吸去冲洗液。同时准备酒精棉球或纱布，擦净根管锉表面的碎屑，吸引器吸走反流出的冲洗液
（5）复测根管长度：用主锉测量根管工作长度	依次递根管主锉、夹持器、根管治疗测量尺予医生
5. 根管消毒　感染根管有时需行根管封药，如不封药应在根管预备后直接根管充填	
（1）根管冲洗	递根管冲洗液予医生冲洗根管
（2）根管内封消毒剂：干燥根管并将消毒剂封于根管内	将吸潮纸尖递予医生擦干根管（图6-19） 在低速牙科手机上安装螺旋充填器，将适量根管消毒剂置于玻璃板上递予医生（图6-20）
（3）暂时封闭冠部：用水门汀充填器将暂时封闭材料放于患牙缺损处封闭根管	根据患牙缺损大小，用水门汀充填器取适量暂时封闭材料递予医生暂封（图6-21）

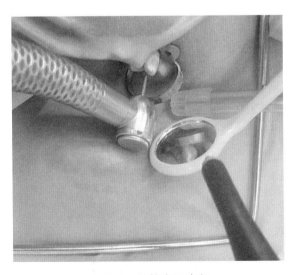

图6-10　保持术野清晰

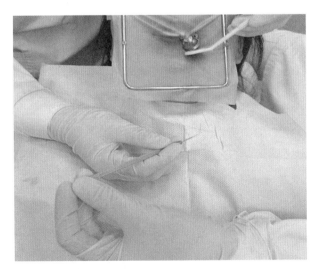

图6-11　传递拔髓针

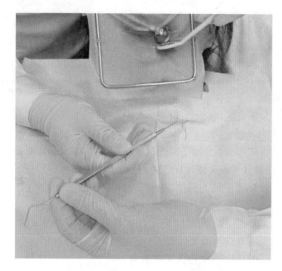

图 6-12 传递根管探针

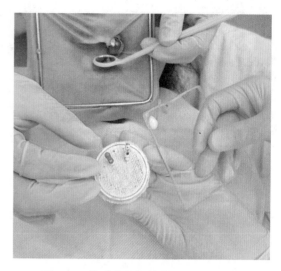

图 6-13 传递小号根管锉及根管润滑剂

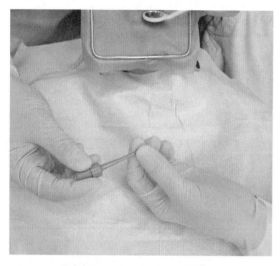

图 6-14 传递根尖定位仪夹持器

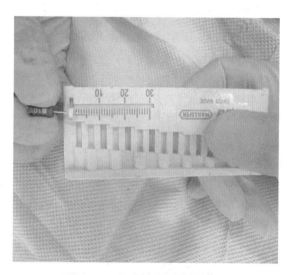

图 6-15 传递根管治疗测量尺

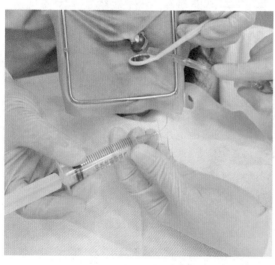

图 6-16 传递根管冲洗器

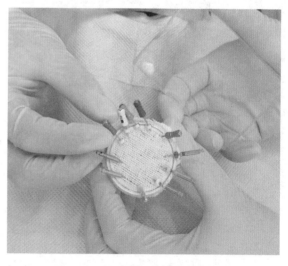

图 6-17 传递根管锉及根管润滑剂

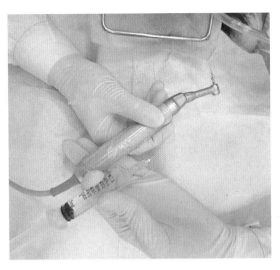

图 6-18　传递减速手机

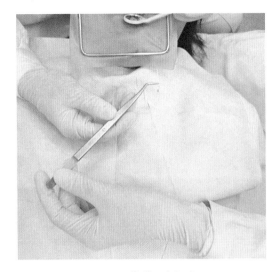

图 6-19　传递吸潮纸尖

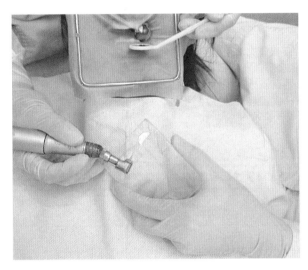

图 6-20　传递根管消毒剂

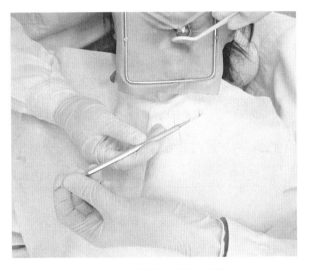

图 6-21　传递暂时封闭材料

三、冷牙胶侧方加压根管充填的护理配合

（一）用物准备

1. 常规用物、局部麻醉用物、橡皮障隔离系统、显微镜防护用物见本节根管预备用物准备。

2. 冷牙胶侧方加压根管充填用物　钻针及根管锉、显微镜平面反射口镜、水门汀充填器、调拌刀、根管冲洗器、根管封闭剂、超声手柄及工作尖、大号垂直加压器、牙髓镊、吸潮纸尖、清洁台、暂时封闭材料、侧压器、调拌板、根管治疗测量尺、牙胶尖、携热器、根管冲洗剂、根尖定位仪、唇勾及夹持器（图 6-22）。

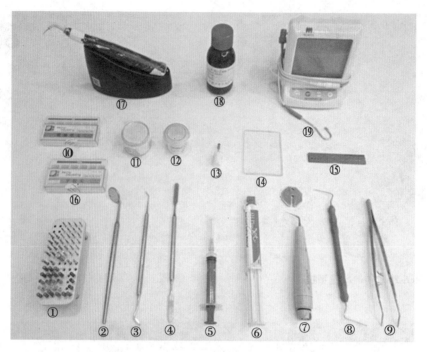

图6-22 冷牙胶侧方加压根管充填用物
①钻针及根管锉;②显微镜平面反射口镜;③水门汀充填器;④调拌刀;⑤根管冲洗器;⑥根管封闭剂;⑦超声工作尖;⑧大号垂直加压器;⑨牙髓镊;⑩吸潮纸尖;⑪清洁台;⑫暂时封闭材料;⑬侧压器;⑭调拌板;⑮根管治疗测量尺;⑯牙胶尖;⑰携热器;⑱根管冲洗剂;⑲根尖定位仪、唇勾及夹持器

(二) 冷牙胶侧方加压根管充填医护配合流程(表6-3)

表6-3 冷牙胶侧方加压术根管充填医护配合流程

医生操作流程	护士配合流程
1. 根充前准备	
(1) 选择ISO标准的主牙胶尖:将主牙胶尖插入根管内试是否有"回拉阻力",试主尖	选择与根管预备时主尖锉相同型号的ISO标准牙胶尖 用测量尺将其测量为根管工作长度或较工作长度短0.5mm后做标记(图6-23) 用牙髓镊夹住牙胶尖递予医生 用牙胶尖修剪尺的锋利刀片根据医生要求修剪牙胶尖尖端
(2) 选择侧压器	测压器标识工作长度
2. 根管充填	
(1) 充填主牙胶尖:将主牙胶尖蘸少许根管封闭剂插入根管,用侧压器向根管壁的一侧加压	参照说明书比例调拌根管封闭剂 用牙髓镊夹主牙胶尖蘸少许根管封闭剂后递予医生(图6-24) 接过牙髓镊传递侧压器(图6-25)
(2) 充填辅牙胶尖:在侧方加压形成的间隙中插入蘸有少许根管封闭剂的辅牙胶尖,继续侧方加压,交替向根管内插入辅牙胶尖及侧方加压,当侧压器只能进入根管口2~3mm时,完成根管充填	用牙髓镊夹辅牙胶尖蘸少许根管封闭剂后递予医生(图6-26),传递侧压器 交替传递辅牙胶尖及侧压器直至根管填满
用垂直加压加热器烫断根管口多余的牙胶尖,再用垂直加压器压实根管口牙胶	将充填器加热或垂直加压加热器递予医生(图6-27),交换垂直加压器(图6-28)
(3) 髓室处理:用酒精小棉球擦净髓室腔的糊剂	用牙髓镊夹酒精棉球递予医生(图6-29)
(4) 冠部暂时封闭:用水门汀充填将暂时封闭材料放于患牙缺损处封闭冠部	根据患牙缺损大小用水门汀充填器取适量暂时封闭材料递予医生暂封
3. 治疗结束 卸除橡皮障,拍摄X线片评价根管充填效果	递橡皮障夹钳予医生,协助卸除橡皮障 引导患者拍摄X线片 整理用物

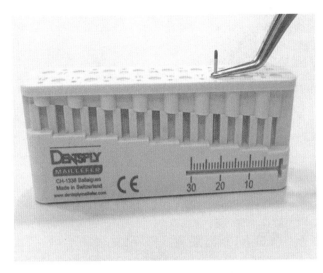

图 6-23　测量主牙胶尖长度

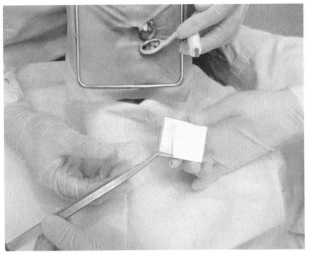

图 6-24　夹主牙胶尖蘸取根管封闭剂

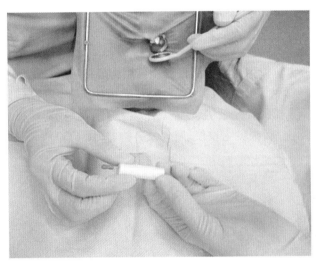

图 6-25　传递侧压器

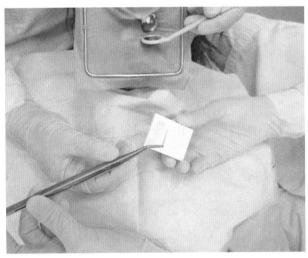

图 6-26　夹辅牙胶尖蘸取根管封闭剂

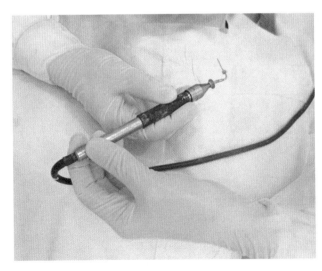

图 6-27　传递携热器

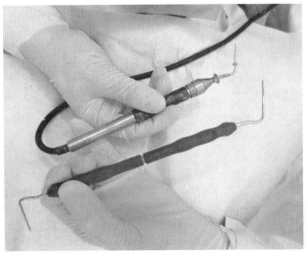

图 6-28　交换垂直加压器

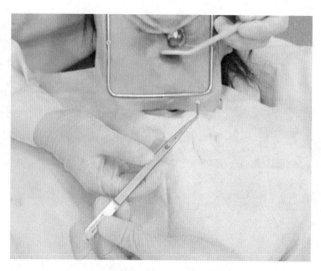

图6-29 用牙髓镊传递酒精棉球

四、热牙胶垂直加压充填护理配合

（一）用物准备

1. 常规用物、局部麻醉用物、橡皮障隔离系统、显微镜防护用物见本节根管预备用物准备。

2. 热牙胶垂直加压充填术用物 钻针及根管锉、显微镜平面反射口镜、水门汀充填器、调拌刀、根管冲洗器、根管封闭剂、超声手柄及工作尖、垂直加压器、牙髓镊、吸潮纸尖、清洁台、暂时封闭材料、调拌板、根管治疗测量尺、大锥度牙胶尖、携热器、回填仪、根管冲洗剂、根尖定位仪、唇勾及夹持器（图6-30）。

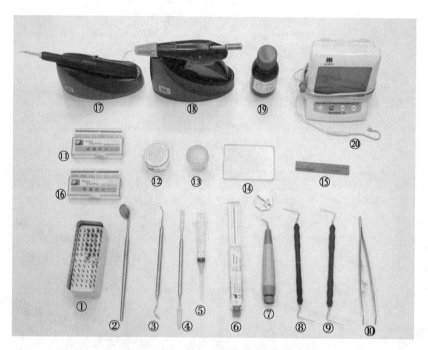

图6-30 热牙胶垂直加压根管充填术用物
①钻针及根管锉；②显微镜平面反射口镜；③水门汀充填器；④调拌刀；⑤根管冲洗器；⑥根管封闭剂；⑦超声工作尖；⑧大号垂直加压器；⑨小号垂直加压器；⑩牙髓镊；⑪吸潮纸尖；⑫清洁台；⑬暂时封闭材料；⑭调拌板；⑮根管治疗测量尺；⑯牙胶尖；⑰携热器；⑱回填仪；⑲根管冲洗剂；⑳根尖定位仪、唇勾及夹持器

（二）热牙胶垂直加压根管充填术（表6-4）

表6-4 热牙胶垂直加压根管充填技术医护配合流程

医生操作流程	护士配合流程
1. 根充前准备 （1）试主牙胶尖：告知护士所露主牙胶尖的工作长度、工作宽度（尖端直径）以及锥度。将大锥度主牙胶尖插入根管试牙胶尖是否在根尖1/3与根管壁紧密贴合，是否有明显的"回拉阻力"，在根管中1/3和冠1/3是否与根管形态相一致	按照医生要求准备合适锥度的牙胶尖，修剪尖端标记工作长度（图6-31），用牙髓镊夹主牙胶尖递予医生
（2）试垂直加压器：将量好长度的垂直加压器放入根管内，使其与根管壁相接触又不被卡紧 （3）选择携热器工作尖	选择不同型号的2～3支垂直加压器，分别适用于根管口、根中部和距根尖4～5mm处的根管宽度（图6-32） 将携热器工作尖量至工作长度-5mm，用止动片标记后递予医生
2. 根管充填 （1）将蘸有根管封闭剂的主牙胶尖插入根管	参照使用说明按比例调拌根管封闭剂 用牙髓镊夹取主牙胶尖蘸取少量根管封闭剂，使之裹满尖端5～6mm，递予医生
（2）热压主牙胶尖 1）用携热器工作尖齐根管口切断主牙胶尖，用垂直加压器压实 2）用携热器加热，将根管内的主牙胶尖迅速（3～4秒）压至距根尖4～5mm，停止加热，继续加压，再加热1秒，快速去除上段牙胶，用垂直加压器压实根尖部的主牙胶尖	打开携热器，当温度升至160℃时，传递携热器手柄，交换大号垂直加压器 传递携热器，当医生取出上段牙胶后，传递小号垂直加压器并清理携热器工作尖上的牙胶，酒精棉球擦净
（3）回填牙胶：将回填仪升温至200～220℃，牙胶注射头标准工作长度-5mm，插入根管回填至根管口，用大号垂直加压器在根管口压紧牙胶	传递中号垂直加压器，安装牙胶，标准牙胶回填仪注射头工作长度-5mm，升温，传递，交换大号垂直加压器（图6-33）
（4）髓室处理：用酒精小棉球擦净髓室腔的糊剂	用牙髓镊夹酒精棉球递予医生
（5）冠部封闭：用水门汀充填器将暂时封闭材料剂放于患牙缺损处封闭冠部	根据患牙缺损大小用水门汀充填器取适量暂时封闭材料递予医生暂封
3. 治疗后 卸除橡皮障	递橡皮障夹钳予医生，协助卸除橡皮障（图6-34） 嘱患者照牙片
照牙片评价根管充填的效果	整理用物

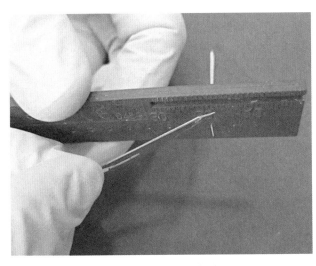

图6-31 根管治疗专用测量尺制备主牙胶尖

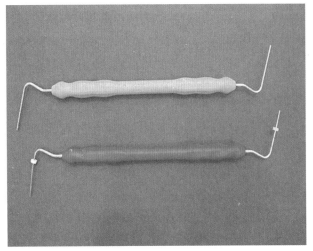

图6-32 准备垂直加压器

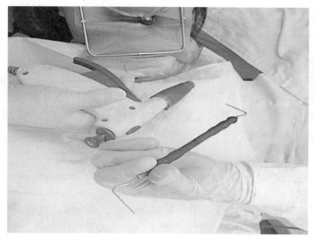

图 6-33　传递回填仪

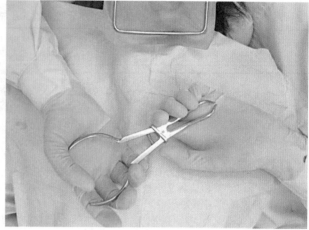

图 6-34　传递橡皮障钳

五、护理要点

1. 嘱患者操作时若有不适举左手示意,避免头部晃动造成组织损伤。

2. 钻针安装好后应查对是否就位,以防操作时钻针从机头脱落飞出。

3. 注射麻药时,严密观察患者用药后反应。

4. 使用橡皮障前,告知患者使用橡皮障是为了隔湿和防止唾液污染,防止异物误吞,以减轻患者的顾虑。

5. 随时保持医生操作视野清晰。医生治疗时,水雾和碎屑会飞溅在口镜上,护士可左手持三用枪用水雾间断地快速冲洗口镜。

6. 显微镜下配合

(1) 显微镜旋钮、手柄等要用保鲜膜、锡纸等防护,防止交叉感染。

(2) 保持正确坐姿,避免影响医生的操作视线。

(3) 传递器械时,应用左手的小指先轻碰一下医生的右手,先有一定的接触,即给予医生"传递信号",再传递器械并在确认医生拿稳后,再松手;传递时注意引导医生将器械工作端方向朝向髓腔。

7. 抽取冲洗液时务必确认冲洗器接头是否安装紧密,防止冲洗时接头脱离,冲洗液溅出。

8. 冲洗根管时,吸引器管不要离根管冲洗器针头太近,以免冲洗液直接被吸走,达不到冲洗的目的。

9. 某些根管工作长度测量仪会影响心脏起搏器的工作,安装心脏起搏器的患者需慎用。

10. 准确传递冲洗器、根管锉,防止锐器伤。

11. 冷牙胶侧方加压根管充填技术

(1) 选择与所备根管尺寸相匹配的侧压器。

(2) 严格遵守产品说明书的要求调拌根管封闭剂,现用现调。

(3) 若未使用橡皮障隔离技术,在烫断牙胶尖时,注意保护患者口角及口内组织,避免烫伤。

(4) 烫断根管口多余的牙胶尖时会产生烟雾,应用强力吸引器管吸引,避免患者因烟雾而引起呛咳。

12. 热牙胶垂直加压根管充填技术

(1) 选择与所备根管尺寸相匹配的垂直加压器、携热器的工作尖、回填仪工作尖。

(2) 充填过程中若未用橡皮障隔离,护理配合要点与冷侧压充填相同。

(3) 每次使用垂直加压器、携热器、回填仪后应用酒精棉球及时擦拭器械的工作端,既可避免根管充填材料的带出又可避免牙胶冷却后附着不易去除。

（4）使用前应预热回填仪工作尖并将针尖部分的冷却牙胶挤出 3cm，保证注射于根管内的牙胶有更好的流动性。

13. 携热器的维护与保养

（1）携热器机身宜用 75% 酒精棉球擦拭消毒，不宜用消毒液浸泡，避免仪器进水。

（2）携热器工作尖宜用 75% 酒精棉球擦拭消毒并单独打包灭菌，避免与其他锐利器械接触，损坏工作尖表面的保护膜。

14. 回填仪的维护与保养

（1）回填仪的工作尖在预弯前应将机器加热到 200℃ 且工作尖不要反复弯折，导致工作尖折断。

（2）回填仪清洁时应将机器加热到 200℃，挤出所有牙胶尖后，使用专用清洁剂清理管腔内残留的牙胶并去除所有异物。

（3）检查注射枪栓塞杆密封圈，如密封圈已磨损或丢失，应替换密封圈组件。

六、术后宣教

1. 告知患者术后患牙出现轻度疼痛或不适感属于正常反应。如有剧痛反应随时就诊。

2. 嘱患者在根管治疗期间避免用患侧咀嚼硬物。

3. 嘱患者按时复诊。

（严红　任敏　刘玲　彭兰）

第三节　显微镜修补术的临床护理技术

髓室底穿孔是根管治疗过程中出现的一种并发症。一旦发现穿孔，需尽早借助手术显微镜进行修补。理想的修补穿孔材料应具备：易于操作、不吸收、生物相容性好、美观和封闭性好等特点。目前临床普遍使用三氧化物凝聚体（Mineral Trioxide Aggregate，MTA）及生物陶瓷材料进行穿孔部位的修补。本节将以 MTA 材料为例介绍显微根管修补的临床护理配合。

一、用物准备

1. 常规用物　检查器（口镜、镊子、探针）、吸引器管、防护膜、护目镜、口杯、三用枪、敷料、凡士林棉签。

2. 局部麻醉用物　表面麻醉剂、灭菌棉签、专用注射针头、卡局芯式麻醉剂、卡局式注射器或计算机控制无痛局麻注射仪、碘伏棉签。

3. 橡皮障隔湿用物　橡皮障布、打孔器、橡皮障夹钳、橡皮障夹、橡皮障支架、牙线、橡皮障固定楔线、橡皮障定位打孔模板、开口器、剪刀。

4. 手术显微镜辅助根管修补术用物

（1）手术显微镜用物：根管探针、显微镜吸引器、显微镜气枪；手术显微镜（图 6-35、6-36）。

（2）根管修补术用物：生理盐水、根管锉、吸潮纸尖、根尖定位仪、唇勾及夹持器、MTA 收集器、MTA 粉、MTA 输送器、显微镜平面反射口镜、牙髓镊、垂直加压器、水门汀充填器、调拌刀、调拌板、冲洗器、高、低速牙科手机（图 6-37）。

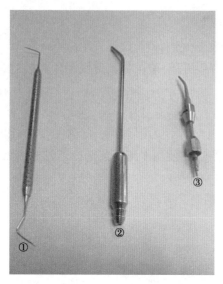

图 6-35 手术显微镜用物
①根管口探针;②显微镜吸引器;③显微镜气枪

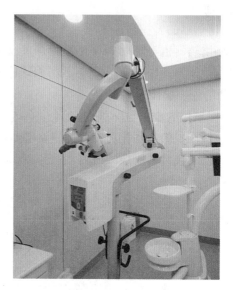

图 6-36 手术显微镜

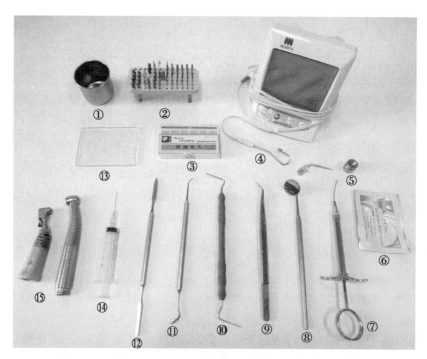

图 6-37 根管修补术用物
①生理盐水;②根管锉;③吸潮纸尖;④根尖定位仪、唇勾及夹持器;⑤MTA 收集器;⑥MTA 粉;⑦MTA 输送器;⑧显微镜平面反射口镜;⑨牙髓镊;⑩垂直加压器;⑪水门汀充填器;⑫调拌刀;⑬调拌板;⑭冲洗器;⑮高、低速牙科手机

二、显微修补术医护配合流程(表6-5)

表6-5　显微修补术医护配合流程

医生操作流程	护士配合流程
1. 治疗前准备 (1) 询问患者病史,向患者交代病情、治疗计划、相关费用	根据治疗方法准备用物及X线片。套手术显微镜头防护罩并在显微镜可能被污染的部位贴防护膜 用凡士林棉签润滑口角,防止口镜牵拉造成患者痛苦 递碘伏棉签予医生消毒麻醉部位
(2) 麻醉:局部浸润麻醉或传导阻滞麻醉	遵医嘱准备麻醉剂及合适针头。检查注射器各关节是否连接紧密,核对麻醉剂的名称、浓度、剂量、有效期及患者姓名等,无误后抽吸或安装麻药递予医生
(3) 放置橡皮障	协助医生放置橡皮障
2. 确定穿孔位置 (1) 进入髓腔,修整髓室,去除入路阻挡,形成顺畅进入根管的入路	在牙科手机上安装开髓钻、安全钻针递予医生。揭顶过程中,协助吸净口内冲洗液和冷却水
(2) 手术显微镜准备摆好显微镜的位置并调整瞳距、焦距	打开显微镜,协助摆好显微镜的位置,将显微镜光源对准患者口腔,将各关节旋钮拧紧,调节光源强度。安装显微镜吸引器、显微镜气枪
(3) 穿孔位置确定:在显微镜下发现髓底异常出血部位,吸潮纸尖擦干根管	使用显微镜气枪吹净口镜及患牙,保证术野清晰,传递显微镜平面反射口镜及根管口探针。将根管锉安装在根管测量仪上,将唇勾挂在患者口角,协助医生寻找穿孔位置(图6-38)。
3. MTA材料修补 (1) 根管准备:使用生理盐水冲洗根管,吸潮纸尖擦拭根管(图6-39)。使用小棉球将穿孔附近的根管进行填塞,以免MTA材料落入根管	将冲洗器递予医生,及时吸净冲洗液,协助吹干患牙 用牙髓镊夹住吸潮纸尖递予医生擦干根管,同时接过使用过的吸潮纸尖,反复传递直至根管及穿孔部位干燥。传递小棉球,封闭穿孔部位附近的根管
(2) 穿孔部位的修补:使用MTA输送器将MTA糊剂放入穿孔处并使用垂直加压器将MTA压实,逐层添加MTA糊剂,逐层加压,直至填满	取适量的MTA粉和无菌蒸馏水,调拌至糊状,放入MTA收集器。将MTA置于输送器递予医生修补穿孔部位(图6-40)。传递垂直加压器,压实MTA修补材料。交替传递MTA输送器和垂直加压器,直至穿孔部位修补完成(图6-41)
4. 暂时封闭　将封闭穿孔部位附近根管的棉球取出。将湿润棉球放置于髓腔,用暂时封闭材料暂封	传递探针,取出封闭其他根管的棉球 将湿润棉球递予医生 根据患牙缺损大小,用水门汀充填器取适量暂时封闭材料递予医生暂封
5. 治疗后　卸除橡皮障,拍X线片	递橡皮障夹钳予医生,协助卸除橡皮障 整理用物

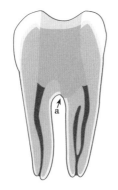

图6-38　a代表穿孔部位

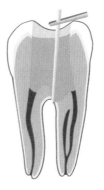

图6-39　吸潮纸尖擦干穿孔部位

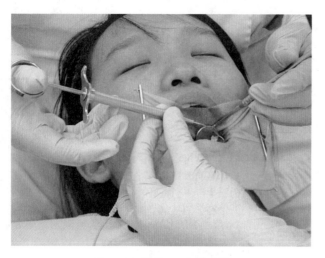

图 6-40　传递 MTA 输送器

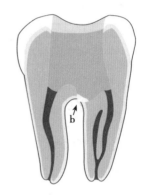

图 6-41　b 代表修补后的穿孔部位

三、护理要点

1. 通常在显微镜下操作时间较长,术前应向患者交代若有不适,请举左手示意,避免头部晃动导致显微镜视野丢失。也可在患牙对侧放置咬合垫,以减少患者张口的疲劳。

2. 调拌好的 MTA,不宜过稠或过稀,以充填器可盛起即可。过稀过稠均难于取用且影响充填效果。此外 MTA 易干散,调拌后应及时递予医生,材料调拌过程中,可在旁边备少许蒸馏水,待其干燥时可适量滴入 1~2 滴。

3. 在显微镜下操作时,医生的手应保持在操作区不变,需要护士及时取回使用器械并将所需的器械材料递予医生,以减少医生视野的改变。

4. 显微镜使用和保养

(1) 显微镜应放置在干燥、无尘、无腐蚀的地方。每次使用前应将显微镜各关节打开,调整好使用的位置后,再将关节锁紧。

(2) 使用显微镜时,一般先将放大倍数置于低倍(×3 ~ ×8),在临床使用时再根据需要做进一步调节。

(3) 显微镜镜头应尽量使用防护罩,避免操作中消毒液、血液、唾液和治疗碎屑喷溅到镜头上。在没有防护罩的情况下,每次使用后应用专用镜头纸轻轻擦拭镜头,保持镜头清洁,同时避免擦拭过程中镜头的划伤。

四、术后宣教

1. 告知患者如患牙出现疼痛或不适感,随时复诊。

2. 治疗期间避免用患侧咀嚼。

3. 嘱患者一周后复诊,完成患牙的充填。

（刘　萌）

第四节 根尖手术的临床护理技术

根尖手术是牙髓外科最重要和最常用的手术,包括根尖切除术、根尖搔刮术和根尖倒充填术。

一、适应证

1. 根管治疗失败,不能进行根管再治疗或再治疗失败时。
2. 根尖囊肿。

二、用物准备

1. 常规用物 检查器(口镜、镊子、探针)、吸引器管、防护膜、护目镜、口杯、三用枪、敷料、凡士林棉签。

2. 局部麻醉用物 表面麻醉剂、灭菌棉签、专用注射针头、卡局芯式麻醉剂、卡局式注射器或计算机控制无痛局麻注射仪、碘伏棉签。

3. 根尖切除术用物

(1) 超声设备:多功能超声根管治疗仪、超声倒预备工作尖、超声手柄(图6-42)。

(2) 根尖手术器械:无菌镊子罐、20ml冲洗器、11#尖刀片、无菌纱布、手套、眼科剪、无菌吸潮纸尖、钻针、缝针缝线、孔巾、高速牙科手机、持针器、金属吸引器管、手术刀柄、牙髓镊、调拌刀、骨膜分离器、挖匙、倒充填器械、MTA(三氧化物聚合物)收纳器、调拌板、敞口杯、双碟(图6-43)。

(3) 材料和药品:0.2%醋酸氯己定漱口液、75%酒精棉球、MTA、生物骨粉和胶原膜、10%福尔马林、0.9%生理盐水(图6-44)。

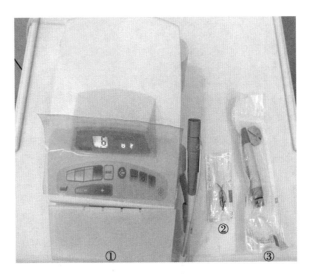

图6-42 超声设备
①多功能超声根管治疗仪;②超声倒预备工作尖;③超声手柄

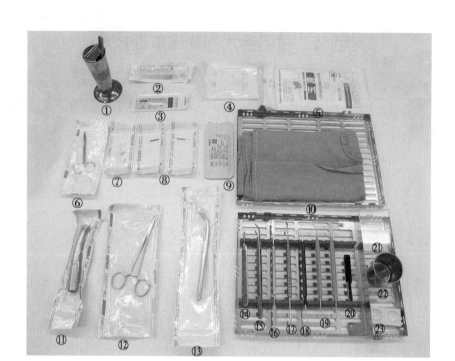

图 6-43　根尖手术器械

①无菌镊子罐;②20ml 冲洗器;③11[#]尖刀片;④无菌纱布;⑤手套;⑥眼科剪;⑦无菌吸潮纸尖;⑧钻针;⑨缝针缝线;⑩孔巾;⑪高速牙科手机;⑫持针器;⑬金属吸引器管;⑭手术刀柄;⑮牙髓镊;⑯调拌刀;⑰骨膜分离器;⑱挖匙;⑲倒充填器械;⑳MTA(三氧化物聚合物)收纳器;㉑调拌板;㉒敞口杯;㉓双碟

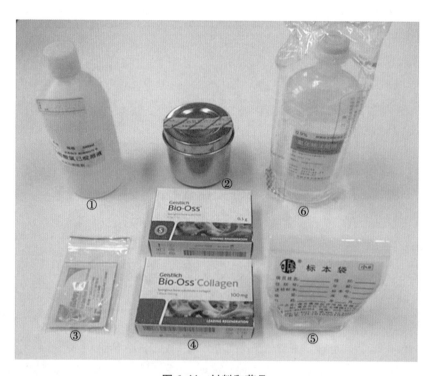

图 6-44　材料和药品

①0.2% 醋酸氯己定漱口液;②75% 酒精棉球;③MTA;④生物骨粉;⑤10% 福尔马林;
⑥生理盐水

三、根尖切除手术医护配合流程(表6-6)

表6-6　根尖切除手术医护配合流程

医生操作流程	护士配合流程
1. 手术前准备 (1) 术前检查:既往病史回顾,血液检查、口腔检查 (2) 术前告知:向患者交代病情、手术过程、相关费用、注意事项,签知情同意书	准备手术用物,将X线片置于观片灯上(图6-45)
2. 手术流程 (1) 消毒:0.2%醋酸氯己定消毒口内,用75%酒精棉球消毒患者口外 (2) 麻醉:局部浸润麻醉或传导阻滞麻醉	倒0.2%醋酸氯己定漱口液予口杯,嘱患者含漱1分钟,递75%的酒精棉球及无菌镊予医生 递碘伏棉签予医生消毒麻醉部位 遵医嘱准备麻醉剂及合适针头。检查注射器各关节是否连接紧密,核对麻醉剂的名称、浓度、剂量、有效期及患者姓名等,无误后抽吸或安装麻药递予医生
(3) 铺巾:戴无菌手套,将孔巾铺于患者的头部,暴露手术部位(图6-47) (4) 切口(图6-51)	戴无菌手套,传递孔巾(图6-46) 连接吸引器管(图6-48) 用持针器将11号手术刀片后安装于手术刀柄后递予医生(图6-49、6-50),及时用吸引器管吸净伤口渗血,保持术野清晰
(5) 翻瓣:用骨膜分离器剥离粘骨膜瓣,暴露出根尖病损的骨板(图6-53) (6) 硬组织的处理:用骨凿或挖匙去除根尖已破坏的骨板,如果骨板完整,用球钻去除部分骨块(去骨开窗),暴露根尖病灶(图6-55) (7) 刮除病变组织:用挖匙彻底刮除根尖病变的肉芽组织、囊肿等(图6-56) (8) 根尖切除:用裂钻将根尖切除约2~3mm(图6-57)	递骨膜分离器予医生(图6-52),用纱布协助止血,及时用吸引器管吸净伤口渗血 递骨凿或锋利的挖匙予医生(图6-54) 将球钻安于高速牙科手机后递予医生,及时用吸引器管吸净口内的水和血液 传递挖匙,用无菌纱布随时擦净器械上的血迹及炎性物质 传递安装好裂钻的高速牙科手机,用吸引器管及时吸净口内的血及唾液
(9) 根尖倒预备:将超声倒预备头深入牙根截断面并备出单面洞,距根尖约3mm(图6-58)。0.9%生理盐水冲洗 (10) 根尖倒充填 ①无菌纱布填塞骨腔止血 ②无菌吸潮纸尖干燥倒预备洞形(图6-61) ③用倒充填器械取适量MTA送入倒预备的单面洞中(图6-64)	遵医嘱选择不同型号的超声倒预备头,安装于超声手柄后递予医生,吸引器管及时吸净血及唾液 传递无菌纱布(图6-59) 传递夹取无菌吸潮纸尖的牙髓镊(图6-60) 取适量的MTA粉和无菌蒸馏水,放于调拌板上用调拌刀调拌至糊状后放入MTA收纳器中,传递MTA及倒充填器械(图6-62、6-63)
④将MTA糊剂逐层送入,用不同型号的倒充填器械将MTA压实,逐层放入,逐层加压,直至填满 ⑤将填塞止血的纱布取出 (11) 冲洗术区:充分冲洗术区,去除残余的肉芽组织和充填材料(图6-65) (12) 骨腔填塞:如果根尖周组织破坏大,可植入人工骨粉或覆盖胶原膜以利于骨组织的修复。用镊子直接将骨粉夹入骨腔内,使骨腔中的血液完全浸没骨粉,进行骨腔填塞(图6-67) (13) 瓣复位缝合(图6-68)	遵医嘱反复传递MTA材料、倒充填器械 传递镊子并协助清点纱布 传递生理盐水冲洗器,及时吸唾 遵医嘱选择人工骨粉。将骨粉置于双碟中,递于医生操作区便于夹取并传递镊子(图6-66) 传递缝针缝线,协助剪线
3. 术后　术区轻加压止血	传递生理盐水湿纱布 整理并清点手术用物,遵医嘱将刮除的病变组织浸泡于10%的福尔马林液中送病理进行检验

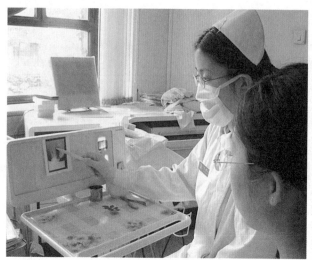

图 6-45　将 X 线片置于观片灯上

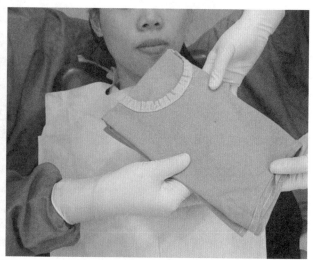

图 6-46　传递孔巾

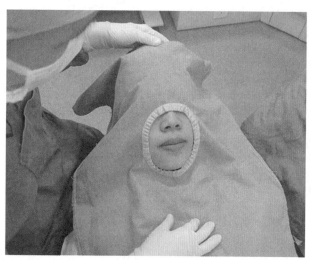

图 6-47　铺巾

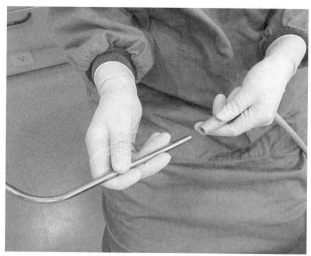

图 6-48　连接吸引器管

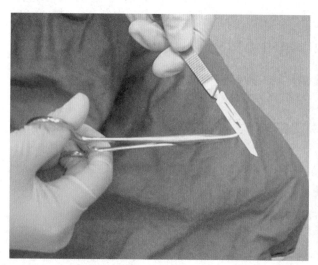

图 6-49　安装刀片

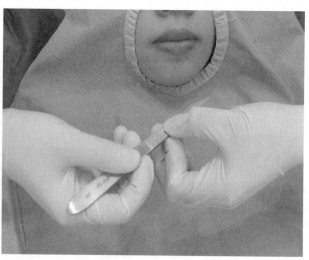

图 6-50　传递手术刀

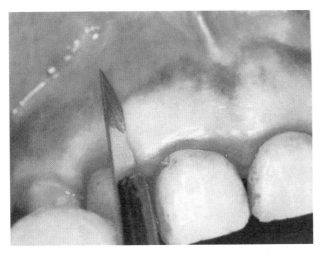

图 6-51　切开患牙根尖黏膜

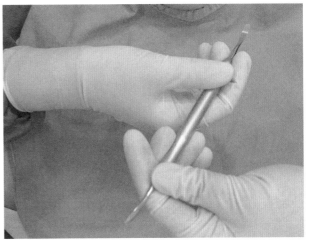

图 6-52　传递骨膜分离器

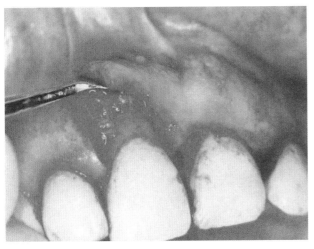

图 6-53　翻瓣

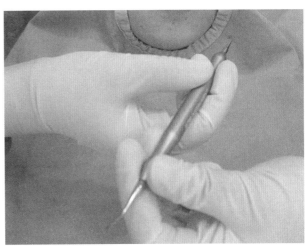

图 6-54　传递挖匙

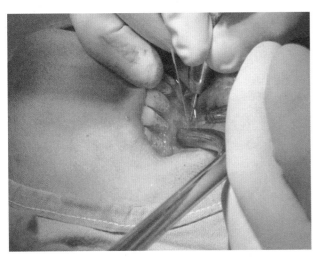

图 6-55　去骨开窗

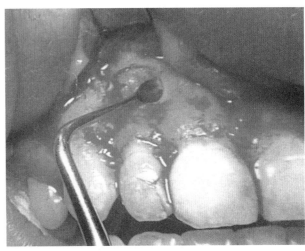

图 6-56　根尖搔刮

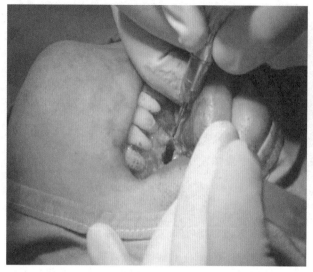

图 6-57　根尖切除

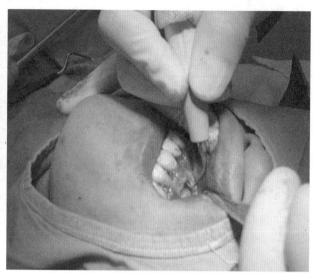

图 6-58　超声倒预备

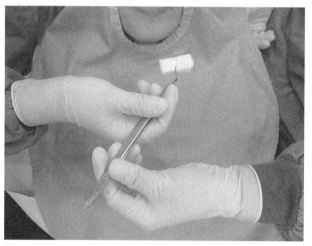

图 6-59　传递无菌纱布

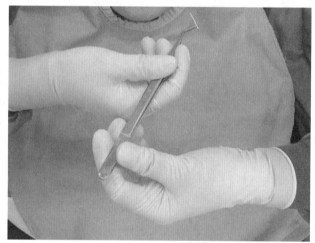

图 6-60　传递无菌吸潮纸尖

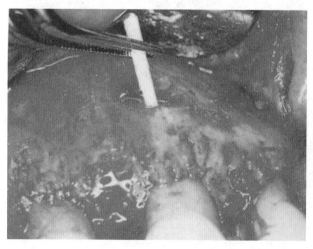

图 6-61　吸潮纸尖干燥倒预备洞型

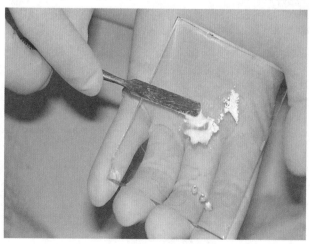

图 6-62　调拌 MTA

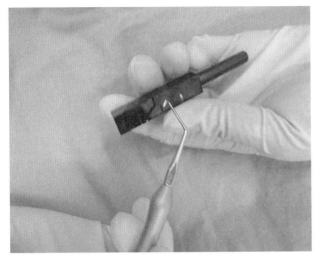

图 6-63　传递 MTA

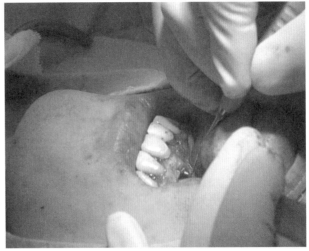

图 6-64　根尖倒充填

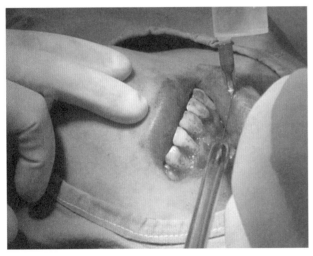

图 6-65　冲洗术区

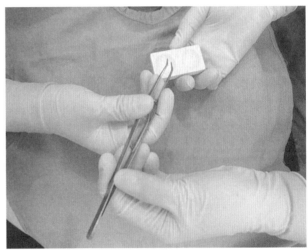

图 6-66　传递骨粉

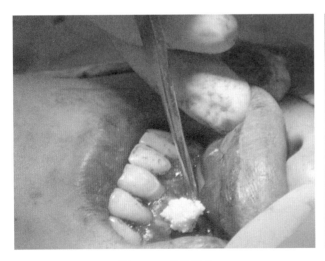

图 6-67　骨腔填塞

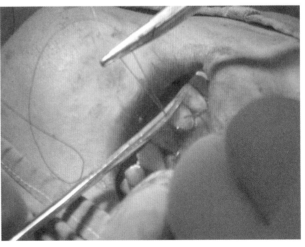

图 6-68　瓣复位缝合

四、护理要点

1. 嘱患者在术中若有不适,请举左手示意,避免头部晃动造成软组织损伤。

2. 注射麻药时,告知患者尽量放松,观察患者用药后反应。

3. 术中及时用无菌纱布擦净器械上的血渍及炎性组织并及时用吸引器管吸净手术部位的血液,保持术野清晰。

4. 术中严格执行无菌操作原则。

5. MTA 调和后易干、易散、不易放入,使用时应现用现调,将调好后的 MTA 堆成细长条以方便医生取用。

6. 由于骨粉为生物制品,一定要现用现打开,多余的骨粉严禁再次使用。

五、术后宣教

1. 嘱患者术后 2 小时禁食,24 小时内以偏冷的流食或软食为主,忌食刺激、热的食物,禁烟酒。

2. 24 小时内间歇用冰袋冷敷术区。遵医嘱术后服消炎止痛药。

3. 嘱患者 24 小时内勿刷牙、漱口、吸吮伤口及频繁吐口水,防止伤口出血。

4. 告知患者术后 3 天内术区可能会有轻度肿痛,体温升高(低于 38℃)为正常的术后反应,可不予处理。

5. 术后一周内不可用患侧咬硬物,饭后用漱口液漱口,保持清洁,防止感染。

6. 嘱患者若有不适随时就诊,术后 5~7 天拆线。

7. 定期复查,复诊拍摄 X 线片,以便追踪观察根尖周组织的愈合情况。

(钱海虹)

第七章 儿童口腔常见疾病护理技术

第一节 乳牙根管治疗术的临床护理技术

乳牙根管治疗术是通过根管预备和药物消毒去除根管内的牙髓及感染物质,然后用可吸收的材料充填根管,达到治疗的目的。根管治疗术是乳牙牙髓治疗的重要方法。

一、适应证

主要用于急慢性牙髓炎、牙髓坏死、根尖周炎等具有保留价值的乳牙。

二、用物准备

1. 常规用物 检查器(口镜、镊子、探针)、吸引器管、防护膜、护目镜、口杯、三用枪、敷料、高速牙科手机、低速牙科手机、凡士林棉签、光敏固化灯。

2. 局部麻醉用物 计算机控制无痛局麻注射仪、表面麻醉剂、无菌棉签、碘伏棉签、卡局芯式麻醉剂、驱动装置、脚踏、一次性带柄注射器针头。

3. 橡皮障隔湿用物 橡皮障布、打孔器、橡皮障夹钳、橡皮障夹、橡皮障支架、牙线、橡皮障固定楔线、橡皮障定位打孔模板、开口器、剪刀、水门汀充填器。

4. 根管预备和根管充填用物 各型车针及螺旋输送器、挖匙、水门汀充填器、清洁台及 21mm K 型根管锉、根管冲洗器、吸潮纸尖、根管充填糊剂、牙髓镊、根管消毒剂、拔髓针、髓针柄、暂时封闭材料、根管冲洗液(图7-1)。

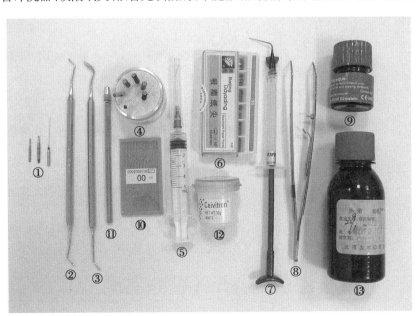

图 7-1 根管预备和根管充填用物

①各型车针及螺旋输送器;②挖匙;③水门汀充填器;④清洁台及 21mm K 型根管锉;⑤根管冲洗器;⑥吸潮纸尖;⑦根管充填糊剂;⑧牙髓镊;⑨根管消毒剂;⑩拔髓针;⑪髓针柄;⑫暂时封闭材料;⑬根管冲洗液

5. 垫底及充填用物　水门汀充填器、树脂雕刻刀、树脂压光器、酸蚀剂、粘接剂、小棉棒、光固化复合树脂、咬合纸、调拌刀、调拌板、成形片、金钢砂车针、玻璃离子水门汀粉和液（图7-2）。

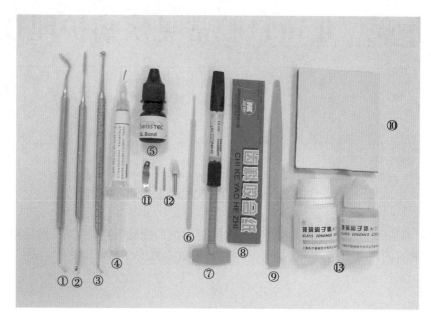

图7-2　垫底及充填用物
①水门汀充填器；②树脂雕刻刀；③树脂压光器；④酸蚀剂；⑤粘接剂；⑥小棉棒；
⑦光固化复合树脂；⑧咬合纸；⑨调拌刀；⑩调拌板；⑪成形片；⑫金刚砂车针；
⑬玻璃离子水门汀粉和液

三、乳牙根管治疗术医护配合流程（表7-1）

表7-1　乳牙根管治疗术医护配合流程

医生操作流程	护士配合流程
1. 治疗前准备	
（1）做好患儿的心理护理	引导患儿坐于综合治疗椅上,向患儿及家长讲解治疗的主要过程,减轻患儿的焦虑情绪
（2）局部麻醉	用凡士林棉签润滑口角,防止口镜牵拉造成患儿痛苦
	安装局部麻醉药物到注射仪上,递碘伏棉签予医生,注射时双手协助固定患儿头部,避免突然摆动造成误伤
（3）橡皮障隔湿	按照常规安装橡皮障系统
2. 去净腐质,制备洞形,揭净髓室顶	安装牙科手机及车针,去腐时协助吸唾,强力吸引器管置于患牙旁,保持术野清晰,随时调整灯光,用挖匙去除腐质时及时用棉球清除上面残留物质,保持器械清洁(图7-3)
3. 探查根管数目,拔髓	递探针予医生
	将拔髓针安装在髓针柄上递予医生(图7-4),夹取棉卷,用于擦去拔出的残髓
4. 进行根管预备,交替进行根管药物冲洗	传递冲洗器,使用清洁台依次传递根管锉予医生(图7-5),用根管冲洗器抽取根管冲洗液备用,根管预备过程中交替进行根管冲洗;冲洗过程中及时吸净冲洗液
5. 干燥根管	协助医生进行隔湿,用牙髓镊夹取吸潮纸尖递予医生

医生操作流程	护士配合流程
6. 根管消毒封药,放置暂时封闭材料	取适量根管消毒剂递予医生,安装螺旋输送器。用水门汀充填器取暂时封闭材料递予医生进行暂时封闭
7. 根据患牙情况预约复诊治疗	协助预约患儿复诊时间,嘱患儿在暂时封闭材料硬固前不要用患侧咬硬物
8. 患儿复诊　去除暂时封闭材料,再次消毒干燥根管后进行根管充填	协助去除多余暂时封闭材料,传递根管冲洗液冲洗根管,及时吸走冲洗药液,用牙髓镊夹取吸潮纸尖递予医生擦干根管,安装螺旋输送器,传递根管充填糊剂予医生
9. 清除多余的根管充填糊剂,封闭根管口。拍 X 线片	根管充填时及时用棉球清除输送头上多余的根管充填糊剂(图7-6),夹取消毒小棉球递予医生对糊剂进行加压充填,用水门汀充填器取适量暂时封闭材料递予医生进行暂时充填。协助开具 X 线拍摄单
10. X 线显示恰填后,用玻璃离子水门汀垫底,修整洞形	协助去除部分暂时封闭材料,调拌垫底玻璃离子水门汀,递水门汀充填器予医生,在材料固化前传递挖匙修整垫底玻璃离子边缘,及时清除器械上的材料
11. 光固化复合树脂充填	同光固化复合树脂充填护理步骤(详见第四章第一节)
12. 卸除橡皮障	递橡皮障夹钳予医生,协助卸除橡皮障;整理用物

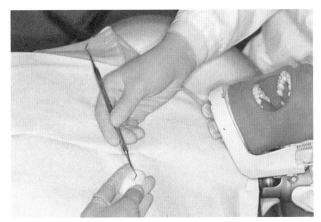

图7-3　保持器械清洁

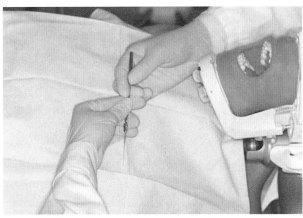

图7-4　传递拔髓针及髓针柄

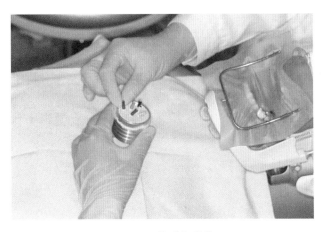

图7-5　传递根管锉

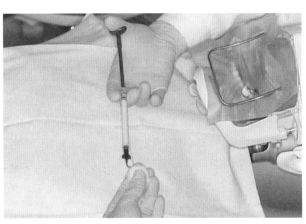

图7-6　及时清除残余糊剂

四、护理要点

1. 局部麻醉的过程中注意协助控制患儿的头部,防止头部的突然摆动造成误伤。麻醉药物注射后注意观察患儿的不良反应。

2. 安装橡皮障前要向患儿及家长说明情况,取得配合。

3. 因患儿口底浅,要及时吸净口内的唾液,保持术野清晰,同时注意保护黏膜,防止误伤。

4. 使用根管冲洗液时要及时吸走多余的药液,避免药液引起患儿不适。

5. 因根管治疗时间比较长,治疗过程中注意与患儿沟通,安抚患儿,取得配合。

6. 传递麻醉注射器时注意避开患儿的视线,减少患儿的恐惧。

7. 抽取根管冲洗液时确认冲洗器头是否安装紧密,防止冲洗时头部脱离,冲洗液溅出。

五、术后宣教

1. 根管预备 24 小时内,因暂时封闭材料尚未完全硬固,嘱患儿勿用患侧咬硬物。

2. 嘱患者根管预备后按时复诊进行根管充填。完成充填后每 3 ~ 6 个月复查一次。如有不适及时复诊。

第二节　乳牙金属预成冠修复术的护理技术

金属预成冠修复术是采用不锈钢或镍铬合金制作的预成全冠覆盖牙冠表面的修复治疗方法。目前是乳牙牙冠修复的方法之一。

一、适应证

1. 大面积龋坏造成牙齿严重缺损。

2. 发育不全的牙齿。

3. 缺隙保持器的固位装置。

4. 单个牙齿多个牙面龋坏的情况。

5. 咬合面重度磨耗,如夜磨牙。

二、用物准备

1. 常规用物　检查器(口镜、镊子、探针)、吸引器管、防护膜、护目镜、口杯、三用枪、敷料、高速牙科手机、凡士林棉签。

2. 冠修复用物　低速直牙科手机、牙体预备用金刚砂车针、金属预成冠、金属磨石、金冠弯剪、缩颈钳、咬合纸、污物杯(图 7-7)。

3. 冠粘接用物　玻璃离子水门汀粉和液、专用量勺、调拌板、调拌刀、挖匙、75% 酒精棉球(图 7-8)。

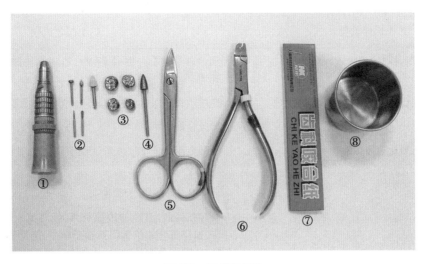

图 7-7 冠修复用物
①低速直牙科手机;②金刚砂车针;③金属预成冠;④金属磨石;⑤金冠弯剪;
⑥缩颈钳;⑦咬合纸;⑧污物杯

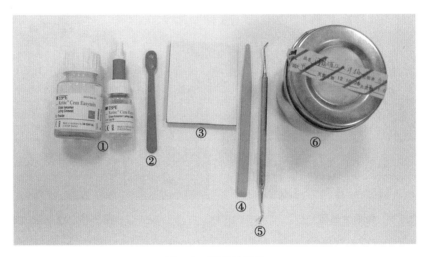

图 7-8 冠粘接用物
①玻璃离子水门汀粉和液;②专用量勺;③调拌板;④调拌刀;
⑤挖匙;⑥75%酒精棉球

三、乳牙金属预成冠修复术医护配合流程(表 7-2)

表 7-2 乳牙金属预成冠修复术医护配合流程

医生操作流程	护士配合流程
1. 治疗前准备 做好患儿的心理护理	引导患儿坐于综合治疗椅上,向患儿讲解治疗的主要过程,减轻患儿的焦虑情绪;用凡士林棉签润滑口角,防止口镜牵拉造成患儿痛苦
2. 选择型号合适的金属预成冠	协助医生选择预成冠,将试戴后不合适的冠重新灭菌备用
3. 牙体预备	安装牙体预备用金刚砂车针在高速牙科手机上,牙体预备过程中及时吸走冷却水,保持视野的清晰

续表

医生操作流程	护士配合流程
4. 根据牙体预备高度对冠的边缘进行修整	递金冠弯剪予医生(图7-9),边缘修整过程中用污物杯接住碎屑
5. 修整冠的外形,使预成冠与牙齿结合更加紧密	递缩颈钳予医生,协助修整冠的外形(图7-10、7-11)
6. 咬合调整	递咬合纸予医生
7. 咬合高度合适后,磨光冠边缘	安装金刚砂车针,磨光过程中用强力吸引器管吸走磨下的碎屑
8. 清洁牙体和预成冠	递75%酒精棉球予医生
9. 粘接预成冠	调拌粘接剂,沿冠的边缘放入,使之流入冠内均匀涂布一薄层,按照患牙的位置将冠递予医生,协助隔湿,粘接后传递挖匙,去除多余的粘接剂,及时清除器械上的粘接剂(图7-12 ~ 7-14);整理用物

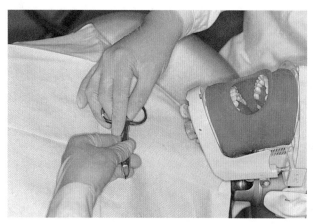

图 7-9　传递金冠剪

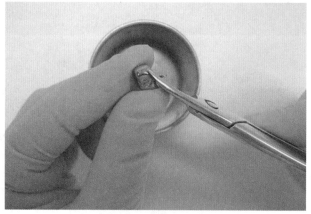

图 7-10　修整冠边缘

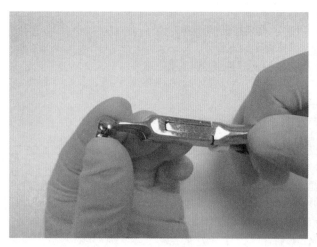

图 7-11　修整冠的外形

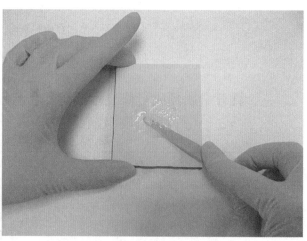

图 7-12　调拌粘接剂

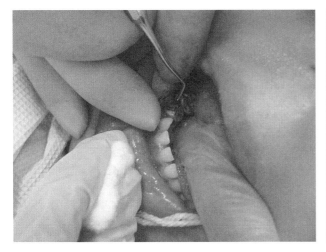

图7-13 放置粘接剂

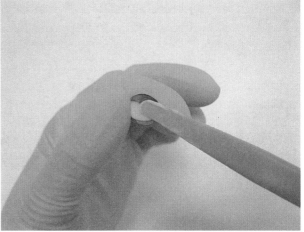

图7-14 去除多余粘接剂

四、护理要点

1. 进行牙体预备时,护理人员应及时吸唾,同时注意保护软组织,防止误伤。
2. 冠粘接过程中要协助医生充分隔湿。
3. 粘接剂的调拌严格按照材料说明书完成。
4. 传递预成冠时应注意患牙的位置和方向。
5. 在边缘修整和磨光过程中应为患儿佩戴护目镜,防止操作中的碎屑溅入患儿眼睛。
6. 因冠体积小,口内试戴拿取过程中注意防止误吞误吸。

五、术后宣教

1. 告知患儿及家长金属预成冠修复后可正常进食。
2. 告知家长每3~6个月复查一次。如发生冠的脱落、穿孔及冠缘的炎症时及时就诊。

第三节 非合作患儿束缚下口腔治疗护理配合技术

临床中常有因恐惧、焦虑等原因不能主动配合完成治疗的患儿。为保障这部分患儿的安全,常在征求家长同意的情况下采取强制性的方法(如束缚板)控制患儿的四肢和头部运动下完成治疗。在非合作患儿束缚下治疗过程中,护理工作的重点是在配合完成治疗的同时,避免误伤、误吞、误吸等情况的发生。

一、适应证

适用于临床中不能主动配合完成治疗,无全身性疾病的患儿。

二、用物准备

1. 常规用物 检查器(口镜、镊子、探针)、吸引器管、防护膜、护目镜、口杯、三用枪、敷料、高速牙科手机、低速牙科手机、凡士林棉签。
2. 束缚用物 束缚板、包裹用夹布、塑料开口器(图7-15、7-16)。

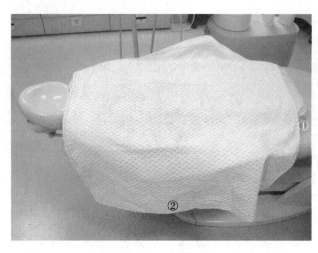

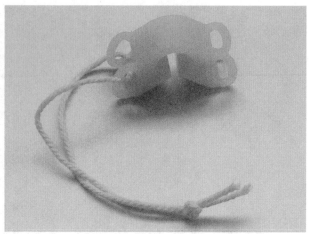

图7-15　束缚用物
①束缚板;②包裹用夹布

图7-16　塑料开口器

三、护理配合技术

1. 安抚患儿,了解患儿的全身情况,向家长交代束缚下口腔治疗的过程,在取得同意及配合后协助签署知情同意书。

2. 将口腔综合治疗椅调节至平卧状,将束缚板平放在诊椅上,将包裹夹布平铺于束缚板上。

3. 嘱患儿脱去外衣,以避免治疗中患儿哭闹,大量出汗。

4. 摘下患儿身上的装饰物。

5. 让患儿平躺在夹布上,肩部与夹布的上端平齐,用夹布包裹患儿的四肢并将尼龙搭扣相互粘贴(图7-17～7-22)。

6. 将开口器放置在患儿磨牙间,安全绳留置在口外,防止误吞。治疗过程中护士用示指加以固定,防止患儿吐出造成误伤(图7-23)。

7. 治疗过程中需有两名护理人员进行配合,固定患儿头部的护士右手臂从医生的左腋下穿过,双手放于患儿颊部,治疗过程中及时用毛巾擦净患儿的汗液。另一名护士按照四手操作的原则进行配合(图7-24)。

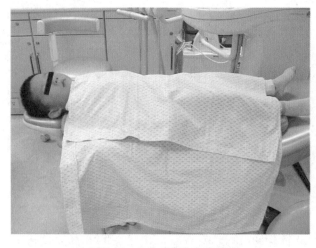

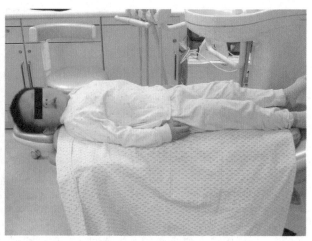

图7-17　患儿肩部与包布平齐

图7-18　包裹患儿

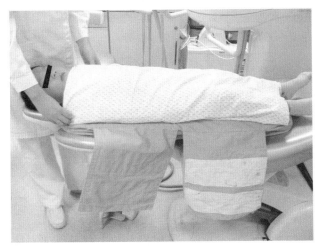

图 7-19 包裹患儿

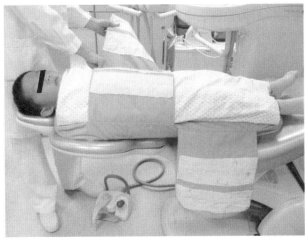

图 7-20 包裹患儿

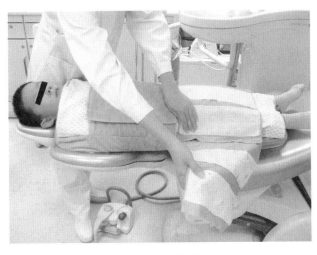

图 7-21 粘贴搭扣

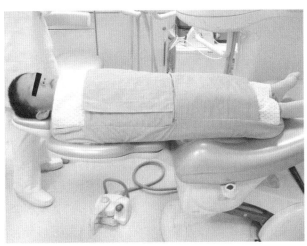

图 7-22 包裹患儿

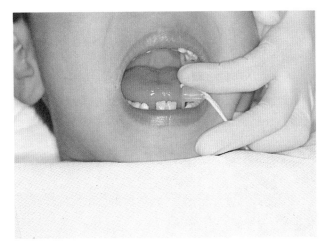

图 7-23 固定开口器

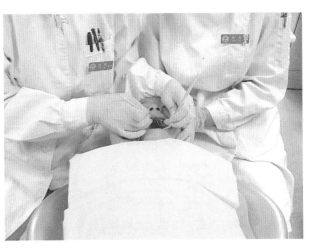

图 7-24 固定患儿头部

8. 治疗结束后解除束缚带,用毛巾擦净患儿头部和身上的汗液,协助患儿尽快穿上衣服,避免着凉。将使用后的包裹夹布及毛巾放入污物袋。

四、护理要点

1. 束缚前应充分了解患儿的全身状况,如有癫痫、无汗型的外胚发育不全综合征、白血病等全身性疾病,不建议在束缚下完成治疗。

2. 治疗中保持检查器的清洁,牙科小器械和棉卷分别放置在不同位置,根管治疗时应使用清洁台放置根管锉,防止器械混乱带入口内造成误吞。

3. 要求患儿治疗前4小时禁食禁水,防止治疗中发生呕吐,造成误吸。

4. 防止窒息 患儿束缚前应嘱患儿摘掉项链、项圈等饰品,避免在治疗过程中患儿头部不停晃动,颈部的饰品勒住患儿的颈部引起窒息。包裹患儿后尼龙搭扣相互粘接不可过紧,以成人的手掌可以伸入粘接好的搭扣中为宜。

5. 防止骨折的发生 束缚患儿过程中应注意动作轻柔,不可用力按压或反作用方向牵拉患儿四肢。

6. 避免黏膜及软组织的损伤 护理人员应用前臂加强头部的固定,防止患儿头部忽然大幅度摆动,造成牙科钻针划伤。

7. 患儿在完成治疗解除束缚后,护理人员注意保护患儿,防止其在哭闹时发生坠椅。

（王春丽　王建红）

第四节　非合作患儿全麻下口腔治疗护理配合技术

在儿童口腔科部分低龄儿童和智障儿童,在实施口腔治疗时具有特殊性、自限性,这类儿童无法与医务人员进行正常的交流沟通,医务人员也无法向他们讲解治疗与配合的重要性。这类患儿在临床治疗时极度不合作,给医生操作带来很大的困难,甚至因全力抵抗而无法完成治疗,从而丧失治疗机会,严重者可影响恒牙及颌面部的生长发育。全身麻醉下口腔治疗是这类患儿唯一的安全可靠的治疗方法,可以一次性治疗全口多颗患牙,减少就诊次数,免除患儿在束缚下治疗的痛苦和身心损伤,更可以避免患儿在束缚下治疗发生误吸、误吞、器械折断等危险。

一、适应证

1. 残障儿童,如:自闭症、脑瘫、先天愚型等。
2. 全口多颗龋坏牙需反复就诊的患儿。
3. 无法接受束缚下治疗的患儿。
4. 无法耐受局麻手术治疗的患儿。

二、用物准备

1. 资料的准备 X线片、胸片、血常规、尿常规、生化。
2. 材料的准备 酸蚀剂、粘接剂、复合树脂、玻璃离子水门汀。
3. 常规用物 检查器(口镜、镊子、探针)、吸引器管、防护膜、护目镜、口杯、三用枪、敷料、高速牙科手机、低速牙科手机、凡士林棉签。
4. 橡皮障隔湿用物 橡皮障布、打孔器、橡皮障夹钳、橡皮障夹、橡皮障支架、牙线、橡皮障固定楔线、橡皮障定位打孔模板、开口器、剪刀、水门汀充填器。

5. 局部麻醉用物　表面麻醉剂、无菌棉签、专用注射针头、卡局芯式麻醉剂、卡局式注射器或计算机控制无痛局麻注射仪、碘伏棉签、持针器。

6. 各种治疗用物　龋齿充填,根管治疗,拔牙等用物准备见相关章节。

7. 特殊器械　如需制作保持器和全冠准备用物见相关章节。

8. 药物　根管冲洗液、暂时封闭材料、氢氧化钙糊剂。

三、全麻下口腔治疗的护理配合技术

(一) 术前检查

1. 体检　生化检查,血常规,拍摄胸片,牙片。

2. 详细掌握患儿口内情况,了解治疗计划。

3. 心理护理　向患儿家长讲解实施全麻手术治疗的必要性、安全性,增强家长对治疗的信心,安抚患儿,取得信任和配合。

4. 预约治疗时间　嘱家长及患儿术前 8 小时禁食禁水。

(二) 麻醉准备

1. 确认患儿信息,核对患儿姓名,确认患儿是否禁食禁水。

2. 准备治疗同意书和麻醉同意书(图 7-25)。

3. 测体重,量体温,治疗前嘱患儿排尿。

4. 遵医嘱准备麻醉药物(图 7-26)。

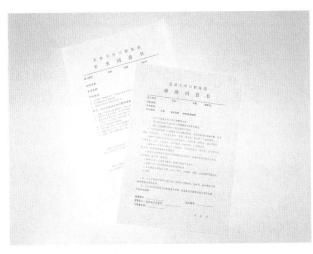

图 7-25　准备知情同意书

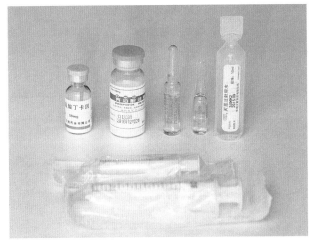

图 7-26　准备麻醉药物

5. 准备静脉输液用物(图 7-27)。

6. 准备麻醉面罩连接麻醉回路(图 7-28)。

7. 将患儿束缚固定在治疗床上,协助医生进行笑气麻醉(图 7-29)。

8. 监测生命体征,连接电极片,套血氧监护指套,系血压袖带(图 7-30 ~ 7-32)。

9. 遵医嘱开放静脉,调节滴速,小儿 20 ~ 40 滴/分,遵医嘱静脉给药(图 7-33、7-34)。

10. 协助医生鼻插管,撤管芯,必要时传递喉镜和管钳,用胶布固定鼻插管在鼻翼两侧,防止插管意外脱出。粘贴眼膜,防止磨牙碎屑进入眼内(图 7-35、7-36)。

11. 由于全麻治疗时间长,反复牵拉口角,用凡士林涂布口唇。

12. 患儿麻醉状态体温较低,应注意保暖,给患儿盖上薄被(图 7-37)。

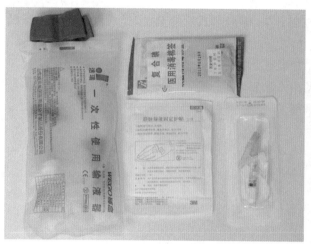

图 7-27　准备静脉输液用物

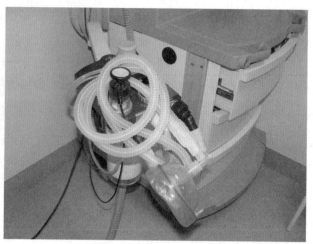

图 7-28　安装麻醉回路

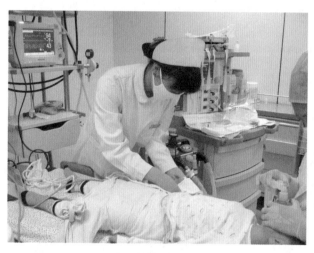

图 7-29　固定患儿协助麻醉

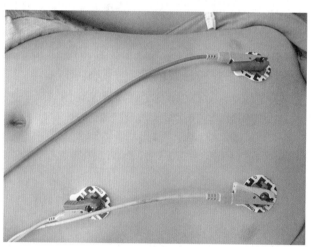

图 7-30　贴电极片

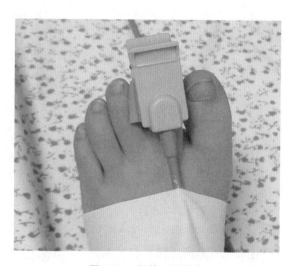

图 7-31　安装血氧指套

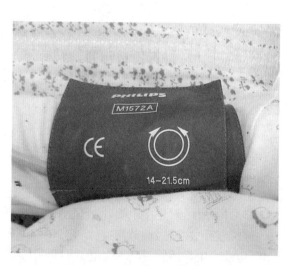

图 7-32　系血压袖带

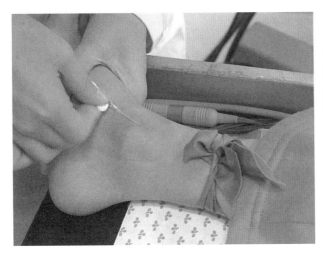

图 7-33 静脉穿刺

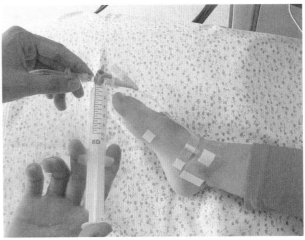

图 7-34 静脉给药

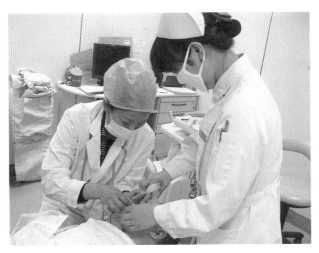

图 7-35 协助插管

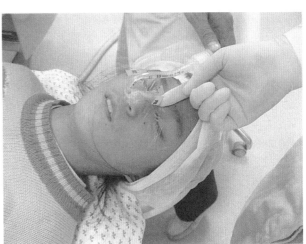

图 7-36 固定鼻插管,贴眼膜

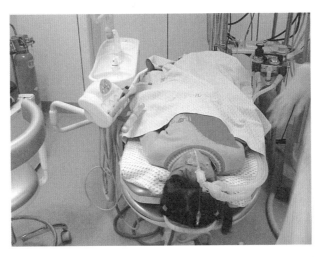

图 7-37 注意保暖

（三）治疗配合

1. 安装低速牙科手机和高速牙科手机,安装车针(图7-38)。

2. 准备各种前后牙充填材料(图7-39)。

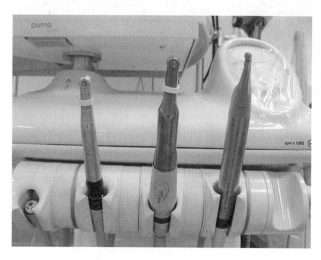

图7-38 安装机头　　　　　　　　　图7-39 准备充填材料

3. 吸唾及时到位,牵拉口角动作轻柔,保持术野清晰。

4. 传递治疗器械,操作时注意不挤压移动麻醉插管,以免插管脱出发生窒息(图7-40、7-41)。

5. 树脂充填,根管治疗,拔牙护理配合详见相关章节。

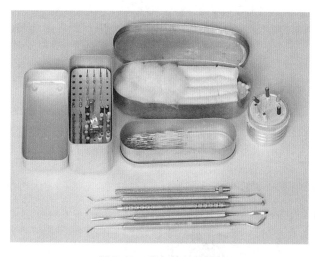
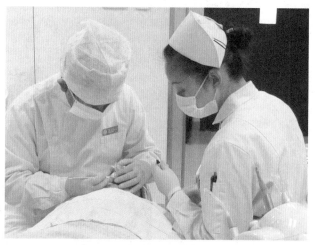

图7-40 准备钻针及器械　　　　　　图7-41 配合治疗

（四）治疗后护理

1. 清洁口腔　反复冲洗口腔黏膜,避免磨牙碎屑,腐质和小敷料遗留在口中,以免拔管后呛入气管,造成危险(图7-42)。

2. 连接吸痰管　准备生理盐水,湿润吸痰管,防止吸痰管堵塞。

3. 协助拔管　密切观察患儿的体征。患儿生命体征平稳,遵医嘱去除电极片,血氧监护指套,血压袖带,去除静脉输液,按压穿刺点,防止出血(图7-43)。

4. 解开束缚　患儿平躺,头偏向一侧,看护患儿,防止躁动,发生坠床(图7-44)。

5. 患儿在院观察2小时,需达到离院评分标准,方可离院继续观察(图7-45)。

6. 交代并给予书面注意事项,嘱家长认真阅读,定期复查。

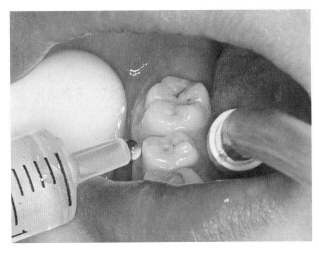

图 7-42　冲洗口腔

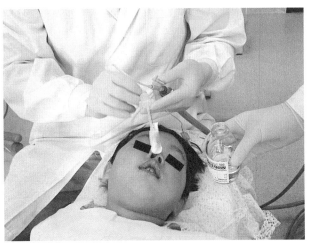

图 7-43　协助拔管

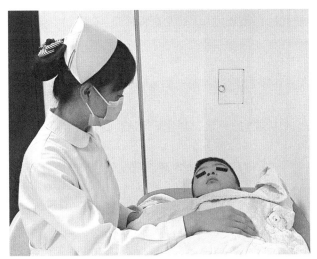

图 7-44　治疗后看护患儿

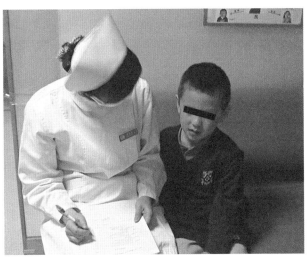

图 7-45　评估患儿

四、护理要点

1. 治疗前与家长充分沟通,建立良好的护患关系。
2. 嘱家长术前 8 小时禁食禁水以免麻醉发生意外。
3. 术前准备用物齐全,检查核对术中所需用物,保证治疗顺利进行。
4. 治疗时要求配合护士熟悉治疗步骤与程序,及时准确传递治疗时所需的器械和用物并调拌合格的材料,提高工作效率。
5. 术后清洁口腔,避免棉球、棉卷遗留在口中,造成对患儿不必要的伤害。

五、术后宣教

1. 告知家长在复苏过程中患儿可能会有哭闹,躁动等表现,一段时间后可缓解。
2. 离院回家途中患儿应尽量保持卧位。到家后如无恶心、呕吐,可先喝温热的清水,无呛咳再进流食。患儿应有专人看护至次日清晨,其间尽量不要下床活动以免摔倒。
3. 全身麻醉需要进行气管插管,某些患儿在插管后可能出现鼻腔不适、声音嘶哑、咽喉部不适等表现,多数患儿在 1 天内可自行缓解。

4. 全麻下一次治疗多颗患牙,咬合关系会发生变化,患儿需逐渐适应,在治疗后的 3~5 天,不宜进食过硬的食物。

5. 全麻术中有时需要加注局部麻醉药物,术后嘱家长看护患儿,避免咬伤唇颊。

6. 拔牙的患儿不要反复漱口,避免破坏拔牙窝血凝块,引起出血,术后 24 小时再刷牙。

(王建红　王春丽)

第五节　牙髓切断术的临床护理技术

牙髓切断术指牙髓感染仅限于冠髓,去除感染的冠髓组织,保留未感染的根髓,以盖髓剂覆盖于牙髓断面,保留正常牙髓组织的治疗方法。常用于年轻恒牙意外露髓。

一、适应证

1. 深龋治疗时意外露髓。

2. 年轻恒牙外伤冠折露髓 24 小时以内(可根据露髓孔的污染程度、牙根发育程度适当延长)。

3. 早期牙髓炎(冠髓炎),X 线片显示无根尖病变。

二、用物准备

1. 常规用物　检查器(口镜、镊子、探针)、吸引器管、防护膜、护目镜、口杯、三用枪、高速牙科手机、低速牙科手机、凡士林棉签。

2. 局部麻醉用物　表面麻醉剂、无菌棉签、专用注射针头、卡局芯式麻醉剂、卡局式注射器或计算机控制无痛局麻注射仪、碘伏棉签、持针器。

3. 橡皮障隔湿用物　橡皮障布、打孔器、橡皮障夹钳、橡皮障夹、橡皮障支架、牙线、橡皮障固定楔线、橡皮障定位打孔模板、开口器、剪刀、水门汀充填器。

4. 牙髓切断用物　各型车针、牙髓切断包、无菌生理盐水、5ml 冲洗器、牙髓保存粉和液(乳牙或恒牙)、专用暂时封闭材料、玻璃离子水门汀粉和液。

5. 牙髓切断术专用包　口镜、探针、镊子、2#和 3#挖匙、调拌刀、1#银汞充填器、水门汀充填器、敷料、双碟、小药杯、调拌板(图 7-46)。

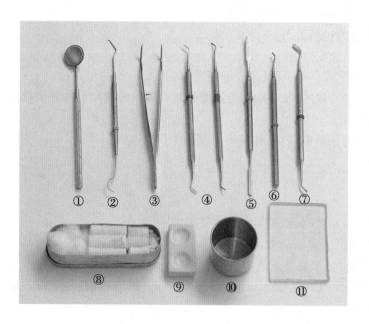

图 7-46　牙髓切断术专用包
①口镜;②探针;③镊子;④2#和 3#挖匙;⑤调拌刀;⑥1#银汞充填器;⑦水门汀充填器;⑧敷料;⑨双碟;⑩小药杯;⑪调拌板

三、牙髓切断术医护配合流程(表7-3)

表7-3　牙髓切断术医护配合流程

医生操作流程	护士配合流程
1. 治疗前准备 (1) 向患儿家长讲解治疗方案和治疗过程	准备牙科手机,将高速牙科手机和低速牙科手机安装就位(图7-47)
(2) 签署治疗同意书	准备牙髓切断包,检查是否完整,有无破损、潮湿;查看灭菌日期(图7-48);准备无菌冲洗器、无菌生理盐水
2. 治疗中配合 (1) 麻醉:局部浸润麻醉或传导阻滞麻醉	递碘伏棉签予医生消毒麻醉部位 遵医嘱准备麻醉剂及合适针头。检查注射器各关节是否连接紧密,核对麻醉剂的名称、浓度、剂量、有效期及患者姓名等,无误后抽吸或安装麻药递予医生,操作中制动患儿头部和双手(图7-49、7-50)
(2) 放置橡皮障:隔绝唾液、预防污染髓腔和防止器械误吞	协助医生放置橡皮障
(3) 去净腐质,制备洞形	协助吸唾,保持视野的清晰(图7-51) 及时准确传递器械,清洁器械(图7-52、7-53)
(4) 更换无菌手套	更换牙科手机,安装车针,更换强力吸引器管,打开冠髓切断包(注意无菌操作),打开无菌生理盐水,倒入小药杯,抽吸生理盐水备用(图7-54)
(5) 开髓揭髓室顶,用挖匙或低速牙科手机球钻切除冠髓,保留根髓,生理盐水反复冲洗髓室,棉球加压止血	根据髓腔大小传递适宜的挖匙,用无菌棉球及时擦净切除的冠髓,保持器械干净,加强吸唾,及时吸走冲洗液,反复传递生理盐水
(6) 放置盖髓剂,盖髓剂封闭根管口,暂时封闭材料覆盖于髓腔	调拌盖髓剂,取双碟、调拌刀(图7-55)。取一勺盖髓剂放入双碟,滴一滴活髓保存液,将粉和液调拌均匀,用调拌刀的另一端取适量暂时封闭材料放置于双碟一端,递予医生(图7-56~7-61)
(7) 玻璃离子水门汀垫底	调拌玻璃离子水门汀
(8) 树脂充填	同光固化树脂充填护理常规
(9) 结束治疗	递橡皮障夹钳予医生,协助卸除橡皮障;整理用物

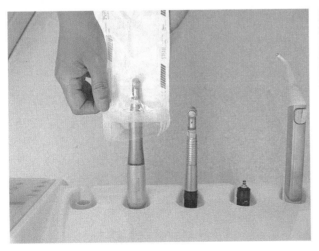

图7-47　安装牙科手机

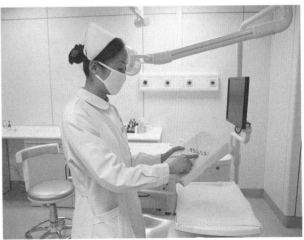

图7-48　检查冠髓切断包

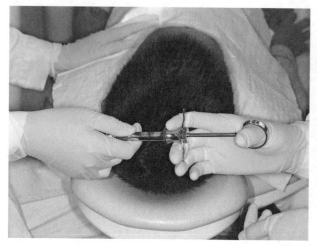

图 7-49　传递注射器

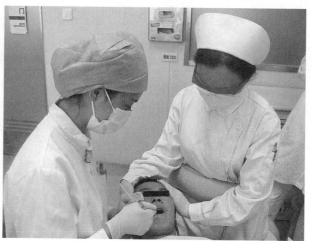

图 7-50　制动头部

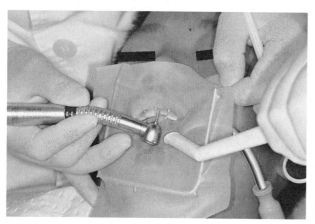

图 7-51　协助吸唾

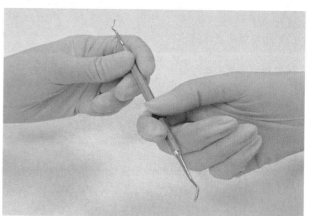

图 7-52　传递器械

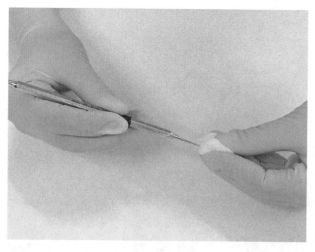

图 7-53　清洁器械

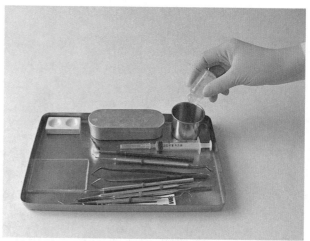

图 7-54　倒入无菌生理盐水

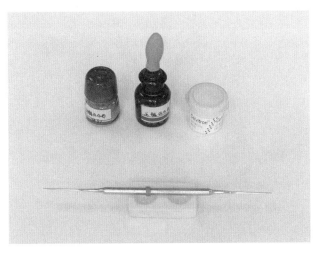

图 7-55　准备调制盖髓剂

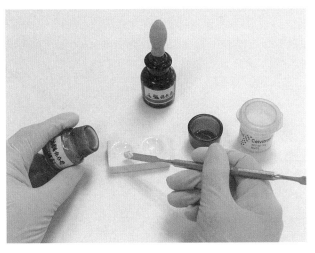

图 7-56　取活髓保存粉

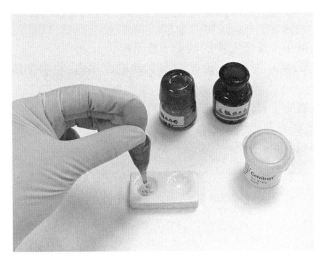

图 7-57　滴入活髓保存液

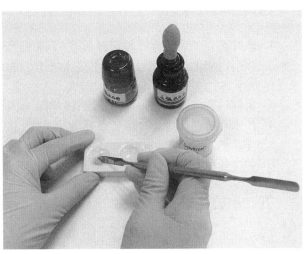

图 7-58　调拌

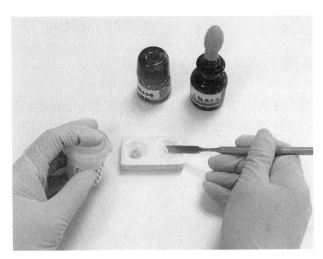

图 7-59　取暂时封闭材料

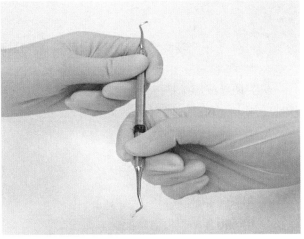

图 7-60　传递盖髓剂

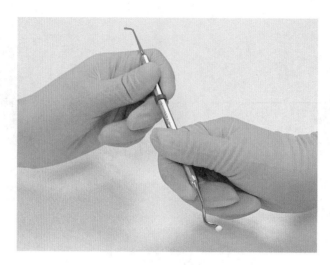

图7-61　传递暂时封闭材料

四、护理要点

1. 治疗前告知患儿操作时若有不适,举左手示意,避免头部或右手的活动干扰治疗。

2. 注射时协助制动患儿,用右手按压住患儿的头部,防止进针时,患儿突然晃动造成误伤;左手按住患儿的两手,防止患儿伸手阻挡注射。

3. 治疗过程中注意无菌操作,及时吸唾隔湿,保证髓腔不被唾液污染。

4. 护士在传递注射器时尽量避开患儿视线,避免造成患儿恐惧紧张。

5. 牙髓切断包中的两个挖匙一定要锋利,有助于顺利切断冠髓。

6. 传递器械及药品时,一定要避开患儿头部,避免发生危险。

五、术后宣教

1. 告知患儿及家长局部麻醉注射后的注意事项。

2. 告知患儿家长术后可能出现的咬合不适,一般在1~2天内消除,如果出现严重咬合痛和自发痛,应及时就诊。

3. 对患儿及家长进行口腔卫生宣教,教会家长及患儿正确的刷牙方法。

(王建红　王春丽)

第六节　年轻恒牙根尖诱导成形术的临床护理技术

根尖诱导成形术是指牙根未完全发育完成之前牙髓发生严重病变或根尖周炎的年轻恒牙,在控制感染的基础上,用药物及手术方法保存根尖部的牙髓使根尖周组织沉积硬组织,促使牙根继续发育和根尖形成的治疗方法。

一、适应证

1. 年轻恒牙的牙髓感染、坏死。

2. 年轻恒牙的根尖周病变。

二、用物准备

1. 常规用物　检查器(口镜、镊子、探针)、吸引器管、防护膜、护目镜、口杯、三用枪、敷料、高速牙科手机、低速牙科手机、凡士林棉签。

2. 局部麻醉用物 计算机控制无痛局麻注射仪、表面麻醉剂、无菌棉签、碘伏棉签、卡局芯式麻醉剂、驱动装置、脚踏、一次性带柄注射器针头。

3. 橡皮障隔湿用物 橡皮布、打孔器、橡皮障夹钳、橡皮障夹、橡皮障支架、牙线、橡皮障固定楔线、橡皮障定位打孔模板、开口器、剪刀、水门汀充填器。

4. 根管预备用物 与洞型匹配的各型车针、拔髓针、髓针柄、挖匙、K型根管锉、H型根管锉、5ml冲洗器、根管冲洗剂(2%~5.25%的次氯酸钠、3%双氧水、生理盐水)、超声根管荡洗器、荡洗针、消毒棉捻、氢氧化钙制剂、螺旋输送器、暂时封闭材料。

5. 垫底充填用物 见本章第一节。

三、根尖诱导成形术医护配合流程(表7-4)

表7-4 根尖诱导成形术医护配合流程

医生操作流程	护士配合流程
1. 治疗前准备 做好患儿的心理护理	引导患儿坐于综合治疗椅上,向患儿讲解治疗的主要过程,减轻患儿的焦虑情绪;用凡士林棉签润滑口角,防止口镜牵拉造成患儿痛苦
2. 治疗中配合	
(1) 麻醉:局部浸润麻醉或传导阻滞麻醉	递碘伏棉签予医生消毒麻醉部位 遵医嘱准备麻醉剂及合适针头。检查注射器各关节是否连接紧密,核对麻醉剂的名称、浓度、剂量、有效期及患者姓名等,无误后抽吸或安装麻药递予医生
(2) 橡皮障隔湿	按照常规安装橡皮障系统
(3) 去净腐质,制备必要的洞形,揭净髓室顶,充分暴露根管口	安装牙科手机及车针,去腐时协助吸唾,强力吸引器置于患牙旁,保持视野的清晰 及时调整光源
(4) 探查根管,确定根管数目及工作长度,拔髓	传递拔髓针,夹取纱布棉卷(用于除去拔髓针上拔出的牙髓),
(5) 预备根管	用5ml冲洗器抽取根管冲洗剂递予医生,冲洗时及时吸去冲洗药液;将K型根管锉及H锉放置于清洁台上递予医生,预备过程中依次传递根管锉,并反复传递根管冲洗剂
(6) 超声下洗涤根管,干燥根管,灭菌棉捻擦干	安装好超声根管荡洗器并确认合适的功率递予医生;协助吸唾,传递消毒棉捻
(7) 暂封:如炎症较重,一次无法完成根管充填者,需根管内封药,用暂时封闭材料暂封窝洞	遵医嘱准备氢氧化钙制剂及适量的暂时封闭材料。预约患者2~4周后复诊
3. 复诊	
(1) 去除暂时封闭材料,清洁根管,导入根尖诱导成形药物后再次暂封,拍X光片确定药物填满至工作长度	协助医生去除暂时封闭材料,用5ml冲洗器抽取根管冲洗剂递予医生,冲洗时及时吸去冲洗药液,传递消毒棉捻;擦干根管,传递碘仿氢氧化钙制剂,持消毒棉球擦去残余制剂,安装螺旋输送器递予医生,将无菌棉球递予医生蘸去髓腔内多余的制剂,用水门汀充填器取适量暂时封闭材料递予医生
(2)清除髓腔内多余的暂时封闭材料,垫底	递挖匙予医生去除多余的暂时封闭材料,传递水门汀充填器,调拌合格的玻璃离子水门汀,协助医生垫底
(3)树脂充填	同光固化树脂充填;整理用物

四、护理要点

1. 超声根管荡洗器不能在体外空踩；使用前需调整好功率，一般调节至 3.5~6.5 瓦。

2. 根尖诱导治疗的患者需要每 3~6 个月复查，观察根尖的形成情况，复查时还需要进行 X 线检查，护理过程中需要与家长充分沟通，取得信任和配合。

3. 其他护理要点同恒牙根管治疗护理要点。

五、术后宣教

同根管治疗术后宣教。

（王春丽　王建红）

第八章 牙周疾病治疗及护理技术

第一节 牙周系统治疗概述

临床最常见的牙周疾病有：牙龈炎（菌斑性龈炎、青春期龈炎、妊娠期龈炎、药物性牙龈肥大、急性坏死性溃疡性龈炎等）和牙周炎（慢性牙周炎、侵袭性牙周炎、牙周炎的伴发病变等）。牙龈炎是指牙龈的炎症主要位于游离龈和龈乳头，是牙龈病中最常见的疾病，且预后良好，但因其患病率高，治愈后仍可复发，相当一部分的牙龈炎患者可发展成为牙周炎，因此预防其发生和复发尤为重要。牙周炎是由牙菌斑中的微生物所引起的牙周支持组织的慢性感染性疾病，导致牙周支持组织的炎症和破坏，如牙周袋形成、进行性附着丧失和牙槽骨吸收，最后可导致牙松动和被拔除。

临床上常采用牙周系统治疗。牙周系统治疗的总体目标是：

1. 基本目标 消除炎症及其所导致的不适、出血、疼痛等症状，使牙周破坏停止并促使组织修复再生。
2. 恢复牙周组织的形态，有利于自我清洁和健康维护。
3. 恢复牙周组织的功能。
4. 维持疗效，防止复发。牙周系统治疗包括非手术治疗和手术治疗，其中非手术治疗包括菌斑控制、龈上洁治、龈下刮治及根面平整等机械性治疗，以及在此基础上的拾创伤治疗和药物治疗；手术治疗分为基础性手术、再生性手术和牙周成形术，其中基础性手术有牙龈切除术和牙龈成形术、牙周翻瓣术和牙周骨手术；再生性手术有引导性组织再生术和植骨术；牙周成形术有牙冠延长术和膜龈手术。

（王华　刘建）

第二节 牙周非手术治疗

一、菌斑控制

菌斑控制是日常清除牙菌斑并防止其在牙面及邻近牙龈表面继续形成，它是治疗和预防牙周疾病的重要方法，是保持牙周组织终生健康必不可少的措施之一。

牙菌斑是黏附于牙面、牙间或修复体表面的软而未矿化的生物膜，薄而无色，肉眼不易看清，不能被水冲掉或漱掉，在牙面上不断地形成、堆积。它是牙周病发生的始动因素，时刻影响着牙周组织的健康。在口腔卫生指导过程中，通常使用菌斑显示液能将其染色，通过让患者观察，加深患者对菌斑

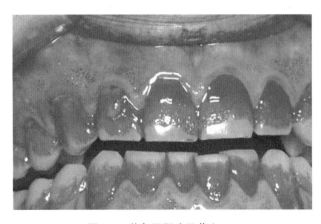

图8-1　着色区即为牙菌斑

和自身口腔状况的认识（图8-1）。菌斑控制是预防和治疗牙龈炎的一种有效方法。在牙周治疗中，彻底清除牙面上的菌斑、牙石之后，必须对患者进行口腔卫生宣教和指导，使其能长期坚持自我控制菌斑，以达

到防止菌斑和牙石的继续形成,减少疾病复发的目的,保持长久的治疗效果。

控制菌斑的方法较多,有机械和化学两类方法。但以机械清除菌斑为首选。

(一) 机械法控制菌斑

实验表明,单纯通过刷牙等菌斑控制措施,就能很好消除牙龈炎症。机械控制菌斑的主要方法如下所述。

1. 刷牙　刷牙是自我清除菌斑的主要手段,使用设计合理的牙刷并采用正确的刷牙方法,可以有效地清除菌斑。刷牙的次数不应被过分强调,重要的是刷牙方法正确,每天早晚各刷牙 1 次,每次刷牙时间保证 3～5 分钟,晚上睡觉前刷牙更重要。

目前市场上牙刷的样式较多,应根据个人的口腔条件来选择适合自己的牙刷。牙刷毛可大体分为软、中、硬三种,对于牙龈有萎缩者可选用较软的刷毛,而对牙面易有色素附着的人应选用中等硬度的牙刷。较为标准的牙刷刷毛是由细尼龙丝制成,光滑而有弹性,易于保持清洁,刷毛的毛端加工磨圆,可减少对牙龈和牙齿的刺激。一般成人牙刷的刷头长约为 30mm,宽约 10mm,刷毛的直径约 0.2mm,毛束以 3～4 排为宜(图 8-2、8-3)。

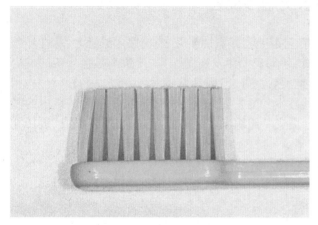

图 8-2　成人保健牙刷(侧面观)　　　　　图 8-3　成人保健牙刷(正面观)

刷牙的方法很多,常用的有水平颤动法(Bass 法)和竖转动法(Rolling 法)。

(1) Bass 法:适用于无龈乳头退缩的情况,具体方法如下:将刷毛放于牙颈部,毛束与牙面成 45°(图 8-4),毛端指向龈缘方向,轻轻加压,使刷毛末端部分进入龈沟和牙间隙(图 8-5)。牙刷在原位做近、远中方向水平颤动 7～8 次,颤动时刷毛与牙面摩擦,将粘附于牙面颈部的菌斑"揉碎、蹭松",最后加一个"拂"的动作。刷上下前牙的舌面时,将牙刷头竖起,以刷头的前端接触牙齿,做上下颤动(图 8-6)。依次移动牙刷到邻近的牙齿,重复同样的动作(图 8-7)。刷殆面时,刷毛垂直牙面略施压,使毛尖深入点隙沟裂,做前后方向颤动,再移至邻牙(图 8-8)。刷牙时应按一定的顺序进行,移动牙刷时要有重叠,不要遗漏,尤其是最后一颗牙的远中面(图 8-9)。Bass 法对清除龈沟附近及邻面的菌斑较为有效,有益于牙周组织的健康。应用此法时宜选用软毛牙刷,以避免损伤牙龈。

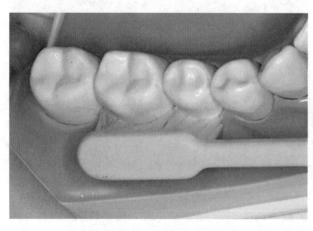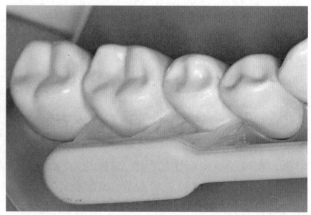

图 8-4　毛束与牙面成 45°　　　　　图 8-5　加压,使刷毛末端部分进入龈沟和牙间隙

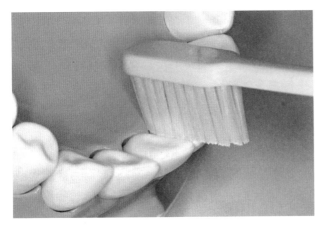

图 8-6 前牙舌面时,牙刷头竖起

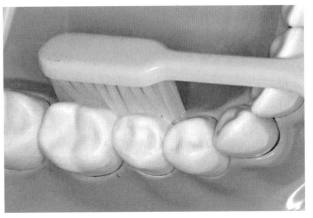

图 8-7 后牙舌面时,做近、远中方向原地水平颤动

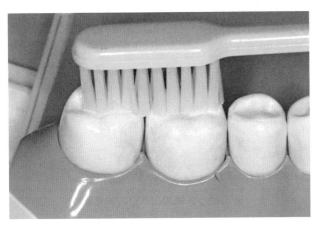

图 8-8 刷殆面时,刷毛垂直牙面

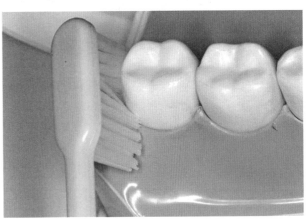

图 8-9 最后一颗牙的远中面

(2) Rolling 法:适用于龈乳头退缩的情况,具体方法如下:刷毛与牙齿长轴平行,毛端指向牙龈缘,然后加压扭转牙刷,使刷毛与牙齿长轴呈 45°,转动牙刷,使刷毛由龈缘刷向殆面方向,即刷上牙时刷毛从上往下刷,刷下牙时从下往上刷,每个部位转刷 5~6 次,然后移动牙刷位置(图 8-10、8-11)。

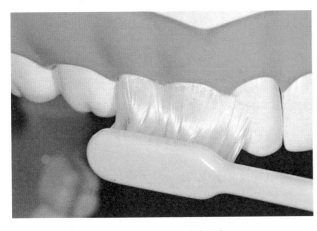

图 8-10 Rolling 刷牙法

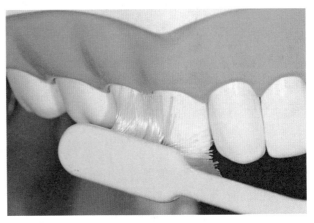

图 8-11 Rolling 刷牙法

通过正确刷牙能清除掉大约 70% 的牙菌斑,其余的部分大多存留在牙齿邻面,需配合其他方法来清除邻面的菌斑,这些方法如下。

2. 牙线　适用于牙龈无明显退缩的人群,不能用普通丝线代替。使用牙线时,取一段约20cm的牙线,将两端结扎在一起,呈环状。用双手的示指和拇指将线圈绷紧,两指间距约1~1.5cm,用拉锯动作将此段牙线轻轻压入牙间隙,缓慢滑入龈缘以下,将牙线紧贴一侧牙面的颈部,呈"C"形包绕邻面,由龈沟向骀面方向移动,以"刮除"牙面上的菌斑,每个邻面重复3~4次(图8-12、8-13)。移动手指使用另一段清洁的牙线,重复上述动作,依次刮除每颗牙邻面的菌斑,包括最后一颗磨牙的远中面。最后用清水漱口。也可使用牙线叉代替手指执线法,将牙线固定于牙线叉柄上,通过接触点,清洁牙齿邻面(图8-14)。

牙线的使用一般于每晚刷完牙后对着镜子操作。

3. 牙签　牙签适用于牙间乳头退缩或牙间隙增大的牙缝。牙签的质地不应太硬,横截面为椭圆形或圆三角形。用牙签刮除黏附在牙齿邻面的菌斑时,应自龈缘向牙冠方向刮,注意不要损伤牙龈,如果使用不当会使牙缝变大(图8-15)。

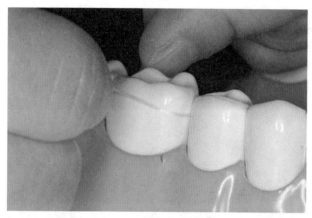

图8-12　"C"形包绕邻面

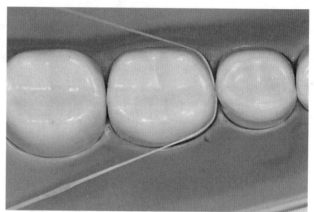

图8-13　由龈沟向骀面方向移动

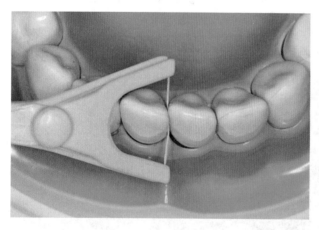

图8-14　牙线叉的使用

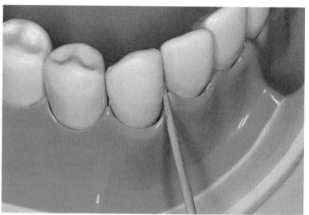

图8-15　用牙签刮除黏附在牙齿邻面的菌斑

4. 牙间隙刷　牙间隙刷适宜用在牙间乳头退缩的较大牙缝及根分叉处。当牙齿邻面外形不规则或根面为凹面时,牙间隙刷能很好地清除附着其上的菌斑。应根据牙缝的大小选择直径合适的间隙刷,将牙间隙刷刷头沿牙间乳头方向伸入到牙缝或根分叉处,做颊舌向移动,刷除菌斑(图8-16)。一般每天晚上刷牙后使用间隙刷。使用时可沾少许牙膏,用完后用水冲洗干净。

5. 舌刷　特制的刷舌工具,刷完牙后使用,以清除舌头上的菌斑(图8-17)。

另外还应针对个人的具体情况选择控制菌斑的方法。例如对智障或手活动不便的人,可选用电动牙刷;而对昏迷的患者,可由护理人员用棉球蘸生理盐水为其擦洗牙面和口腔。其次,幼儿在乳牙萌出后可由家长用棉签或软塑料刷为其擦拭牙面。近几年家用冲牙器也被广泛应用(图8-18、8-19)。

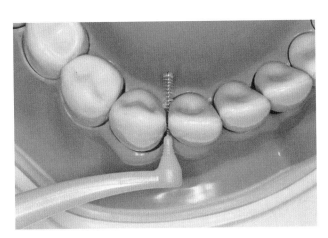

图8-16 牙间隙刷的使用

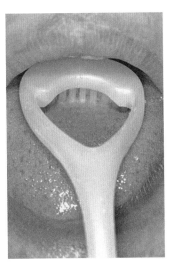

图8-17 用特制工具轻刷舌头

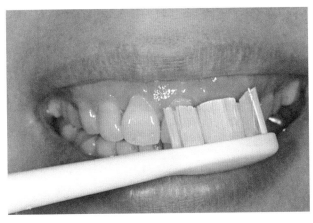

图8-18 电动牙刷

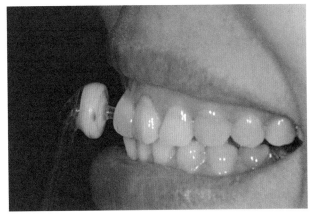

图8-19 冲牙器

(二)化学法控制菌斑

应用有效的化学药物来抑制菌斑的形成或杀灭菌斑中的细菌是控制菌斑的另一条途径。常用的是氯己定,又名洗必泰。它是一种优良的广谱抗菌剂,对革兰氏阳性,阴性细菌和霉菌均有作用,能吸附在牙齿表面,抑制变形链球菌的附着和生长,是有效的抗菌斑药物。该漱口液不宜长期使用,若长期使用可使牙齿着色,味觉改变,少数患者口腔黏膜有烧灼感或出现牙龈表皮剥脱等,停药后以上症状即可消失。

西吡氯烷(CPC)又称西吡氯铵,是一种阳离子季铵化合物,可与细菌细胞壁上带负电荷的基团作用而杀灭细菌。有报道使用0.05%的西吡氯烷溶液含漱,可使菌斑的量减少25% ~ 35%。

二、龈上洁治术的护理

龈上洁治术是用洁治器械去除龈上牙石、菌斑和牙面上沉积的色素,并抛光牙面的治疗方法。

(一)适应证

1. 牙龈炎的治疗。

2. 牙周炎的治疗。

3. 牙周维护治疗。

4. 缺失牙修复前、正畸治疗前、口腔内手术等其他口腔治疗前的必要准备之一。

（二）用物准备

1. 常规用物　检查器（口镜、镊子、探针）、吸引器管、防护膜、防护面罩、护目镜、口杯、三用枪、敷料、凡士林棉签。

2. 材料和药品　棉签、3%双氧水、1%碘伏、1:100含氯消毒液纱布。

3. 龈上洁治用物　超声洁牙机头、牙周探针、手用洁治器（大镰刀、牛角、锄形或直角）、菌斑显示液、镜子（图8-20）。

4. 喷砂用物　喷砂头、喷砂粉、喷砂枪（图8-21）。

5. 抛光用物　抛光膏、抛光杯、双碟、低速牙科手机（图8-22）。

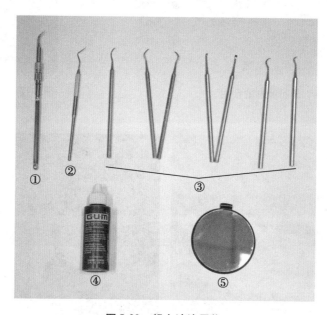

图8-20　龈上洁治用物
①超声洁牙机头；②牙周探针；③手用洁治器（大镰刀、牛角、锄形或直角）；④菌斑显示液；⑤镜子

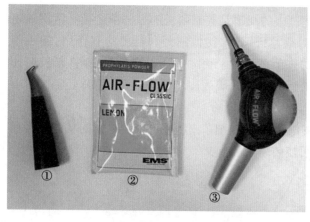

图8-21　喷砂用物
①喷砂头；②喷砂粉；③喷砂枪

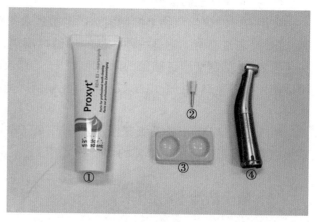

图8-22　抛光用物
①抛光膏；②抛光杯；③双碟；④低速牙科手机

（三）龈上洁治术医护配合流程（表8-1）

表8-1 龈上洁治术医护配合流程

医生操作流程	护士配合流程
1. 治疗前准备	
（1）询问病史,用牙周探针检查牙周袋深度并做全口检查,设计治疗方案	用凡士林棉签润滑口角,防止口镜牵拉造成患者痛苦
	递牙周探针予医生并协助记录相关数据
	准备无菌小棉球,蘸取菌斑显示液后放于双碟递予医生。染色前做好健康宣教,告知患者菌斑染色是检查口腔卫生的一种方法,短时间内的着色是正常现象
（2）向患者解释病情及病因,在征得患者同意后,用菌斑显示液小棉球涂布牙面	嘱患者用清水漱口,将镜子递予患者并告知被染成红色的为牙菌斑,让患者了解自身口腔卫生状况
	根据医生需要准备超声洁牙机,如为不能拆卸的洁牙机手柄,需用1%的碘伏消毒放在检查器中。如为可拆卸型的洁牙机手柄,将灭菌后的手柄直接
（3）向患者交代治疗计划及费用	连接洁牙机并套上隔离套,放在检查器中。嘱患者用3%双氧水鼓漱1分钟后用清水漱口,连接吸引器管
（4）戴防护面罩	戴防护面罩并协助患者戴护目镜,将椅位调成治疗位,调好灯光及头托
2. 龈上洁治术 用超声洁牙机去除龈上牙石、菌斑及色素(图8-23)	
（1）治疗上、下前牙唇侧	将灯光调至约与水平面成60°角的位置,直接照射在牙面上。将吸引器管放在前牙或后磨牙区(舌侧),协助吸唾,注意避免刺激患者的咽部。适时用三用枪冲洗治疗区域,保证治疗区域清洁,便于医生操作。及时擦净喷溅在患者脸上的水雾。当治疗下前牙唇侧时,协助牵拉患者口唇
（2）治疗上前牙舌侧	将灯光调至约与水平面成45°角的位置,用三用枪吹净口镜的镜面,保证治疗时术野的清晰。将吸引器管放在后磨牙区,协助吸唾
（3）治疗下前牙舌侧	将灯光调至约与水平面成90°角,略高于医生头部的位置。将吸引器管放在后磨牙区或下前牙舌侧,协助吸唾
（4）治疗上颌后牙颊舌侧	将灯光调至约与水平面成45°角的位置,使光线集中投射至术区,将吸引器管放在后磨牙区,间断吸唾,注意保护患者的颊舌黏膜。当治疗颊侧时,还应在吸唾的同时用吸引器管向外牵拉患者口角,协助医生扩大治疗视野,便于操作。适时用三用枪冲洗治疗区域
（5）治疗下颌后牙	将灯光调至约与水平面成70°～80°角的位置,将吸引器管放在后磨牙区
（6）必要时用手用洁治器去除龈上牙石、菌斑及色素(图8-24)	根据需要传递洁治器(大镰刀、牛角、锄形或直角)
	用棉球擦净洁治器上的血渍并适时用三用枪冲洗治疗区域
3. 冲洗、上药 用3%的双氧水冲洗龈缘或牙周袋处,用于清洁、止血及消炎	将3%的双氧水倒入药杯中,用牙周冲洗器抽吸药液,固定针头,递予医生,协助吸唾
4. 喷砂 必要时用喷砂枪做全口牙喷砂 (图8-25)	将适量的喷砂粉倒入喷砂枪中,再连接喷砂机,打开开关调节好砂量及水量。治疗中会有喷溅现象,协助遮盖患者面部。及时用吸引器管吸净患者口中的唾液及粉雾
5. 抛光 用安装在抛光杯的低速牙科手机抛光(图8-26)	将抛光杯安装在低速牙科手机,遵医嘱准备粗或细抛光膏放于双碟内递予医生。协助吸唾
6. 治疗结束	嘱患者漱口,擦净面部,整理用物。对患者进行口腔卫生宣教

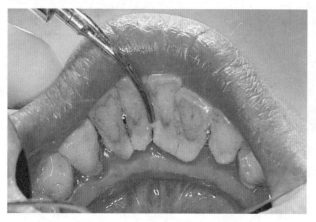

图8-23　用超声洁牙机去除龈上牙石、菌斑及色素

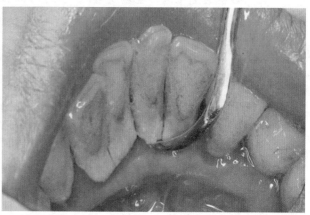

图8-24　用手用洁治器去除龈上牙石、菌斑及色素

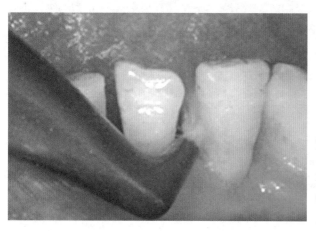

图8-25　用喷砂枪做全口牙喷砂

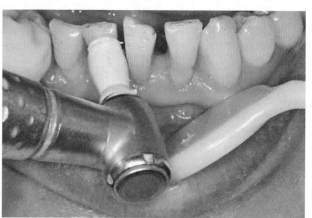

图8-26　抛光

（四）护理要点

1. 术前向患者交代术中出现轻微出血及轻微疼痛等属正常现象,操作时若有不适,请举左手示意,避免突发动作造成口内损伤。

2. 嘱患者术中避免用口呼吸,用鼻子呼吸,以免呛咳。

3. 治疗过程中,应根据治疗区域的不同及时调节灯光,避免直射患者的眼睛。

4. 将吸引器管放在后磨牙区（舌侧）吸唾时,应注意避免刺激患者的咽部,以免引起恶心等不适症状。

5. 吸唾过程中应采用间断吸唾的方法,避免长时间同一部位吸唾造成黏膜损伤。

6. 抽取冲洗液时应注意将冲洗器针头安装紧密,防止冲洗时针头脱离造成误吞或冲洗液溅出。

7. 治疗过程中如有喷溅现象,应及时清洁患者面部。

（五）术后宣教

1. 告知患者洁治术后会有轻度冷热不适感,属于正常反应,约一周时间可恢复。

2. 告知患者菌斑控制的方法和重要性,嘱患者坚持进行自我菌斑控制,长期维持良好的口腔卫生状况,以达到最佳治疗效果。

3. 大量吸烟者应劝其戒烟。

4. 如需再次洁治,嘱患者按时复诊;如治疗已完成,嘱患者4～6个月后定期复查,预防复发。

三、龈下刮治及根面平整术的护理

龈下刮治及根面平整术是用专用的刮治器械除去附着于牙周袋内根面上存在的龈下牙石和菌斑,并刮除牙根面的病变牙骨质上的细菌毒素,彻底清除引起炎症的刺激因素,它是牙周炎的基础治疗之一。

（一）适应证

1. 慢性牙周炎。

2. 侵袭性牙周炎。

3. 牙周炎的伴发病变。

（二）用物准备

1. 常规用物　检查器(口镜、镊子、探针)、吸引器管、防护膜、防护面罩、口杯、三用枪、敷料、高速牙科手机、低速牙科手机、凡士林棉签。

2. 材料和药品　3%双氧水、1%碘伏、局麻药物、一次性注射器、甲硝唑棒、浓台液、1:100含氯消毒液纱布。

3. 特殊用物　龈下超声洁牙手柄、牙周探针、刮治器一套(5/6#、7/8#、11/12#、13/14#)、牙周冲洗器(图8-27)。

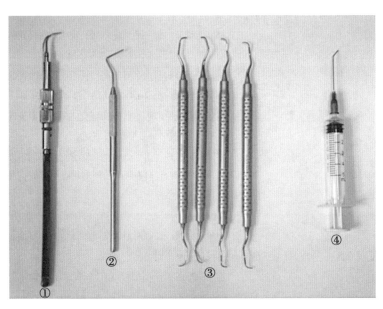

图8-27　特殊用物
①龈下超声洁牙手柄；②牙周探针；③刮治器一套(5/6#、
7/8#、11/12#、13/14#)；④牙周冲洗器

（三）龈下刮治及根面平整术医护配合流程（表8-2）

表8-2　龈下刮治及根面平整术医护配合流程

医生操作流程	护士配合流程
1. 治疗前准备	
（1）询问病史	用凡士林棉签润滑口角,防止口镜牵拉造成患者痛苦
（2）检查患者牙周袋的情况 记录内容: 　牙周袋深度(PD) 　探诊出血(BI) 　牙齿松动度 　根分叉病变(FI) 　牙龈退缩(龈缘-CEJ) 　溢脓	递牙周探针予医生,协助记录牙周电子检查表格,记录颊舌侧牙周袋深度,从右上颊侧开始依次记录到左上颊侧,最后从左下舌侧记录到右下舌侧,每个牙记录6个位点:颊侧近中、中央、远中及舌侧近中、中央、远中部位;再分别记录颊侧探诊出血及舌侧探诊出血情况;松动度分:Ⅰ、Ⅱ、Ⅲ度记录;根分叉病变:先记录上颌磨牙颊侧中央,再记腭侧近中、远中根分叉区,然后记录下颌磨牙颊侧和舌侧根分叉区

医生操作流程	护士配合流程
（3）向患者交代需要刮治的牙数、费用及治疗的次数、时间，征得患者同意，准备治疗	向患者解释在刮治术中会有出血及轻微疼痛等现象，安慰患者，取得合作。根据医生需要准备洁牙机，如为不能拆卸的洁牙机手柄，需用1%的碘伏消毒后放在检查器中。如为可拆卸的洁牙机手柄，将灭菌后的手柄直接连接洁牙机并套上防护套，放在检查器中。嘱患者用3%双氧水鼓漱1分钟后用清水漱口，连接吸引器管
（4）麻醉：局部浸润麻醉或传导阻滞麻醉	递碘伏棉签予医生消毒麻醉部位
	遵医嘱准备麻醉剂及合适针头。检查注射器各关节是否连接紧密，核对麻醉剂的名称、浓度、剂量、有效期及患者姓名等，无误后抽吸或安装麻药递予医生
（5）戴防护面罩准备治疗	戴防护面罩并协助患者戴护目镜，将椅位调成治疗位；调好灯光及头托
2. 龈下刮治术　用超声洁牙机去除龈下牙石、菌斑（图8-28）	
（1）治疗上、下前牙唇侧	将灯光调至约与水平面成60°角，吸引器管放在前牙或后磨牙区（舌侧），协助吸唾，适时用三用枪冲洗治疗区域
（2）治疗上前牙舌侧	将灯光调至约与水平面成45°角，用三用枪吹净口镜的镜面，保证口镜清洁及术野清晰。将吸引器管放在后磨牙区，协助吸唾
（3）治疗下前牙舌侧	将灯光调至约与水平面成90°角，略高于医生头部。将吸引器管放在后磨牙区或下前牙舌侧，协助吸唾
（4）治疗上颌后牙颊舌侧	将灯光调至约与水平面成45°角的位置，将吸引器管放在后磨牙区，协助吸唾，当颊侧时，还应在吸唾的同时用吸引器管向外牵拉患者口角，并适时用三用枪冲洗治疗区域
（5）治疗下颌后牙	将灯光调至约与水平面成70°～80°角，将吸引器管放在后磨牙区。术中协助牵拉口角。适时用三用枪冲洗治疗区域
3. 根面平整　使用手工龈下刮治器进一步进行龈下刮治并进行根面平整（图8-29）刮治后探查	递探针及刮治器予医生遵医嘱准备5/6#刮治器（前牙），7/8#刮治器（后牙颊舌侧），11/12#刮治器（后牙近中），13/14#刮治器（后牙远中）
4. 冲洗、上药　用3%的双氧水冲洗龈缘或牙周袋处，用于清洁、止血及消炎，用探针蘸取浓台或将甲硝唑棒放于牙周袋内进行消炎	将3%的双氧水倒入杯中，用冲洗器抽吸药液后固定针头，递予医生冲洗治疗区域，协助及时吸唾。在双碟中滴入浓台，递探针予医生并遵医嘱准备甲硝唑棒
5. 治疗结束	嘱患者漱口，擦净面部，整理用物。对患者进行口腔卫生宣教

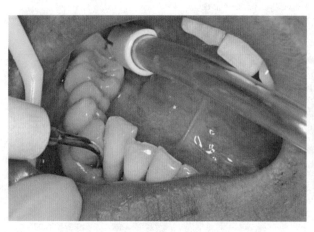

图8-28　用超声洁牙机去除龈下牙石、菌斑

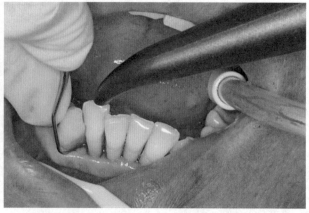

图8-29　用手工刮治器去除龈下牙石、菌斑

（四）护理要点

1. 局部麻醉时,嘱患者尽量放松,注意观察患者用药后不良反应。

2. 嘱患者术中避免用口呼吸,尽量用鼻子呼吸以免呛咳。

3. 嘱患者在治疗过程中如有不适举左手示意,避免刮治器划伤患者。

4. 确认冲洗器针头是否安装紧密,防止冲洗时针头脱落,冲洗液溅出或针头掉入口中引起误吞。

5. 在传递和擦拭刮治器的过程中,注意预防针刺伤。

（五）术后宣教

1. 告知患者治疗后患牙会有遇冷热敏感、浮起感等不适,属于正常反应。

2. 指导患者正确的刷牙方法,牙线和牙间隙刷的使用方法。

3. 嘱患者治疗后如有持续出血及时就诊。

4. 嘱患者按时复诊。

5. 刮治后上药的患者嘱其 30 分钟内忌饮水漱口。

四、牙周治疗器械的磨锐

牙周治疗器械的磨锐通常是指使用磨石将刃缘变钝的洁治器和刮治器磨锐并保持器械刃缘的正确角度和外形。正确的器械磨锐有助于提高临床医生治疗的效率,减少治疗过程中的损伤、减轻患者的疼痛、提高器械的使用寿命。牙周治疗器械的磨锐是口腔临床器械维护保养中的一个重要组成部分。

（一）磨锐的时机

鉴于各口腔医疗机构牙周治疗器械的数量和使用频率的差异性,器械并没有一个确切的磨锐周期。通常可通过以下几种方式来确定哪些器械需要进行磨锐:

1. 临床医生在治疗过程中发现器械较钝且使用效率较低时。

2. 通过器械锐利度的检查和评价。

（1）光线下观察法:在光线下观察器械工作端的刃缘,钝的器械会在刃缘处呈现反光的亮线。这是由于变圆钝的器械刃缘对光线反射而形成的,锐利的刃缘无此反光线(图 8-30)。

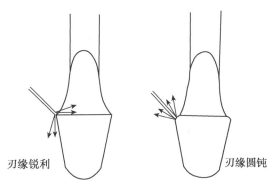

刃缘锐利　　　　　刃缘圆钝

图 8-30　器械刃缘的对光反射

（2）触觉评价法:将器械刃缘在指甲或塑料检测棒上轻轻拉动,钝的器械会平滑地滑动,而锐利的器械会"咬住"表面,稍微加力,甚至可以刮出一些碎屑(图 8-31、8-32)。

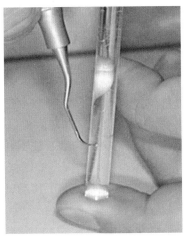

图 8-31　较钝的器械在塑料棒上滑动

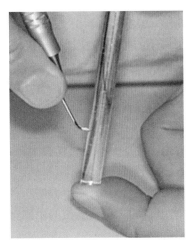

图 8-32　锐利的器械刮出塑料屑

177

（二）磨锐的原则

1. 正确认识洁治器和刮治器的工作面,保证磨锐位置和角度的正确性。

2. 保证器械切磨用力的方向正确性和连续性:由器械颈部向顶端连续的切磨。

3. 正确合理地选择磨石和润滑油,磨锐过程中借助润滑油润滑降温。

4. 器械磨锐前需要清洁、消毒处理,磨锐后需清洁灭菌处理;对钝、锐的器械应进行分类放置。

（三）磨锐前的准备

1. 从消毒好的治疗器械中挑选较钝的器械。

2. 器械磨锐用物 刮治器、磨石(印度油石或阿肯色油石)(图8-33)、润滑油或专用的磨锐机器(如 DISC 和 sidekick)。

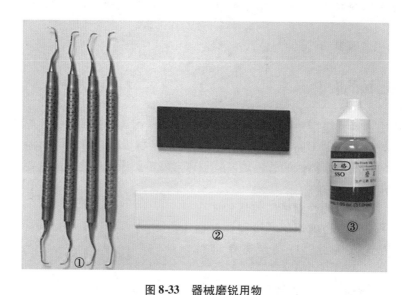

图 8-33 器械磨锐用物
①刮治器;②磨石(印度油石或阿肯色油石);③润滑油

磨石种类:

（1）按用途分:机用磨石和非机用磨石两种。机用磨石是安装在专用机器上利用电机带动其旋转进行研磨,有圆柱型、圆锥型和扁圆型。

（2）非机用磨石按其颗粒大小分为粗细两种,粗的具有较大质粒,其磨削作用较快,常用于钝器械的磨锐。细磨石的质粒较小,其磨削作用较慢,用于器械最后的磨锐或用于轻度变钝的器械。

3. 场地光源充足,无絮棉布一块(擦拭油污)、塑料检测棒一支。

（四）磨锐的方法

1. 手用磨石磨锐法

（1）适用的范围:器械使用频率较低、单次磨锐器械数较少、时间较为充裕时使用,适合刮治器和洁治器的定期维护。

（2）磨锐的方法:磨锐时先将专用润滑油滴入磨石两滴。磨锐法有两种:一种是固定器械、移动磨石;另一种是固定磨石、移动器械。

1）镰形洁治器:横截面为三角形,底与腰为70°~80°角,工作刃是底与腰相交的两侧刃口。

方法一:左手固定磨石与工作台上,右手将器械工作刃的一侧腰与磨石紧贴,与磨石成100°~110°角,用拉的力量轻压研磨。

方法二:如左手持器械,右手握磨石,磨石与刃面成100°~110°角,则磨石进行上下移动,但仅在磨石向下时用力。磨锐时可将持器械的手固定在工作台上,以加强支撑。

2）匙形刮治器

方法一:左手固定磨石于工作台上,右手持器械,使器械的工作面与地面平行,调整磨石,使之与工作面交角呈110°并保持这一角度做上下移动,将器械磨锐。注意,器械向上移动时,对器械的工作面产生一个侧向压力,而向下移动时仅沿器械表面滑动即可(图8-34)。

方法二:左手持器械支靠在桌边,使器械的工作面与地面平行,右手持磨石,使磨石与工作面的交角呈110°并保持这一角度做上下移动,将器械磨锐。注意,向下移动时,对器械的工作面产生一个侧向压力,而向上移动时仅沿器械表面滑动即可(图8-35)。

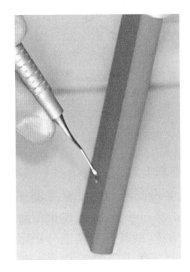

图8-34　方法一　固定磨石　移动器械

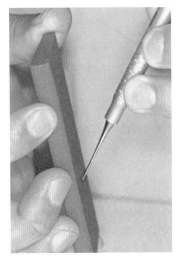

图8-35　方法二　固定器械　移动磨石

(3) 检测:通过对光反射和塑料检测棒检测刮治器和洁治器是否磨锐。

2. 专用辅助设备磨锐法

(1) 适用的范围:器械使用频率较高,单次磨锐器械数目较多时使用。其特点是操作简便,省力。

(2) 用物准备:较钝的刮治器和洁治器、DISC 和 sidekick、润滑油。

(3) 磨锐的方法

1) DISC 磨锐的方法:DISC 是一种简易的牙周器械磨利器,它适用于 Gracey、Scaler、Columbia 等多种洁治器和刮治器的磨锐。它包含一个具有双条形磨石的台面和标有各种角度的转轮(图8-36)。转轮的盘面上标记了各种洁治器和刮治器磨锐时的倾斜角度和磨锐方向。以 Gracey 3/4 刮治器为例:首先将转轮左侧边缘上的 G 点对准 DISC 支架上的三角形指示点,随后旋紧转轮中央的固定螺丝,固定转轮的位置(图8-37)。将 Gracey 3/4 的工作面放置于条形磨石表面(工作面朝向转轮的中心),同时滴少许润滑油,确保刮治器的柄部与转轮盘面上的斜线平行,向后拉动刮治器 5 ~ 6 次,从而将器械的工作面磨锐(图8-38、8-39)。

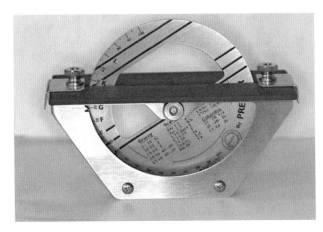

图8-36　DISC

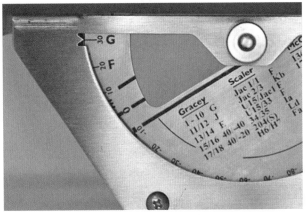

图8-37　磨锐 Gracey3/4 时,三角形指示点对准 G 点

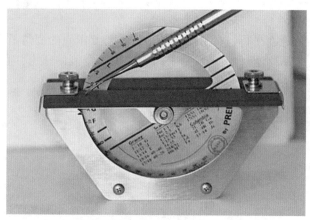

图8-38　刮治器的柄部与转轮盘面上的斜线平行

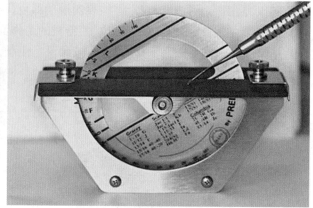

图8-39　向后拉动刮治器

2）电动磨利器的使用方法：以 sidekick 为例：sidekick 电动磨利器可用于通用型洁治器、镰形刮治器和 Gracey 刮治器的磨锐。其机身包含导板螺丝、导板、磨石、电机底座和电池仓等部件（图8-40）。其原理是通过导板引导刮治器的刃缘以正确的角度和导板下方的磨石接触，通过电机带动磨石前后向移动磨锐刮治器。磨石的导板上有两个长方形和一个圆形引导通道，两长方形通道分别用于镰形刮治器/通用型刮治器（S/U）以及 Gracey 刮治器（G）刃缘的磨锐，而圆形通道则用于 Gracey 刮治器和通用型刮治器圆形顶端外形的磨锐（图8-41）。每个长方形引导通道两侧各有一个垂直挡板和颈部末端导板（图8-42、8-43）。

以 Gracey 刮治器为例，使用 sidekick 电动磨利器磨锐器械的步骤如下：

第一步：卸下导板螺丝和导板，放置磨石并使磨石夹夹紧磨石；重装导板，旋紧导板螺丝固定导板（图8-44、8-45）。

第二步：打开电源开关，将 Gracey 刮治器刃缘背面中央的部分与垂直挡板紧密接触，同时保证刮治器的颈部搁置在颈部末端导板上，此时刃缘与导板下方的磨石接触的角度为正确的磨锐角度。向磨石方向轻压刮治器并沿颈部末端导板上下移动2~3次，即可磨锐刃缘（图8-46、8-47）。

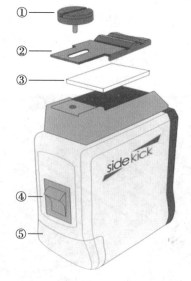

图8-40　sidekick
①导板螺丝；②导板；③磨石；
④电源开关；⑤电池仓

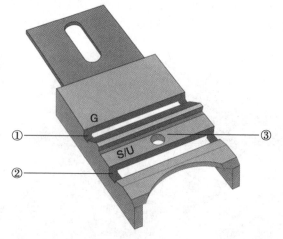

图8-41　①引导通道（G），适用于 Gracey 刮治器；②引导通道（S/U），适用于镰形和通用型刮治器；③用于 Gracey 刮治器和通用型刮治器圆形顶端外形的磨锐

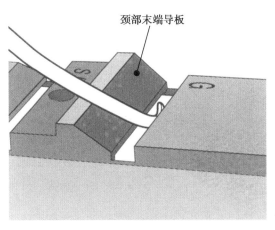

图 8-42　长方形引导通道内的垂直挡板

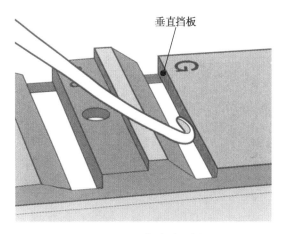

图 8-43　颈部末端导板

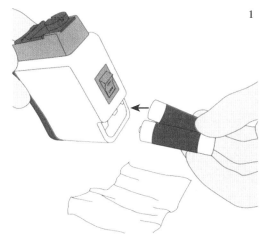

图 8-44　安装电源

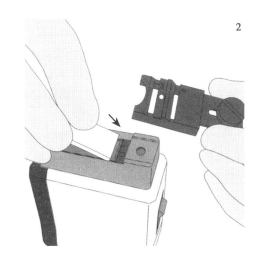

图 8-45　安装磨石、导板

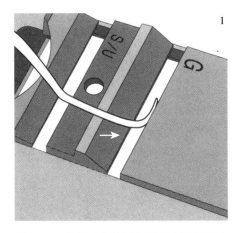

图 8-46　依据垂直挡板和颈部末端导板确定器械磨锐时的方向和角度

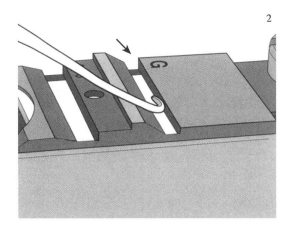

图 8-47　磨锐时,沿颈部末端导板上下移动器械

第三步:将刮治器的顶端插入圆形引导通道内,使刮治器工作端背部与引导通道侧壁紧密接触。轻压刮治器,使其顶端与导板下方磨石接触,左右晃动 2~3 次,即可修圆顶端。使用检测棒检测器械是否磨锐,擦拭器械表面油污,清洗、消毒灭菌后备用(图 8-48、8-49)。

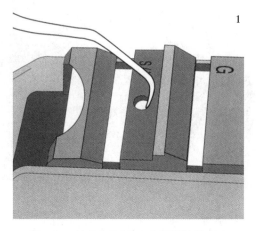

图 8-48 在圆形通道内磨锐器械的顶端

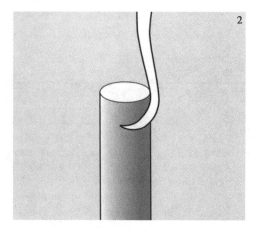

图 8-49 塑料检测棒检测刮治器是否磨锐

五、调𬌗治疗术的护理

调𬌗治疗术(也称选磨法)是牙周炎的辅助治疗方法之一,它通过磨改牙齿的外形,消除咬合创伤和食物嵌塞,建立平衡的咬合关系,促进牙周组织愈合,提高咀嚼能力,发挥良好的口腔功能。

(一) 适应证

1. 个别牙或一组牙有不同程度的早接触或𬌗干扰。

2. 有明显创伤𬌗的牙齿,在牙周炎症控制后进行调𬌗。

3. 与咬合因素有关的食物嵌塞。

(二) 用物准备

1. 常规用物 检查器(口镜、镊子、探针)、吸引器管、防护膜、防护面罩、护目镜、口杯、三用枪、敷料、凡士林棉签。

2. 特殊用物 低速直牙科手机、高速牙科手机、双碟+抛光杯、调𬌗石或各种钻针、低速弯牙科手机、咬合纸、抛光膏(图 8-50)。

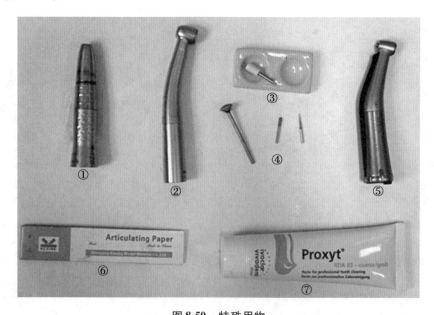

图 8-50 特殊用物
①低速直牙科手机;②高速牙科手机;③双碟及抛光杯;④调𬌗石或各种钻针;
⑤低速弯牙科手机;⑥咬合纸;⑦抛光膏

（三）调𬌗治疗术医护配合流程（表8-3）

表8-3 调𬌗治疗术医护配合流程

医生操作流程	护士配合流程
1. 治疗前准备	
（1）询问患者病史，向患者交代病情、治疗计划、相关费用	阅读病历，确认要磨改的牙齿，准备相应用物用凡士林棉签润滑口角，防止口镜牵拉造成患者痛苦
（2）检查牙齿的咬合情况：用咬合纸定位需要磨改的牙齿	将咬合纸递予医生，嘱患者做咬合动作，协助医生找出磨改的牙齿
2. 调磨 用高速牙科手机或低速直牙科手机磨改牙齿（图8-51）	遵医嘱准备牙科手机，选择大小形状合适的车针、调𬌗石，将调𬌗石安装在低速直牙科手机上或将车针安装在高速牙科手机上固定关节递予医生，协助牵拉口角，保证视野清晰，及时调整灯光，用三用枪冲洗磨改的牙齿，协助吸唾
3. 测咬合	传递咬合纸予医生
4. 抛光 用低速弯牙科手机抛光磨改的牙齿（图8-52）	将抛光杯安装在低速弯牙科手机上递予医生，取适量抛光膏于双碟，递予医生

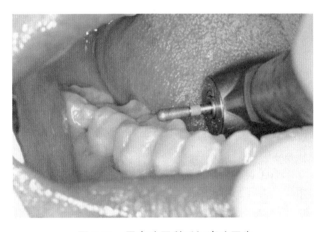

图8-51 用高速牙科手机磨改牙齿

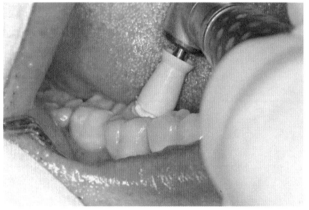

图8-52 用低速弯牙科手机抛光磨改的牙齿

（四）护理要点

1. 在治疗过程中，协助牵拉口角，以保证术区视野的清晰。
2. 在调𬌗过程中，根据需要及时传递咬合纸，协助保护颊黏膜，避免口内损伤。

（五）术后宣教

1. 嘱患者一个月内避免用患牙咬硬物。
2. 告知患者调𬌗后可能遇冷热有敏感的现象，多数可在数周内自行缓解。
3. 嘱患者保持好口腔卫生，认真刷牙。

六、松动牙固定术的护理技术

松动牙固定术是通过牙周夹板将松动的患牙与相邻的健康牙连接固定，形成一个咀嚼群体，从而增加咬合的承受能力，以减轻患牙的负担。

目前临床上固定松动牙的方法较多，例如：高性能粘接固定材料强力纤维强化树脂夹板固定法，树脂直接粘接固定法，不锈钢丝固定法，尼龙丝加树脂制作的夹板固定法等。临床常用强力纤维强化树脂夹板固定法和树脂直接粘接固定法。

（一）强力纤维强化树脂夹板固定法

1. 适应证　前牙松动且排列较整齐,无前牙反𬌗现象,患者有咬物不适,因美观、发音等需要,经过牙周基础治疗并能较好控制口腔卫生且强烈要求保留患牙。

2. 用物准备

（1）常规用物:检查器(口镜、镊子、探针)、吸引器管、防护膜、防护面罩、护目镜、口杯、三用枪、敷料、凡士林棉签。

（2）橡皮障隔湿用物:橡皮障布、打孔器、橡皮障夹钳、橡皮障夹、橡皮障支架、牙线、橡皮障固定楔线、橡皮障定位打孔模板、开口器、剪刀、水门汀充填器。

（3）特殊用物:强力纤维丝、光敏固化灯、热切割刀、牙线、粘接剂、专用刷、流动性树脂、酸蚀剂(图8-53)。

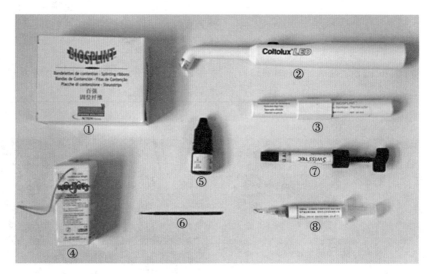

图 8-53　特殊用物
①强力纤维丝;②光敏固化灯;③热切割刀;④固定楔线;⑤粘接剂;
⑥专用刷;⑦流动性树脂;⑧酸蚀剂

3. 强力纤维强化树脂夹板固定牙治疗的医护配合流程(表8-4)

表 8-4　强力纤维强化树脂夹板固定牙治疗的医护配合流程

医生操作流程	护士配合流程
1. 治疗前准备	
（1）询问病史,向患者交代病情、治疗计划、相关费用	阅读病历,确认要固定的牙位数,准备相应用物 用凡士林棉签润滑口角,防止口镜牵拉造成患者痛苦
（2）以橡皮杯清洁牙面,去除菌斑	将橡皮杯连接在低速弯牙科手机上,递予医生,取适量抛光砂放于双碟内备用
（3）准备强力纤维丝:以牙线在前牙上测量所需的强力纤维丝的长度,用热切割刀取相应长度的强力纤维(图8-54)	准备约10cm长度的牙线递予医生,协助医生用牙线测量所需强力纤维丝的长度,待医生确定长度后,传递热切割刀,一手固定强力纤维一端,协助医生用热切割刀取相应长度的强力纤维备用
（4）放置橡皮障(图8-55)	协助医生放置橡皮障
2. 固定	
（1）酸蚀:酸蚀前牙舌侧中三分之一处30秒,冲洗并干燥、隔湿(图8-56)	连接酸蚀剂的针管与针头,固定关节,递予医生,定时30秒。传递三用枪,协助医生冲洗,及时吸净患者口中冲洗液

医生操作流程	护士配合流程
（2）涂粘接剂并用光敏固化灯照射（图8-57、8-58）	滴粘接剂于双碟中用专用刷蘸取后递予医生 待涂布全部牙面后，递光敏固化灯
（3）用流动性树脂依次将强力纤维带固定松动牙，用光敏固化灯依次照射（图8-59、8-60）	递流动树脂予医生，待涂布全部牙面后，用镊子夹取纤维带递予医生，协助放置在相应牙面上，用光敏固化灯一次照射固定松动牙
（4）在强力纤维表面添加树脂至完全覆盖强力纤维（图8-61），用光敏固化灯再次照射固定松动牙（图8-62） （5）修整表面形态（图8-63）	再次传递流动树脂，待医生将流动树脂覆盖在强力纤维带表面，协助用光敏固化灯再次照射固定松动牙
（6）强力纤维强化树脂夹板固定完成（颊侧及舌侧）（图8-64、8-65）	将金刚砂车针从粗到细依次连接在高速牙科手机上递予医生，磨光过程中，及时吸净患者口中冷却水
3. 治疗后	
（1）卸除橡皮障	递橡皮障夹钳予医生，协助卸除橡皮障
（2）调𬌗	准备咬合纸，将金刚砂车针连接在高速牙科手机上递予医生，及时洗净患者口中冷却水
（3）磨光	准备抛光砂，将橡皮杯连接在低速弯牙科手机上备用

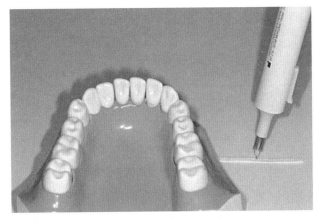

图 8-54　热切割刀取相应长度的强力纤维

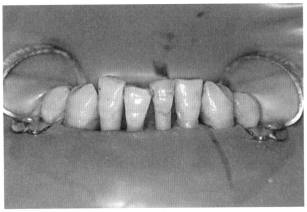

图 8-55　安装橡皮障（口内示意图）

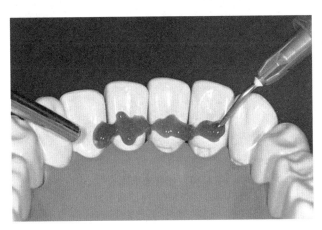

图 8-56　酸蚀前牙舌侧30秒，冲洗

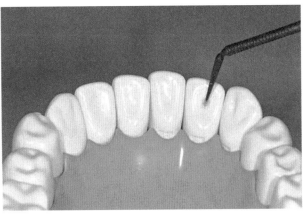

图 8-57　涂粘接剂

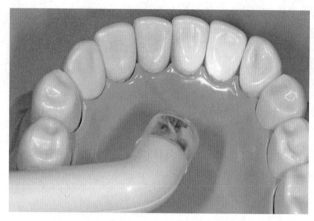

图 8-58　用光敏固化灯照射

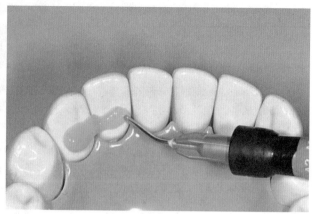

图 8-59　涂布流动树脂

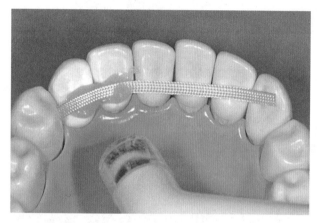

图 8-60　将纤维带放置在牙面上用光敏固化灯照射

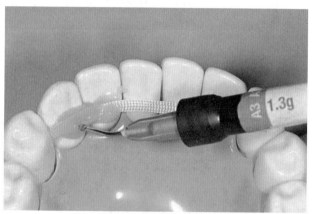

图 8-61　在强力纤维表面添加树脂

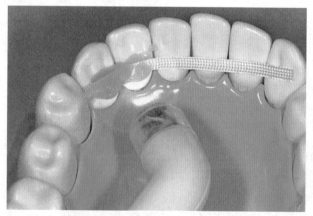

图 8-62　用光敏固化灯再次照射

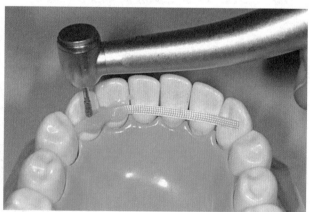

图 8-63　修整表面形态
（图 8-54、8-56 ~ 8-63 为模型示意图）

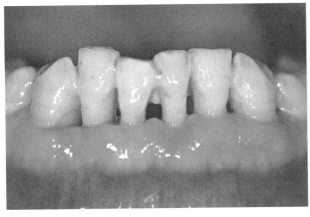

图 8-64　强力纤维强化树脂夹板
固定完成（颊侧）

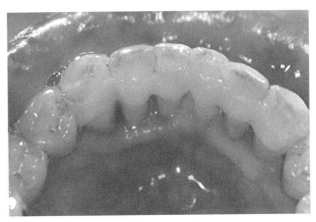

图 8-65　强力纤维强化树脂夹板
固定完成（舌侧）

4. 护理要点

（1）术前向患者交代,操作时如有不适,举左手示意,避免头部晃动造成口内损伤。

（2）使用橡皮障前,告知患者橡皮障有隔湿作用,同时还能防止器械滑脱造成的误吞、误吸,取得患者合作。

（3）纤维带应用镊子夹取,避免用手直接接触造成污染。

（4）使用前要确认酸蚀剂的针管与针头固定牢固,避免针管与针头脱开,造成药液外溅,引起患者皮肤黏膜损伤。

（5）蘸取粘接剂的专用刷要清洁干燥,以免影响粘接效果。

5. 术后宣教

（1）强化患者口腔卫生,重点指导患者用间隙刷或牙签清洁固定牙的邻面及夹板。

（2）嘱患者治疗期间避免用患侧咀嚼。

（3）嘱患者每 3 个月复查 1 次。

（二）树脂直接粘接固定法

1. 适应证　前牙区有 Ⅰ°～Ⅱ°松动的切牙,经过牙周基础治疗牙周炎症状况改善并稳定,患者能较好地控制口腔卫生,与邻牙之间的间隙小于 2mm,松动且排列较整齐。

2. 用物准备

（1）常规用物:检查器（口镜、镊子、探针）、吸引器管、防护膜、护目镜、口杯、三用枪、敷料、高速牙科手机、低速牙科手机、凡士林棉签。

（2）橡皮障隔湿用物:橡皮障布、打孔器、橡皮障夹钳、橡皮障夹、橡皮障支架、牙线、橡皮障固定楔线、橡皮障定位打孔模板、开口器、剪刀、水门汀充填器。

（3）特殊用物:单体液、催化剂、聚合粉末（L 型透明色）、聚合粉末（L 型 X 线阻射）、表面处理剂、调盘、海绵球（大、小）、量勺、毛刷柄（直柄）、毛刷柄（弯柄）、毛刷头（图 8-66）。

3. 树脂直接粘接法固定牙周松动牙医护配合流程（表 8-5）

4. 护理要点

（1）松动牙固定材料需在 15～25℃下干燥保存。

（2）操作过程中应注意隔湿,因为水或唾液会影响粘接强度。

（3）小棉球蘸取酸蚀剂时应为饱和状。

（4）活化剂应严格按照 4:1（即 4 滴单体、1 滴催化剂）调制,取单体液时应保持单体液瓶垂直,取催化剂时注意保持催化剂注射器垂直,将催化剂滴入单体液,调制后需在 5 分钟内使用,否则会影响粘接效果。

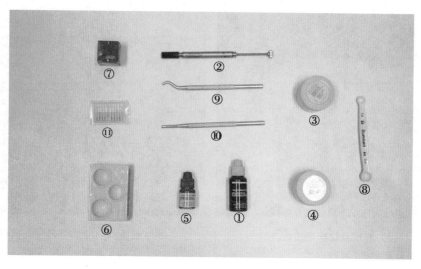

图 8-66　特殊用物

①单体液;②催化剂;③聚合粉末(L 型透明色);④聚合粉末(L 型 X 线阻射);
⑤表面处理剂;⑥调盘;⑦海绵球(大、小);⑧量勺;⑨毛刷柄(弯柄);⑩毛刷柄
(直柄);⑪毛刷头

表 8-5　树脂直接粘接法固定牙周松动牙医护配合流程

医生操作流程	护士配合流程
1. 治疗前准备	
(1) 询问患者病史,向患者交代病情、治疗计划、相关费用	阅读病历,确认要固定的牙位数,准备用物
(2) 放置橡皮障	用凡士林棉签润滑口角,防止口镜牵拉造成患者痛苦 协助医生放置橡皮障
2. 固定	
(1) 用酸蚀剂处理前牙邻间隙牙面 30 秒,冲洗并干燥、隔湿	将酸蚀剂 1~2 滴滴入双碟,用小棉球蘸酸蚀剂递给医生,帮助医生定时 30 秒
(2) 以 4∶1 的比例将单体与催化剂调制成活化液	1) 取聚合粉末:遵医嘱取适量聚合粉末放入调盘的"P"皿中
(3) 用笔堆积方法,将相邻的牙齿粘接在一起,达到固定的效果并保留一定的龈间隙,以利清洁	2) 调制活性液:①取单体液:将适量液体滴入调盘的"L"皿中;②取催化剂:将催化剂滴入单体液;③用毛刷轻轻调和成活性液(图 8-67~8-70)
(4) 待其自然硬化,修整表面形态并抛光	把毛刷尖浸入"L"皿中的活性液,再用毛刷尖蘸取"P"皿中的聚合粉末,递予医生(图 8-71)
(5) 卸除橡皮障	准备抛光砂,将橡皮杯连接在慢速弯手机上备用
(6) 粘接固定后检查咬合状况,如有咬合高点则进行调𬌗	递橡皮障夹钳予医生,协助卸除橡皮障
松动牙固定后(颊侧及舌侧)(图 8-72、8-73)	准备咬合纸,将金刚砂车针连接在高速牙科手机上递予医生,及时洗净患者口中冷却水

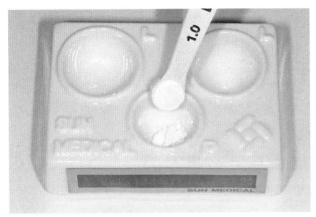

图 8-67　取聚合粉末

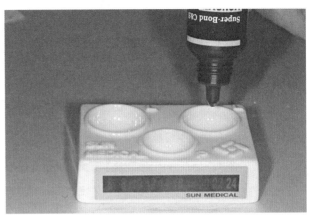

图 8-68　取单体液

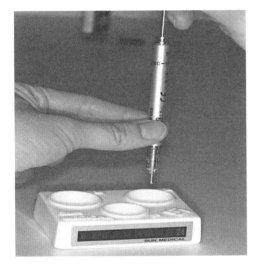

图 8-69　将催化剂滴入单体液

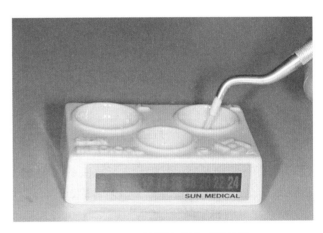

图 8-70　用毛刷轻轻调和成活性液

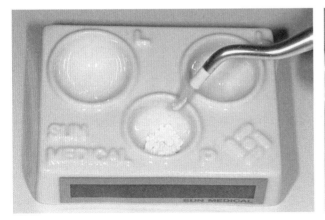

图 8-71　把毛刷尖浸入"L"皿中的活性液
再用毛刷尖蘸取"P"皿中的聚合粉末

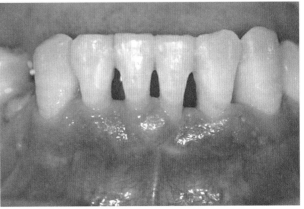

图 8-72　松动牙固定完成(唇侧)

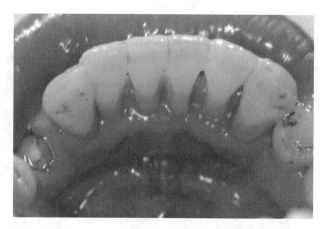

图8-73　松动牙固定完成(舌侧)

（5）堆积过程中,将强力吸唾置于离患牙2cm处,及时吸走单体的刺激味道,减少患者不适感。

（6）使用橡皮障前,告知患者橡皮障有隔湿作用,同时还能防止器械滑脱造成的误吞、误吸,取得患者合作。

5. 术后宣教

（1）强化患者口腔卫生。

（2）教会患者用间隙刷或牙签清洁粘接树脂周围的牙间隙。

（3）嘱患者治疗期间避免用患侧咀嚼。

（4）嘱患者按时复诊。

（刘建　闫风华　章嫄　马彦艳　杨晓亮　李大兰　袁超）

第三节　牙周手术治疗的护理技术

牙周手术是解决基础治疗阶段未能解决的问题,一方面是针对牙周袋的治疗,消除牙周袋的病理学改变,使袋变浅,创造一个稳定的易于维护的状态并促进牙周组织再生;另一方面是修整解剖形态学缺陷,避免外形缺陷导致的菌斑沉积、牙周袋的复发和对美观的影响,而最终达到改善牙的预后和改善美观的目标。牙周手术包括切除性手术:牙龈切除术;重建性手术:翻瓣术+骨修整、牙冠延长术、膜龈手术;再生性手术:翻瓣术+植骨术+引导性组织再生术。本章节仅以翻瓣术、牙冠延长术、植骨术为例。

一、适应证

1. 经基础治疗后口腔卫生良好,但牙周袋仍大于或等于5mm,探诊后有出血或溢脓。

2. 基础治疗不能彻底清除根面刺激物者或后牙的根分叉病变达2度或3度者。

3. 最后一个磨牙的远中骨袋需手术治疗。

4. 存在附着龈过窄、个别牙牙龈退缩等问题,需采用膜龈手术治疗者。

5. 龋坏或牙折断达龈下而影响牙体修复,需手术延长临床牙冠。

二、用物准备

（一）患者资料

1. 病历　了解患者的既往史、过敏史、家族史、全身情况及口内情况等。

2. X线片　全口根尖片。

3. 实验室检查　血常规、血生化、血凝等。

4. 患者的手术知情同意书。

（二）术前药品用物

0.12%醋酸氯己定、75%酒精棉球、无菌生理盐水。

（三）牙周手术用物

1. 翻瓣术手术包用物　拉钩、口镜、长刀柄、短刀柄、持针器、止血钳、眼科直剪、弯剪、镊子、印记镊、探针、牙周探针、骨膜起子、牙龈分离器、刮治器4R/4L、刮治器Ball、11#尖刀片和15#圆刀片、洗耳球、药碗、棉签和纱布、孔巾、机套（图8-74、8-75）。

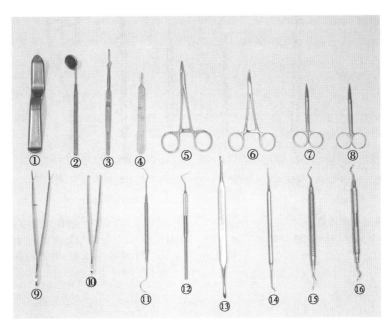

图8-74　翻瓣术手术包用物

①拉钩；②口镜；③长刀柄；④短刀柄；⑤持针器；⑥止血钳；⑦眼科直剪；⑧弯剪；⑨镊子；⑩印记镊；⑪探针；⑫牙周探针；⑬骨膜起子；⑭牙龈分离器；⑮刮治器4R/4L；⑯刮治器Ball

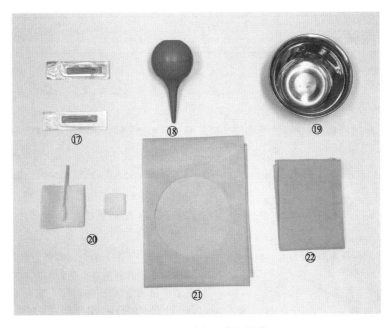

图8-75　翻瓣术手术包用物

⑰11#尖刀片和15#圆刀片；⑱洗耳球；⑲药碗；⑳棉签和纱布；㉑孔巾；㉒机套

2. 牙冠延长术用物　在翻瓣术手术包基础上,还需准备高速牙科手机、小球钻、中球钻、骨凿(图 8-76)。

3. 植骨术用物　在翻瓣术手术包基础上,还需准备骨皮质刮器、骨粉充填器、骨粉输送器、骨磨、骨粉、骨粉杯(图 8-77)。

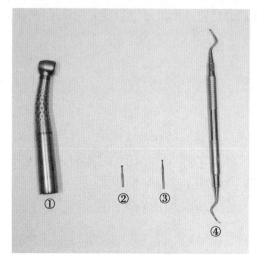

图 8-76　牙冠延长术用物
①高速牙科手机;②小球钻;③中球钻;④骨凿

图 8-77　植骨术用物
①骨皮质刮器;②骨粉充填器;③骨粉输送器;
④骨磨;⑤骨粉;⑥骨粉容器

(四) 牙周塞治剂用物

双管塞治剂糊剂、调拌板、调拌刀。

三、牙周手术医护配合流程(表 8-6)

表 8-6　牙周手术医护配合流程

医生操作流程	护士配合流程
1. 术前准备	
(1) 阅读病历,了解患者全身健康状况及化验结果,向患者交代手术的目的及术中相关费用	准备患者资料病历,化验结果报告单,X 线片放置于观片灯上
(2) 告知手术中可能出现的问题,患者签署手术知情同意书	备好手术知情同意书的相关资料
(3) 详细检查手术部位的牙周袋深度、附着水平、龈缘位置、附着龈宽度、牙齿松动度	递牙周探针予医生,详细记录医生检查的数据
(4) 含漱	倒入 0.12% 醋酸氯己定 15ml 于小药杯中,嘱患者含漱 1 分钟
(5) 麻醉:局部浸润麻醉或传导阻滞麻醉	递碘伏棉签予医生消毒麻醉部位 遵医嘱准备麻醉剂及合适针头。检查注射器各关节是否连接紧密,核对麻醉剂的名称、浓度、剂量、有效期及患者姓名等,无误后抽吸或安装麻药递予医生
(6) 口外消毒	用 75% 酒精棉球,顺时针方向对口腔周围的皮肤消毒两遍
2. 术中配合	

医生操作流程	护士配合流程
（1）戴一次性无菌手套,穿手术衣	协助医生穿手术衣,打开手术包,将0.9%生理盐水倒入小药杯,分别打开11#尖刀片、15#圆刀片放置于手术盘内
（2）铺孔巾	协助铺巾,连接吸引器管
（3）根据所做的手术种类和手术设计,进行相应的切口	分别将手术刀片安装于刀柄,递予医生,用吸引器管吸净术区切口血液,保证视野清晰;递骨膜起子予医生,用纱布协助止血
（4）手术治疗	
1）翻瓣术	
①暴露病变区,清除病理性的肉芽组织及根面上残留的牙石等,刮除受内毒素侵蚀的牙骨质表层,根面平整,去除根面上残余的牙周膜纤维,有利术后形成再附着	递 Ball 或 4R/4L 的刮治器予医生,并用纱布随时擦净器械上的血迹
②清创	用洗耳球吸入0.9%生理盐水,冲洗病理性的肉芽组织、根面上残留的牙石等并随时吸净患者口中的血及唾液
2）牙冠延长术	
在翻瓣术的基础上,进行骨切除及骨修整,使骨嵴顶降至牙断缘根方至少3mm处	遵医嘱将球钻（小或大）安装于高速涡轮手机,递予医生,递骨凿予医生,用纱布接取切除的骨组织并擦净器械上的血迹
3）植骨术	
在翻瓣术的基础上,将自体骨或骨替代材料送入骨缺损内	巡回护士核对骨粉名称、型号、有效期后倒入骨粉容器,自体骨屑体积较大时需将骨粉与自体血或生理盐水顺时针搅拌均匀,递骨粉输送器予医生,待骨粉送入后,递骨粉充填器予医生
（5）缝合	递缝针缝线予医生,协助医生剪线
（6）放置牙周塞治剂	巡回护士根据牙齿数目调拌塞治剂,将调好后的成品塑型成面团状,在生理盐水中浸过后递予医生

四、护理要点

1. 术前向患者交代,手术操作中若有不适,请举左手示意,避免头部晃动造成口内损伤。

2. 局部麻醉时,告知患者尽量放松,观察患者用药后不良反应。手术过程中随时注意患者对手术的反应,如对疼痛的反应、焦躁的情绪等,要及时与患者沟通并告知医生。

3. 术中随时用生理盐水冲洗吸引器管管道,防止血凝块阻塞管道,保证管道的畅通。

4. 注意调节灯光,随时保持医生操作视野清晰。

5. 据骨缺损程度,遵医嘱准备适量骨粉,避免浪费。

五、术后宣教

1. 告知患者术后可能出现的疼痛反应,遵医嘱备止痛药。

2. 嘱患者在24小时内尽量在术区相应面部用冰袋间断冷敷,以减轻术后组织水肿。

3. 术后常规让患者使用抗菌剂漱口,如 0.12% 氯己定含漱,每天 2 次,每次 1 分钟。对于植骨术术后的患者至少 4 周。

4. 术后 7 天内尽量不用术区咀嚼食物,使牙龈组织免受机械性创伤。

5. 嘱患者一般术后 7 天拆线,植骨术术后的患者一般术后 10 ~ 14 天拆线。

6. 嘱患者如有不适可随时就诊。

(王健民　刘建　章嫄)

第九章 牙列缺损修复治疗及护理技术

牙列缺损是口腔临床常见的一种缺损性疾病，表现为牙列中的部分天然牙缺失。发生在上颌称为上牙列缺损，发生在下颌称为下牙列缺损。牙列缺损的常用修复方法有固定义齿修复、可摘局部义齿修复、种植义齿修复。

第一节 固定义齿修复的临床护理技术

固定义齿是修复牙列中一个或几个缺失牙的修复体，依靠粘接剂或固定装置与缺牙两侧预备好的基牙或种植体连接在一起，从而恢复缺失牙的解剖形态与生理功能。由于这种修复体患者不能自由摘戴，故称为固定义齿，又因为其结构与工程上的桥梁结构相似，也称固定桥。

固定桥的种类较多，根据固定桥的传统结构分为：双端固定桥、半固定桥、单端固定桥和复合固定桥；根据固定桥的特殊结构分为：种植固定桥、固定-可摘联合桥、粘接固定桥等。目前临床上双端固定桥的应用最为广泛。本节重点介绍双端固定桥义齿修复和粘接固定桥修复的临床护理配合技术。

一、双端固定桥义齿修复技术

（一）适应证

1. 适合少数牙缺失且非牙列远端游离端缺失或者少数牙的间隔缺失者。

2. 基牙的数目和条件均能满足固定桥的支持、固位者。

3. 缺牙区的咬合关系要求基本正常，缺牙间隙有适当的𬌗高度及近远中长度，对颌牙无严重过长或下垂。

4. 缺牙区的牙槽嵴在拔牙或手术后 3 个月完全愈合，牙槽嵴吸收基本稳定者。

5. 患者的年龄以青年和壮年阶段为最佳年龄段。

6. 口腔卫生情况良好。

7. 余留牙的情况较好。

（二）双端固定桥义齿修复的医护配合流程

双端固定桥义齿修复技术有以下步骤：①牙体预备；②排龈；③制取印模；④制取𬌗记录；⑤比色；⑥制作暂时桥；⑦预约患者。因其临床治疗步骤及护理配合流程与冠修复相似，故步骤①～⑤详见第五章第一节。以下重点介绍制作暂时桥的医护配合流程。

1. 直接法

（1）用物准备

1）常规用物：检查器（口镜、镊子、探针）、吸引器管、防护膜、护目镜、口杯、三用枪、敷料、高速牙科手机、低速直牙科手机、凡士林棉签。

2）特殊用物：金刚砂车针、树脂切盘、树脂磨头、抛光磨头、暂时粘接水门汀、调拌板、咬合纸、调拌刀、刮刀、75%酒精棉球、丙烯酸树脂材料混配注射枪、丙烯酸树脂材料、一次性搅拌头、水计量器、藻酸盐印模材料、橡皮碗、调拌刀、量勺、金属托盘（图9-1、9-2）。

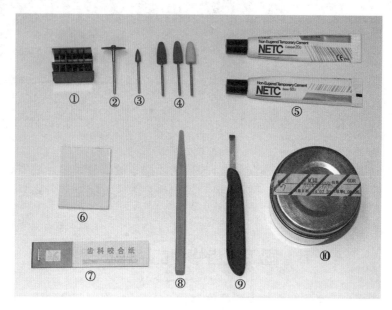

图9-1 直接法制作暂时桥用物
①金刚砂车针；②树脂切盘；③树脂磨头；④抛光磨头；⑤暂时粘接水门汀；
⑥调拌板；⑦咬合纸；⑧调拌刀；⑨刮刀；⑩75%酒精棉球

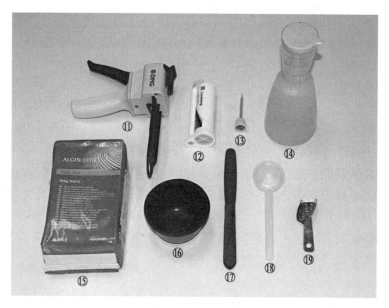

图9-2 直接法制作暂时桥用物
⑪丙烯酸树脂材料调配注射枪；⑫丙烯酸树脂材料；⑬一次性搅拌头；
⑭水计量器；⑮藻酸盐印模材料；⑯橡皮碗；⑰调拌刀；⑱量勺；⑲金属
托盘

2. 间接法

用物准备

（1）常规用物：检查器（口镜、镊子、探针）、吸引器管、防护膜、护目镜、口杯、三用枪、敷料、高速牙科手机、低速直牙科手机、凡士林棉签。

（2）特殊用物：酒精灯、火柴、红蜡片、木把刀、三角蜡刀、雕刻刀（图9-3）。

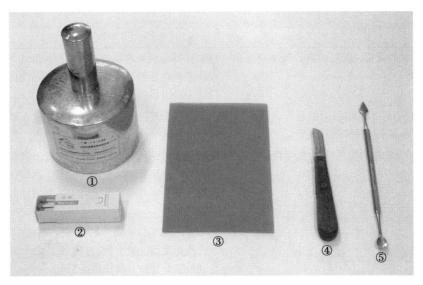

图9-3　间接法制作暂时桥用物
①酒精灯;②火柴;③红蜡片;④木把刀;⑤三角蜡刀

3. 双端固定桥义齿修复医护配合流程(表9-1)

表9-1　双端固定桥义齿修复医护配合流程

医生操作流程	护士配合流程
(1) 牙体预备前制取暂时桥印模	
1) 直接法制取暂时桥印模:可保留缺隙直接制取印模或医生将桥体蜡型放在缺隙区固定制作印模	选取合适的托盘。按要求调制相应的印模材料,将注满印模材料的托盘递予医生。印模材料凝固后取出备用
2) 间接法制作暂时桥印模	
①牙体预备前制取研究模型,灌注石膏模型	按要求调制相应的印模材料。递注满印模材料的托盘予医生,待印模材料凝固后取出,消毒并送模型室灌注石膏模型,修整石膏模型
②制作蜡型:在石膏模型上用蜡恢复缺失牙的形态	点燃酒精灯,取少量红蜡片备用,递三角蜡刀予医生。协助制作蜡型
③用印模材料翻制雕好蜡型的石膏模型,作为暂时桥的成型印模备用	选取合适的托盘,调制相应的印模材料,递注满印模材料的托盘予医生,待印模材料凝固后取出
(2) 牙体预备制取印模	护理配合步骤见第五章第一节冠修复
(3) 牙体预备后,将预备前制取的保留缺隙的暂时冠印模取出,用刮刀刮除桥体部分的印模材料(图9-4)	递刮刀予医生
(4) 制作暂时桥:将注入丙烯酸树脂材料的印模口内就位	安装一次性混合头于丙烯酸树脂材料头部,在45秒内将丙烯酸树脂材料缓慢注入印模内并递予医生,协助口内就位
(5) 2~3分钟后待材料完全凝固,从成型印模内取出并修形、抛光	协助安装树脂磨头于低速直牙科手机后递予医生;修形过程中,及时用强力吸引器管吸除粉尘
(6) 粘接暂时桥	取适量暂时粘接材料以1:1比例置于调拌板上,充分混匀后,均匀涂一薄层于暂时桥内递予医生,口内就位
(7) 清除多余暂时粘接材料	传递探针,及时擦除探针前端的材料,擦净患者口周
(8) 固定桥试戴(烤瓷固定桥)	
1) 用去冠器取下暂时桥	拧紧去冠器各关节递予医生,协助去除暂时桥 用探针清除暂时桥内的粘接剂,75%酒精棉球消毒暂时桥,吹干备用

续表

医生操作流程	护士配合流程
2）检查金属基底桥架的就位、固位,检查其颈缘密合和邻面接触情况并调磨	将40μ薄咬合纸或高点指示剂及探针递予医生 在高速涡轮牙科手机上安装细针状金刚砂车针,医生调磨时用强力吸引器吸除粉末
3）检查烤瓷间隙:检查各部位瓷层间隙是否满足瓷层的要求,必要时调磨金属基底桥架或对颌牙	递予医生卡尺测量金属基底桥架厚度。调磨时协助及时吸除唾液和粉末
4）试戴:金属基底桥架合适后取下,再次粘固暂时桥	取适量暂时粘接材料以1:1比例置于调拌板上,充分混匀后,均匀涂一薄层于暂时桥内递予医生,口内就位 待粘接剂凝固后递探针予医生协助清除暂时桥周围残留暂时粘接材料
5）试戴完毕	用75%酒精棉球消毒金属基底桥架,放置模型上。整理用物,预约戴烤瓷固定桥时间,并将技工设计单填好与固定桥金属基底桥架及模型一起转送技工室
（9）固定桥粘接（烤瓷固定桥）	
1）取下暂时桥	拧紧去冠器各关节递予医生,协助去除暂时桥
2）检查烤瓷固定桥的就位、咬合	准备100μ咬合纸递予医生,并在低速直牙科手机上安装柱状带石针,医生调磨其形态时用强力吸引器吸除粉末
3）检查烤瓷固定桥的接触点	准备40μ薄咬合纸、牙线,医生检查固定桥的接触点时,协助用手指轻轻按压以稳定烤瓷固定桥
4）判断烤瓷固定桥的外形、颜色、半透明性等	关闭牙科手术灯,递镜子予患者协助医生判断烤瓷固定桥的形态、颜色、半透明性等
5）烤瓷固定桥粘接 ①消毒烤瓷固定桥 ②消毒吹干预备体 ③夹取棉卷放于预备体周围隔湿 ④粘接 ⑤就位,检查烤瓷固定桥边缘 ⑥清除烤瓷固定桥周围多余的粘接材料	准备75%酒精棉球、棉卷 系牙线于烤瓷固定桥桥体部分。严格按照产品使用说明书调拌粘接水门汀。用调拌刀将粘接剂均匀涂布一薄层于烤瓷固定桥的内壁。护士左手牵拉牙线,右手持固定桥近远中侧,待医生捏住固定桥颊舌侧,在口内就位后松开牙线 烤瓷固定桥就位后,递探针予医生,确认已完全就位 待材料完全凝固后递洁治器予医生,并及时用酒精棉球擦除器械上残留的材料。递牙线协助清除邻间隙多余的粘接材料

二、粘接固定桥修复技术

（一）适应证

1. 少数牙的非游离端缺失。可用于1~2个前牙缺失以及单个后牙缺失的修复。

2. 基牙不松动,为活髓牙,牙冠完好或有殆邻面浅龋或小充填物,临床牙冠不短于4mm。

3. 患者要求固定修复且拒绝大量磨牙,希望采取粘接修复方式。

4. 牙周夹板治疗。

5. 重建前牙切导斜面。

6. 其他特殊需要的过渡性修复。如儿童个别恒前牙缺失,为保持间隙,防止邻牙移动,起到间隙保持器作用。

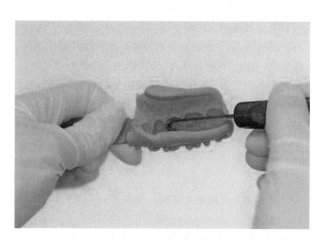

图9-4 刮除桥体部分印模材料

（二）粘接固定桥修复医护配合流程

1. 用物准备

（1）常规用物：检查器（口镜、镊子、探针）、吸引器管、防护膜、护目镜、口杯、三用枪、敷料、高速牙科手机、低速牙科手机、凡士林棉签。

（2）牙体预备用物：：金刚砂车针、基托蜡、酒精灯、火柴、咬合纸、咬合间隙测量片、必要时备局部麻醉用物。

（3）印模制取用物：印模材料（藻酸盐印模材料、聚醚橡胶印模材料或硅橡胶印模材料）、水计量器、量勺、调拌刀、调合橡皮碗、托盘。

（4）粘接用物：粘接树脂套装（以 Super-Bond C&B 粘接剂为例）：牙釉质酸蚀剂、粘接剂单体液体、透明色聚合粉、牙本质色聚合粉、催化剂、标准量勺、调和盘、笔刷、小海绵、牙线、洁治器（图9-5）、橡皮障用物、小毛刷（见第一章第六节）。

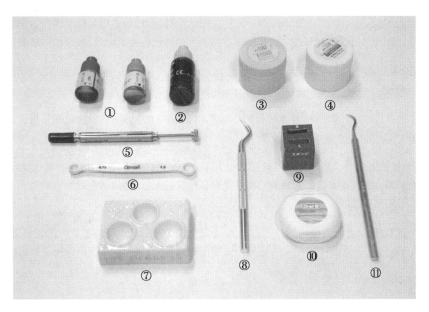

图9-5 粘接树脂套装
①牙釉质酸蚀剂；②粘接剂单体液体；③透明色聚合粉；④牙本质色聚合粉；⑤催化剂；
⑥标准量勺；⑦调和盘；⑧笔刷；⑨小海绵；⑩牙线；⑪洁治器

2. 粘接固定桥修复医护配合流程（表9-2）

表9-2 粘接固定桥修复医护配合流程

医生操作流程	护士配合流程
（1）治疗前准备：询问患者病史，向患者交代病情、治疗计划、相关费用，签署知情同意书	根据患者病情准备用物；用凡士林棉签润滑口角，防止口镜牵拉造成患者痛苦
（2）牙体预备	
1）舌面、轴面预备：预留粘接间隙	在高速牙科手机上安装圆头锥状金刚砂车针（直径1mm） 使用三用枪和吸引器管保持术野清晰
2）固位装置预备：在舌隆凸上预备固位沟或支托窝以增加固位	在高速牙科手机上安装小轮状金刚砂车针，医生停止操作时，及时吸除口腔内的唾液及冷却水，使用三用枪吹净患牙
（3）制取印模	选择与患者牙弓大小、形态、高低合适型号的托盘
1）试托盘	将托盘置于一次性混合头底部，由非工作端向工作端缓慢注
2）制取印模	入直至充满整个托盘，再向专用注射枪内注入少量材料，开启计时器，根据材料要求进行定时

医生操作流程	护士配合流程
①工作印模制取(以机混聚醚橡胶为例):预备体隔湿,用注射枪在粘接桥预备体边缘及周围组织注满聚醚材料,注射完毕后,将注满材料的托盘放入患者口内就位,凝固后取出	握着注射枪的工作端进行传递,将注射枪手柄朝向医生的手,注意弯曲的注射头方向要朝向预备体;注射完毕后,接过注射枪,同时手握托盘柄的远端递托盘予医生手中;托盘就位后,关闭并移开治疗灯,调整椅位,印模取出后协助患者擦净口周 严格按照产品使用要求进行调拌,调拌好的藻酸盐印模材料应表面光滑细腻无气泡
②非工作印模制取(以藻酸盐印模为例)	上颌托盘从远中向近中放置印模材料,下颌托盘从一侧向另一侧旋转放置印模材料,待印模材料凝固后取出,消毒后一起转送模型室
(4) 比色(烤瓷) 在适宜的采光环境下,用比色板选取与患牙颜色相近的修复体色号	关闭治疗灯,递相应的比色板予医生,同时递镜子予患者。自然光下协助比色并做记录,协助预约患者试戴粘接桥时间
(5) 粘接桥的试戴与粘接	
1) 试戴:检查修复体的就位、咬合,判断修复体的外形、颜色、半透明性等	准备好从技工室转来的修复体,核对患者姓名和修复体类型
2) 如制作金属翼板粘接桥需喷砂　用氧化铝对粘接桥固位体的组织面进行喷砂处理,去除表面附着物,增加粘接材料与修复体之间的粘接强度	准备100μ、40μ咬合纸,协助检查就位及咬合。根据医生习惯准备相应的车针,协助医生调磨
3) 粘接(以Super-Bond C&B粘接剂为例)	为医生准备薄腊片或胶布覆盖桥体表面送技工室进行固位体喷砂处理,并用超声或高压蒸汽枪进行清洗
①放置橡皮障:隔离基牙,隔绝唾液(见第一章)	协助医生安装橡皮障
②消毒吹干预备体	
③处理修复体:固位体为贵金属材料应在组织面涂抹合金处理液	备75%酒精棉球
④酸蚀基牙组织面,10秒后冲净吹干	将适量的合金处理液滴于双碟,用小毛刷涂在组织面,待其自然挥发
⑤基牙组织面均匀涂布粘接树脂	递蘸有牙釉质酸蚀剂的笔刷予医生,10秒后用吸引器管吸去酸蚀剂及冲洗液
⑥修复体就位	严格按照商品比例在调和盘中垂直滴入四滴单体和一滴催化剂,混合后再向其中加入一平勺聚合粉,用笔刷混匀形成粘接树脂后递予医生
⑦检查边缘是否完全就位	
⑧清除多余粘接树脂	在固位体的组织面均匀涂布一层粘接树脂后,递予医生 树脂材料凝固前递予医生探针或小毛刷清除过多的粘接树脂。凝固后递探针或洁治器予医生
⑨去除橡皮障	递橡皮障夹钳予医生,协助去除橡皮障

三、护理要点

（一）双端固定桥护理要点

1. 固定桥修复基牙是活髓牙时,在试戴及粘接过程中,应提前为患者准备温水漱口,以避免牙髓刺激。医生在轻吹和消毒基牙时应提前告知患者可能会有不适。

2. 由于固定桥修复牙体预备时间较长,必要时可使用开口器,以缓解张口时间过长造成关节及肌肉的疲劳。

3. 双端固定桥粘接前,备长度 20cm 的牙线,将其中部系在桥体近中龈间隙颊侧,余线端靠近𬌗面处备用(图 9-6)。待材料凝固后,医生将牙线活结打开,清理桥体底部与黏膜组织间的粘接材料。

4. 粘接材料应现用现配。用调拌刀将粘接材料均匀涂布在修复体的组织面,桥体底部避免沾有材料(图 9-7)。

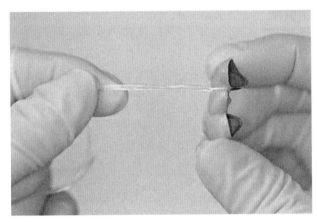

图 9-6　桥体近中颊侧靠近𬌗面系牙线

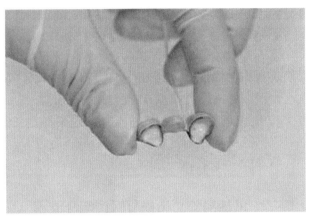

图 9-7　粘接剂涂布在固位体组织面

（二）使用 Super-Bond C&B 粘接剂的护理要点

1. 避免酸蚀剂直接接触患者口唇黏膜,以免造成黏膜损伤。

2. 对甲基丙烯酸聚合物过敏者禁用。

3. 催化剂不能冷藏,反复的温度变化会使催化剂的注射器内进入气泡,而降低使用寿命。

4. 调和盘应放入冰箱内保存,理想温度在 10～16℃,现用现取,当调盘温度超过 16℃时,可使粘接剂固化速度加快,不便临床操作。

5. 按照说明书要求进行调和。如需要延长操作时间,可减少聚合粉,反之,可增加聚合粉。

6. 操作中避免污染修复体的粘接面,以免影响粘接效果。

7. 使用后应立即用 75% 酒精棉球擦拭调和盘,防止粘接剂在调和盘中固化不易清理。

四、术后宣教

1. 修复体粘固后,嘱患者在 24 小时内禁止使用修复体,避免进食过粘过硬的食物。活髓牙修复患者避免进食过冷过热的食物。

2. 嘱患者粘接当日避免使用含酒精的漱口液,以免影响粘接树脂的聚合。

3. 嘱患者保持良好的口腔卫生,以延长固定桥的使用时间,保持良好的功能,达到满意的修复效果。

4. 固定桥是患者不能自行摘戴的修复体,邻间隙和桥体龈端难于清洁,嘱患者用牙线清洁邻间隙,并用牙线牵引器牵引牙线清洁桥体底部。

5. 固定桥修复后应半年至一年复查一次。

6. 如患者出现自发痛、松动、脱落等突发情况应及时就诊。

(张洁　李雅瑾)

第二节　可摘局部义齿修复的临床护理技术

可摘局部义齿是用天然牙和黏膜作支持,靠义齿的固位体固位,用人工牙和基托恢复缺失牙及相邻组织缺损的形态和功能,患者能自行摘戴的一种修复体。按可摘局部义齿的结构及材料分类,可分为胶连可摘局部义齿和铸造支架可摘局部义齿及全金属可摘局部义齿。

一、适应证

1. 适用于各种牙列缺损,尤其是游离端缺失者。

2. 因牙周病、外伤或手术造成缺牙,伴牙槽骨、颌骨和软组织缺损者。

3. 余留牙牙周支持弱,不能支持固定义齿者。

4. 有身体或精神疾病不能耐受固定义齿修复复杂过程或主动要求做可摘局部义齿者。

5. 需升高颌间距离以恢复面部垂直距离者。

6. 避免患者拔牙后影响功能和美观,需即刻义齿修复者。

7. 基牙松动不超过Ⅱ°,牙槽骨吸收不超过1/2,兼做义齿和松动牙固定夹板者。

8. 特殊需要者,如化妆义齿等。

二、可摘局部义齿修复医护配合流程

可摘局部义齿修复大致分为以下四个步骤:牙体预备制取可摘局部义齿印模,确定颌位关系,试支架、试义齿排牙蜡型,戴义齿及复诊。详细内容如下。

(一)牙体预备制取可摘局部义齿印模医护配合流程

1. 用物准备

(1)常规用物:检查器(口镜、镊子、探针)、吸引器管、防护膜、护目镜、口杯、三用枪、敷料、高速牙科手机、凡士林棉签。

(2)牙体预备用物:金刚砂车针、脱敏剂、牙周探针(图9-8)。

(3)印模制取用物

1)方法一:红膏加藻酸盐印模材料制取印模法。

用物准备:红色打样膏(红膏)、红膏盆、木把刀、藻酸盐印模材料、调合橡皮碗、金属调拌刀、水计量器、量勺、局部义齿带孔托盘(图9-9)。

2)方法二:硅橡胶印模材料制取印模法。

用物准备:硅橡胶印模材料(以 Rapid 缩合型硅橡胶为例):硅橡胶初印模基质、硅橡胶初印模催化剂、硅橡胶终印模基质、硅橡胶终印模催化剂、调拌棒、计量勺、刮刀、调拌输送杯、托盘(图9-10)。

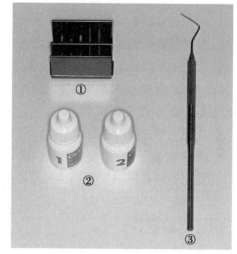

图9-8　牙体预备用物
①金刚砂车针;②脱敏剂;③牙周探针

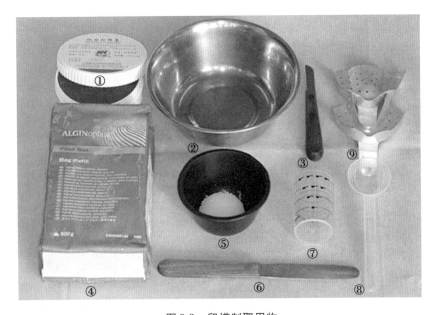

图 9-9 印模制取用物

①红色打样膏(红膏);②红膏盆;③木把刀;④藻酸盐印模材料;⑤调合橡皮碗;
⑥金属调拌刀;⑦水计量器;⑧量勺;⑨托盘

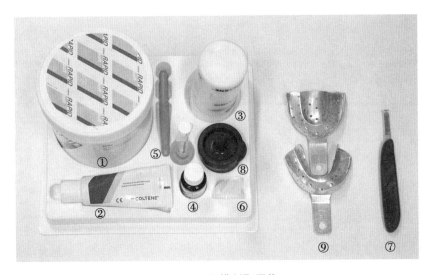

图 9-10 印模制取用物

①硅橡胶初印模基质;②硅橡胶初印模催化剂;③硅橡胶终印模基质;④硅橡胶终印
模催化剂;⑤调拌棒;⑥计量勺;⑦刮刀;⑧调拌输送杯;⑨局部义齿带孔托盘

2. 牙体预备制取可摘局部义齿印模医护配合流程(表 9-3)

表 9-3 牙体预备制取可摘局部义齿印模医护配合流程

医生操作流程	护士配合流程
(1) 治疗前准备:询问患者病史,口内检查,制订治疗方案	备齐检查器、牙周探针、口杯、漱口水等用物,必要时协助填写X线片申请单
(2) 牙体预备:调改基牙及余留牙较为锐利的牙尖或嵴部,预备隙卡沟、卡环倒凹深度修整、导平面、支托凹和就位道	根据不同部位的牙体预备,准备相应的金刚砂车针。用吸引器管及时吸除口内的冷却水及唾液,并协助医生扩大操作视野
(3) 制取印模	

续表

医生操作流程	护士配合流程
1）选择托盘	递准备好的托盘予医生
2）制取印模	
①方法一：用红膏制取个别托盘作为初印模，藻酸盐印模材料制取终印模	用70℃热水将红膏泡软备用，递木把刀予医生。待医生完成红膏个别托盘整塑修整后，调制藻酸盐印模材料，并放置托盘递予医生（图9-11、9-12）
②方法二：硅橡胶（以 Rapid 缩合型硅橡胶的两步法为例）制取初印模并用刮刀制作排溢道（图9-17）	严格按照硅橡胶印模材料使用要求进行调制（图9-13～9-15）根据托盘大小及缺牙的多少，取适量初印模材料的基质和催化剂进行调拌（一平勺基质放一个直径的催化剂），放置在托盘内递予医生（图9-16），待材料凝固后从口内取出后递刮刀予医生
制取终印模	取适量终印模材料的基质放置于专用调拌输送杯内，按比例（一毫升基质放一格催化剂）抽取催化剂后挤入基质中，用调拌棒调拌均匀后注入初印模表面（图9-18、9-19），并递予医生印模制取完成后（图9-20），连同模型单送至模型室消毒并灌注石膏模型，整理用物，协助预约患者确定颌位关系时间

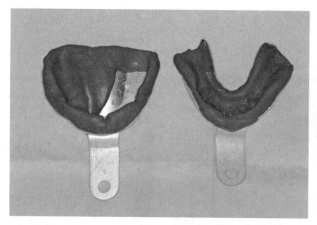

图9-11　准备好的托盘

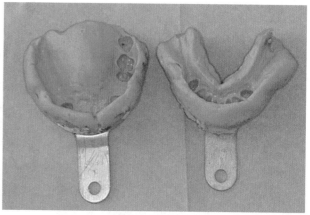

图9-12　藻酸盐印模

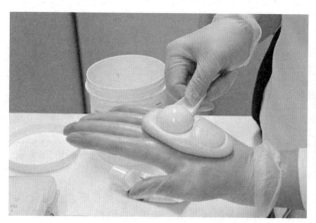

图9-13　量取硅橡胶初印模材料

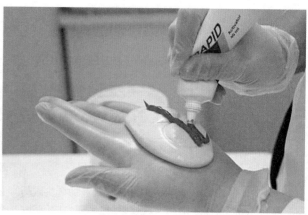

图9-14　按比例取催化剂

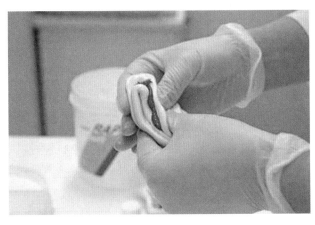

图9-15　揉匀初印模材料

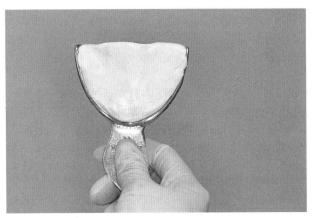

图9-16　装入准备好的托盘内

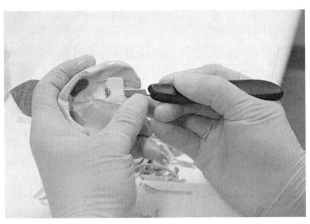

图9-17　用刮刀制作排溢道

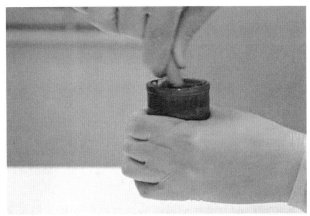

图9-18　调拌终印模材料

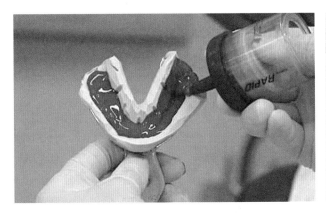

图9-19　注入终印模材料

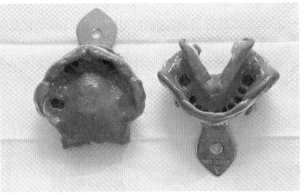

图9-20　硅橡胶印模制取完成

（二）确定可摘局部义齿颌位关系医护配合流程

1. 用物准备

（1）常规用物：检查器（口镜、镊子、探针）、吸引器管、防护膜、护目镜、口杯、三用枪、敷料、高速牙科手机、低速牙科手机、凡士林棉签。

（2）特殊用物：蜡片、三角蜡刀、木把刀、酒精灯、火柴。

2. 确定颌位关系医护配合流程（表9-4）

表9-4 确定颌位关系医护配合流程

医生操作流程	护士配合流程
（1）治疗前准备：向患者交代本次治疗的主要过程，取得患者配合	根据患者病情准备用物
（2）用殆托制取颌位记录：用蜡片制作殆托，记录患者上下颌位关系（图9-21、9-22）将双层蜡片在酒精灯上烤软后置于模型上，用木把刀或三角蜡刀修整蜡基托的托边缘及系带处或用光固化暂基托树脂法制作暂基托，在基托上按殆平面在缺隙区制作蜡殆堤，在口内咬合合适后，用烤热的蜡刀将蜡暂基托与殆堤烫实，并用木把刀修整好殆堤	取修整好涂好分离剂的石膏模型或预先制好的蜡基托再或者光固化树脂暂基托备用 点燃酒精灯，准备蜡片，递三角蜡刀及木把刀予医生，协助医生记录患者上下颌位关系。并将殆托冲凉，以免变形，整理用物；将颌位记录及石膏模型送技工室，并协助预约患者试支架、试牙时间

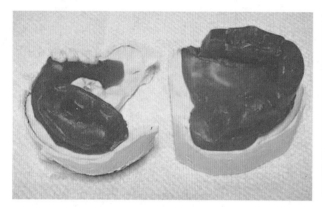

图9-21 制作完成的殆托

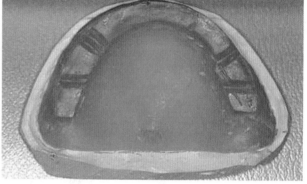

图9-22 制作完成的殆托

（三）试可摘局部义齿支架及排牙蜡型医护配合流程

1. 用物准备

（1）常规用物：检查器（口镜、镊子、探针）、吸引器管、防护膜、护目镜、口杯、三用枪、敷料、高速牙科手机、低速直牙科手机、凡士林棉签。

（2）试可摘局部义齿支架用物：金刚砂车针或磨头、咬合纸、技工钳（图9-23）。

（3）试可摘局部义齿排牙蜡型用物：三角蜡刀、酒精灯、火柴、镜子、比色板、硅橡胶殆记录材料、一次性搅拌头、硅橡胶殆记录材料混合枪（以Rapid缩合型硅橡胶为例）（图9-24、9-25）。

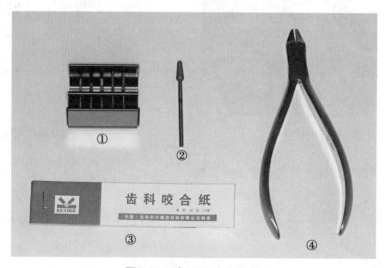

图9-23 试RPD支架用物
①金刚砂车针；②磨头；③咬合纸；④技工钳

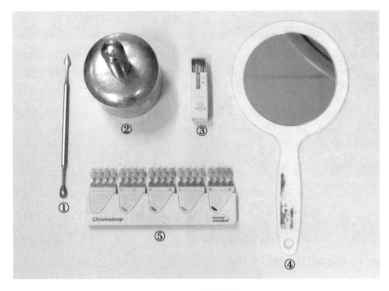

图9-24 试牙用物
①三角蜡刀;②酒精灯;③火柴;④镜子;⑤比色板

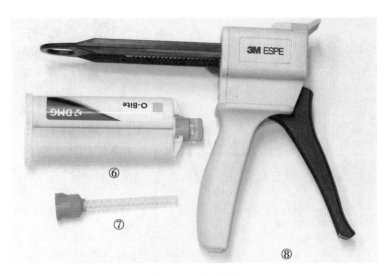

图9-25 试牙用物
⑥硅橡胶𬌗记录材料;⑦一次性搅拌头;⑧硅橡胶𬌗记录材料混合枪

2. 试可摘局部义齿支架及排牙蜡型医护配合流程(表9-5)

表9-5 试支架、试排牙蜡型医护配合流程

医生操作流程	护士配合流程
(1) 治疗前准备:向患者交代本次治疗的主要过程,取得患者配合	根据患者病情准备用物,用凡士林棉签润滑口角,防止口镜牵拉造成患者痛苦
(2) 试可摘局部义齿支架及排牙蜡型	
1) 试可摘局部义齿支架:检查可摘局部义齿金属支架并就位(图9-26)	核对患者姓名及修复体 递可摘局部义齿金属支架予医生 传递咬合纸,安装高速牙科手机或低速直牙科手机及相应的金刚砂车针或磨头。医生在调改可摘局部义齿金属支架时,用吸引器管吸除打磨后的金属粉末。必要时递予医生技工尖头钳或半月钳调改卡环
2) 试可摘局部义齿排牙蜡型 检查颌位关系	点燃酒精灯,同时递三角蜡刀予医生。如果需调整颌位关系,为医生准备硅橡胶𬌗记录材料,协助重新确定颌位关系后送往技工室,整理用物;协助预约患者戴义齿时间

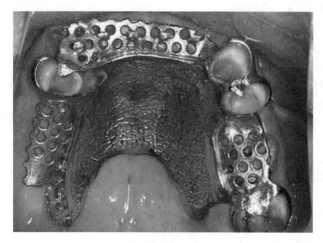

图 9-26 金属支架口内就位

（四）戴可摘局部义齿医护配合流程

1. 用物准备

（1）常规用物：检查器（口镜、镊子、探针）、吸引器管、防护膜、护目镜、口杯、三用枪、敷料、高速牙科手机、低速直牙科手机、凡士林棉签。

（2）戴可摘局部义齿用物：金刚砂车针或磨头、压力指示糊、抛光布轮、75％酒精棉球、毛巾、棉签、技工尖头钳/半月钳、咬合纸夹、咬合纸（图 9-27）。

2. 戴可摘局部义齿医护配合流程（表 9-6）

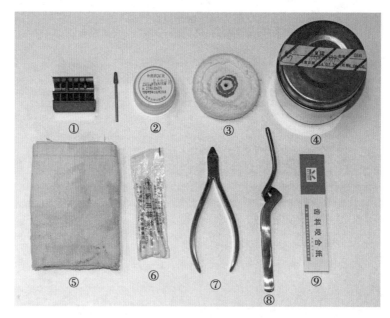

图 9-27 戴可摘局部义齿用物
①金刚砂车针或磨头；②压力指示糊；③抛光布轮；④75％酒精棉球；
⑤毛巾；⑥棉签；⑦技工钳；⑧咬合纸夹；⑨咬合纸

表 9-6 戴可摘局部义齿医护配合流程

医生操作流程	护士配合流程
（1）治疗前准备：向患者交代本次治疗的主要过程，取得患者配合	根据患者病情准备用物
（2）义齿初戴	核对患者姓名及修复体
1）调改可摘局部义齿	传递咬合纸
2）调改卡环及就位道	安装低速直牙科手机及相应的磨头，钨钢菠萝纹磨头磨改塑料树脂，金刚砂磨头磨改金属 如需要调改口内基牙，安装高速牙科手机及相应的钻针，同时吸唾
3）调改基托	用棉签取适量的压力指示糊递予医生 安装低速直牙科手机及相应的磨头

医生操作流程	护士配合流程
4）咬合的调改	将咬合纸用咬合纸夹夹好后递予医生
5）抛光	安装抛光布轮,协助医生抛光
6）教会患者摘戴修复体	酒精棉球擦拭修复体后递予医生,协助患者摘戴修复体;整理用物;教会患者自行摘戴修复体,协助预约复查时间
（3）义齿复查	
1）询问患者摘戴情况及舒适度,根据患者口腔内红肿或压痛点调改可摘局部义齿	用棉签取适量的压力指示糊递予医生安装低速直牙科手机及相应的磨头
2）咬合的调改	将咬合纸用咬合纸夹夹好后递予医生
3）抛光	安装抛光布轮,协助医生抛光
4）协助患者摘戴修复体	酒精棉球擦拭修复体后递予医生,协助患者摘戴修复体;嘱患者不适时预约复查时间;整理用物

三、护理要点

1. 根据托盘的大小,调拌适量藻酸盐印模材料。尽量保持水温在23℃左右,避免影响材料凝固时间。

2. 用硅橡胶印模材料制取局部义齿印模时,要达到移行面,所需材料的量较多。调拌初印模材料时,应注意用手指尖部揉捏,不要放在掌心,以免掌心温度影响材料凝固时间。

3. 制取印模时,嘱患者嘴唇放松,做吸吮、抬舌等主动塑型动作,以便取出清晰准确的印模。

4. 试牙过程中,如需重新调整颌位关系,将人工牙取下时,护士要将取下的人工牙粘在蜡片上,随技工单及模型一同转技工室,防止丢失(图9-28)。

5. 义齿调改合适并抛光后,用75%酒精棉球擦拭义齿人工牙上的咬合纸印迹及义齿组织面上的压力指示糊剂,并用水冲净后协助医生指导患者摘戴,并进行戴牙后宣教。

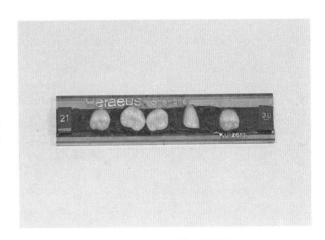

图9-28　人工牙粘在蜡片上

四、术后宣教

1. 告知患者正确的摘戴义齿的方法,避免咬合就位,防止卡环变形或义齿折断。

2. 初戴义齿时口内暂时会有异物感,恶心、发音不清、口水多、咀嚼不便、义齿摘戴不便等。告知患者经耐心练习,1~2周后可改善。

3. 初戴义齿后如黏膜有压痛、溃疡、咬腮、咀嚼不得力或卡环过松,吃饭易脱位等不适,嘱患者暂时停戴义齿,不要自己修改,应及时复诊。但在复诊前数小时戴上义齿并吃少许食物,以便找出疼痛部位。

4. 初戴义齿时,一般不宜咬切食物。先吃软的小块食物,以便逐渐适应。

5. 饭后和睡前取下义齿刷洗干净,可用软毛牙刷将义齿表面的食物残渣刷洗干净,保持义齿和口腔卫生清洁,防止基牙龋坏。刷洗时要防止义齿掉在地上或掉入水池。夜间最好不戴义齿,以利于口腔支持组织有一定的休息时间。清洁义齿后泡在清水中,切忌浸泡在开水或酒精溶液中。

6. 如果义齿发生损坏或折断,将折断的部分一同带到医院及时修理。

7. 建议患者每半年到一年复诊一次。

（侯晓娟　李雅瑾）

第十章 牙列缺失总义齿修复临床护理配合技术

牙列缺失是指整个牙弓上不存留任何天然牙或牙根，又称无牙颌。牙列缺失的无牙颌患者的常规修复是采用总义齿修复方法。总义齿是采用人工材料替代缺失的上颌或（和）下颌完整牙列及相关组织，患者可以自行摘戴的修复体。

总义齿由人工牙和基托两部分组成，靠义齿基托与黏膜组织紧密贴合及边缘封闭产生的吸附力和大气压力产生固位，使义齿吸附在上下颌牙槽嵴上，恢复患者的缺损组织和面部外观，恢复咀嚼和发音功能。

牙列缺失总义齿修复过程分为制取无牙颌印模（包括一次印模和二次印模）、颌位关系记录、总义齿的排牙蜡型试戴及总义齿初戴与复诊四个基本步骤。

一、适应证

全牙列无天然牙的患者。

二、牙列缺失总义齿修复医护配合流程

（一）制取无牙颌印模医护配合流程

1. 印模膏加藻酸盐制取总义齿印模法　用成品托盘加印模膏制取总义齿初印模，修整后再加流动性较好的藻酸盐印模材制取总义齿终印模。

（1）用物准备

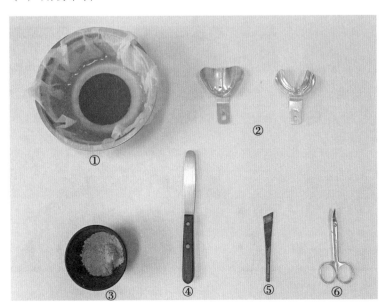

图 10-1　特殊用物
①水浴容器、消毒纱布及印模膏；②总义齿托盘；③藻酸盐印模材料及橡皮碗；④调拌刀；⑤修整刀；⑥钢丝剪

1）常规用物：检查器（口镜、镊子、探针）、吸引器管、防护膜、护目镜、口杯、三用枪、敷料、高速牙科手机、低速牙科手机、凡士林棉签。

2）特殊用物：水浴容器、消毒纱布及印模膏、总义齿托盘、藻酸盐印模材料及橡皮碗、调拌刀、修整刀、钢丝剪（图10-1）。

（2）印模膏加藻酸盐印模材制取总义齿印模的医护配合流程（表10-1）

表10-1　印模膏加藻酸盐印模材制取总义齿印模的医护配合流程

医生操作流程	护士配合流程
1. 治疗前准备	
（1）询问患者病史，向患者交代病情，治疗计划，相关费用	根据修复方法准备用物
（2）调整椅位	协助医生调整患者椅位，保持直立状态，使患者下颌牙槽嵴与地面平行，头部有足够支撑（图10-2） 用凡士林棉签润滑口角，防止口镜牵拉造成患者痛苦
2. 选择成品总义齿托盘　如果边缘过度延伸，进行磨改	选择与患者颌弓的形态、宽度和长度，牙槽嵴的宽度、高度及腭盖的高度合适的总义齿托盘递予医生 如边缘延伸过度需做修改，传递钢丝剪或安装低速直牙科手机及钨钢树脂磨头
3. 制作印模膏总义齿初印模	
（1）将适量软化的印模膏放置在成品托盘上放入患者口中，取初印模	将适量60～70℃热水倒入内衬纱布的水浴容器中，放入适量印模膏 待印模膏充分软化，放置医生操作区 告知患者印模有一定温度，如有不适举左手示意 待印模从患者口中取出后传递修整刀（图10-3、10-4）
（2）用修整刀将制取好的总义齿初印模组织面及边缘均匀刮涂修整1～2mm，作为修整好的总义齿个别托盘初印模	将修整好的初印模用冷水冲净，三用枪吹干备用
4. 制取藻酸盐总义齿终印模	
将放置好终印模材料的印模膏托盘，放入患者口内，就位后轻轻加压并进行边缘整塑，直至印模材料完全硬固后取出	调拌藻酸盐印模材料，均匀涂布在修整好的初印模组织面及黏膜转折处 留取少许材料递予医生涂抹牙槽嵴倒凹区，传递终印模托盘（图10-5） 观察患者反应，指导患者呼吸，协助患者减轻不适感 待印模从患者口中取出后，清洁患者口周及面部皮肤 将取出的总义齿终印模用清水冲洗干净并用湿纸巾包裹后放入塑料袋内，注明患者信息后送模型灌注室消毒并灌注石膏模型

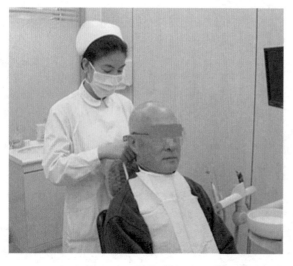

图10-2　调整合适椅位

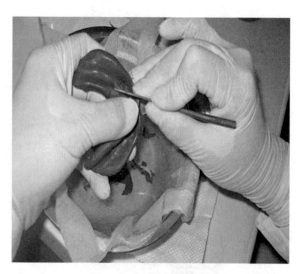

图10-3　修改印模膏初印模

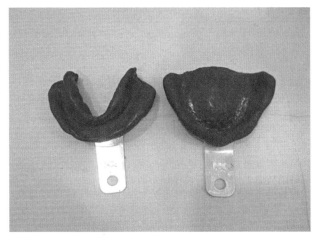

图 10-4　印模膏初印模

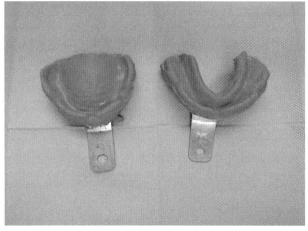

图 10-5　藻酸盐终印模

2. 光固化树脂个别托盘制取总义齿印模法　用成品托盘加红膏加藻酸盐印模材制取初印模,灌注石膏模型,在石膏模型上制作光固化树脂个别托盘,用其制取终印模的方法。

（1）用物准备

1）常规用物:检查器(口镜、镊子、探针)、吸引器管、防护膜、口杯、三用枪、敷料、凡士林棉签、光敏固化灯、75% 酒精棉球。

2）特殊用物:水浴容器、消毒纱布及印模膏、总义齿托盘、光固化树脂材料、硅橡胶或聚醚硅橡胶又或藻酸盐印模材料、调合橡皮碗、调拌刀、低速直牙科手机、钨钢树脂磨头、三角蜡刀、修整刀、钢丝剪（图 10-6）。

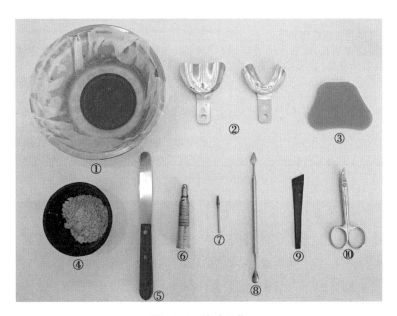

图 10-6　特殊用物
①水浴容器、消毒纱布及印模膏;②总义齿托盘;③光固化树脂材料;④藻酸盐印模材料及橡皮碗;⑤调拌刀;⑥低速直牙科手机;⑦钨钢树脂磨头;⑧三角蜡刀;⑨修整刀;⑩钢丝剪

（2）光固化树脂个别托盘制取印模法的医护配合流程（表 10-2）

表10-2 光固化树脂个别托盘制取总义齿印模的医护配合流程

医生操作流程	护士配合流程
1. 治疗前准备 （1）询问患者病史，向患者交代病情，治疗计划，相关费用 （2）调整椅位	根据修复方法准备检查器、口杯、漱口水等用物 协助医生调整患者椅位，保持直立状态，使患者下颌牙槽嵴与地面平行，头部有足够支撑。调节灯光 用凡士林棉签润滑口角，防止口镜牵拉造成患者痛苦
2. 选择成品总义齿托盘 如果边缘过度延伸，进行磨改、修剪	选择与患者颌弓的形态、宽度和长度，牙槽嵴的宽度、高度及腭盖的高度合适的总义齿托盘递予医生 如边缘延伸过度需做修改，传递医生技工用去冠缘弯剪刀或直剪刀，安装低速直牙科手机及金刚砂磨头，钨钢树脂磨头磨钝托盘边缘
3. 制取藻酸盐总义齿初印模 将放置好印模材的成品托盘放入患者口内，就位后轻轻加压并进行边缘整塑，直至印模材料完全硬固	调制藻酸盐印模材料，将少许材料递予医生涂抹牙槽嵴倒凹区，剩余印模材料装满成品托盘，递给医生，待印模材凝固从口内取出后，印模送模型室，灌注初印石膏模型
4. 制作光固化树脂总义齿个别托盘 （1）制取光固化树脂个别托盘　待石膏模型硬固后，将光固化树脂暂基托铺塑在石膏模型上，去除多余部分，并在前部牙槽嵴顶中线部位添加手柄，在松软黏膜或骨突区，用蜡刀制出散在小孔	在模型上涂布分离剂，将石膏模型、光固化树脂材料与三角蜡刀递予医生制作总义齿个别托盘（注意材料取出后及时将材料加盖保存） 待个别托盘制作完成，将其放入光固化灯箱，光照时间按照灯箱使用说明进行操作，使材料固化（图10-7）；光照结束，从石膏模型上取下个别托盘，将组织面朝上，再次放入光固化灯箱固化，使其充分硬固
（2）修整硬固后的总义齿个别托盘，对托盘边缘进行磨改，光滑处理	安装低速直牙科手机及钨钢树脂磨头，医生磨改修整树脂个别托盘边缘，用强力吸引器管吸除树脂粉尘（图10-8）；清水冲洗树脂个别托盘，酒精棉擦拭消毒，待用
5. 制取藻酸盐或硅橡胶材料总义齿终印模 将放置好终印模材料的树脂个别托盘，放入患者口内，就位后轻轻加压，并进行边缘整塑，直至印模材料完全硬固后取出	调制硅橡胶或聚醚橡胶或藻酸盐印模材，均匀涂布在个别托盘组织面及黏膜转折处 留取少许印模材料递予医生涂抹牙槽嵴倒凹区，向医生传递终印模托盘 观察患者反应，指导患者呼吸，协助患者减轻不适感 待印模从患者口中取出后，清洁患者口周及面部皮肤 将取出的印模用清水冲洗干净，并用湿纸巾包裹后放入塑料袋内，注明患者信息后送模型灌注室消毒并灌注石膏模型

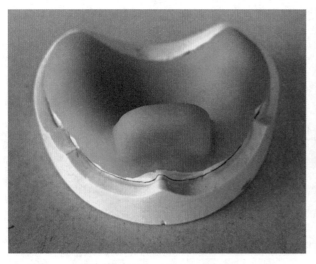

图10-7 光固化树脂个别托盘

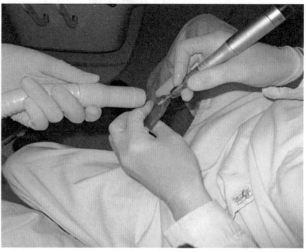

图10-8 吸除树脂粉尘

（二）制取颌位关系记录的医护配合流程

1. 用物准备

（1）常规用物:检查器(口镜、镊子、探针)、吸引器管、器械及设备防护膜、护目镜、口杯、三用枪、敷料、凡士林棉签、75% 酒精棉球。

（2）特殊用物:酒精灯、打火机、光固化树脂材料、颌平面板、垂直距离测量尺、蜡片、修整刀、三角蜡刀(图 10-9)。

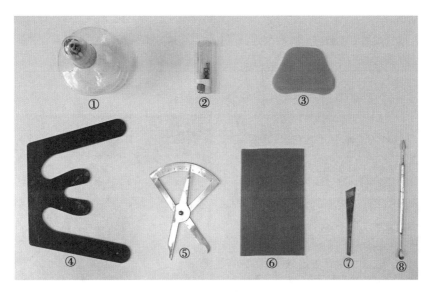

图 10-9　特殊用物
①酒精灯;②打火机;③光固化树脂材料;④颌平面板;⑤垂直距离测量尺;⑥蜡片;⑦修整刀;⑧三角蜡刀

2. 制取颌位关系记录的医护配合流程(表 10-3)

表 10-3　制取颌位关系记录的医护配合流程

医生操作流程	护士配合流程
（1）暂基托制作 1）暂基托制作:在石膏模型上制作光固化树脂暂基托或双层蜡片暂基托	以蜡片暂基托为例,在操作台上铺一次性治疗巾,将修整好涂好分离剂的石膏模型置于治疗巾上,点燃酒精灯,传递修整刀及蜡片(图 10-10)
2）蜡𬌗堤的制作:树脂暂基托与蜡堤结合区制出倒刺。将蜡片烤软卷成条状,弯成与颌弓形态一致的弓形,压在暂基托上牙槽峭的位置形成蜡堤,用热蜡刀将蜡𬌗堤与暂基托粘固,切除蜡堤远中过长部分	传递三角蜡刀,协助医生烤软蜡片(图 10-11) 医生制作蜡𬌗堤时,用凡士林棉签润滑口角,防止口镜牵拉造成患者痛苦
3）将上颌暂基托戴入患者口中,根据𬌗平面修整蜡堤高度,调整暂基托唇面丰满度,修整唇颊面形态	治疗椅背调成与水平面后倾 45°,张口时𬌗平面与水平面平行,嘱患者唇部、口腔自然放松,待医生调整好丰满度后,将镜子递予患者,给患者看预后效果
4）确定𬌗平面:将𬌗平面板置于上蜡堤𬌗平面上,确定𬌗平面前部于上唇下缘下方 1～2mm,并与瞳孔连线平行,𬌗平面后部与鼻翼耳屏线平行	递予医生𬌗平面板(图 10-12)
（2）确定垂直距离:将上颌𬌗托戴入患者口中,用笔在患者鼻底和颏底处皮肤各做标点,用垂直距离测量尺测患者息止颌位时的垂直距离 将下颌𬌗托戴入,检查上下𬌗托咬合时的垂直距离	将治疗椅椅背升起,让患者上身直立,保持头颈部直立,目光平视 将笔递给医生做标记 嘱患者放松,上下唇轻轻闭合,将垂直距离测量尺递予医生(图 10-13)

续表

医生操作流程	护士配合流程
（3）确定正中关系：将上殆托蜡堤后牙区切出两条V字形沟，涂上凡士林，上殆托后缘中线处粘固直径3mm蜡球，戴入患者口内	将蜡刀递予医生，做上颌颌堤V字形沟切迹，然后将蘸有凡士林的棉签递予医生
下殆托蜡堤加热软化后，戴入患者口内咬合，检查颌位关系，上下殆托对合情况	点燃酒精灯，医生将下殆托软化后戴入患者口内，嘱患者卷舌向后舔蜡球，下颌后退位轻轻接触咬合（图10-14）
（4）殆堤唇面标志线：用三角蜡刀在蜡堤的唇面刻画标志线，作为人工牙排列的参考	传递三角蜡刀

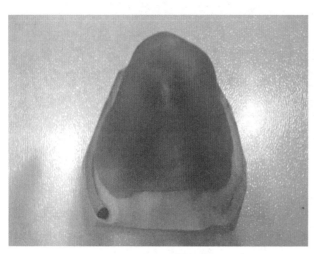

图10-10　蜡暂基托制作

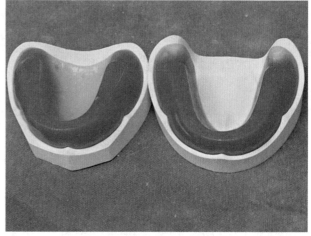

图10-11　蜡殆堤的制作

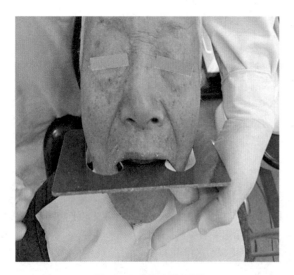

图10-12　确定殆平面

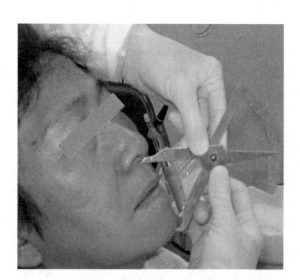

图10-13　确定咬合垂直距离

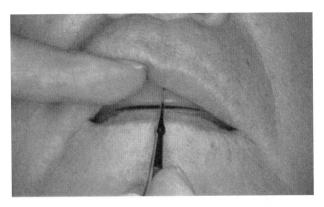

图 10-14 刻画标志线

3. 试戴总义齿排牙的医护配合流程(表 10-4)

表 10-4 试总义齿排牙蜡型的医护配合流程

医生操作流程	护士配合流程
将总义齿蜡型放入患者口中,检查总义齿蜡型就位、义齿暂基托贴合度及伸展范围、颌位关系及面部丰满度,适当进行调改	准备总义齿蜡型,核对患者姓名、性别、年龄、医生姓名及义齿修复的设计 75% 酒精棉球消毒总义齿蜡型 嘱患者站立或端坐在椅位上,便于医生观察局部比例是否协调 检查颌位关系时,嘱患者勿用力咬合,防止人工牙脱落 若需要调整基托、颌位关系及丰满度时,准备三角蜡刀及蜡片,点燃酒精灯 调整合适后,将镜子递予患者,看预期修复后效果

(三) 初戴总义齿医护配合流程

1. 用物准备

(1) 常规用物:检查器(口镜、镊子、探针)、吸引器管、防护膜、护目镜、口杯、三用枪、敷料、凡士林棉签、75% 酒精棉球。

(2) 特殊用物:咬合纸夹、咬合纸、总义齿、抛光布轮、压力指示剂、钨钢车针、低速直牙科手机(图 10-15)。

2. 初戴总义齿的医护配合流程(表 10-5)

表 10-5 初戴总义齿的医护配合流程

医生操作流程	护士配合流程
(1)戴入总义齿:检查义齿就位、义齿基托贴合度及伸展范围、颌位关系,适当进行调改	准备总义齿,核对患者姓名、性别、年龄、医生姓名及义齿修复的设计 75% 酒精棉球消毒总义齿 基托检查后需调改义齿边缘,安装低速直牙科手机和钨钢树脂磨头递予医生,调改时用强力吸引器管吸除树脂粉尘 义齿组织面检查前传递医生压力指示剂及毛刷,打磨后用 75% 酒精棉球擦拭多余压力指示剂
(2)调整咬合关系:使用咬合纸检查咬合关系并进行义齿修整	准备咬合纸夹和咬合纸,根据需要及时传递 用吸引器管及时吸净患者口腔内唾液,安装低速直手机及小轮状石或高速小棒槌金刚砂钻针给医生进行调𬌗 医生在调改时,用强力吸引器管吸除树脂粉尘
(3)总义齿抛光	准备抛光布轮 健康指导

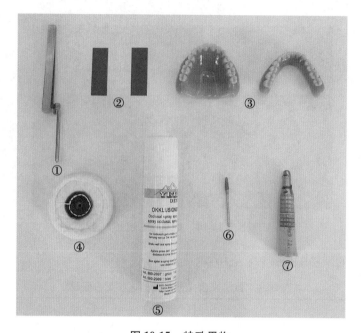

图 10-15　特殊用物
①咬合纸夹；②咬合纸；③总义齿；④抛光布轮；⑤压力指示剂；⑥钨钢车针；⑦低速直牙科手机

三、护理要点

1. 诊疗前评估患者性格、精神、心理状况，能否配合修复过程等，结合评估内容为患者进行诊前告知与卫生宣教，如介绍总义齿修复的材料种类、价格、修复就诊次数、本次就诊内容及时间，以及如何更好地配合医生、护士的操作。良好的护患沟通有利于消除患者紧张情绪，提高医生诊疗效率、配合效果及患者满意度。

2. 总义齿修复患者多为老年患者，就诊时需搀扶老年患者到椅位，防止管线绊倒。

3. 应根据患者颌弓大小，牙槽嵴宽度、高度及腭盖高度选择总义齿托盘。

4. 在制取藻酸盐印模前，应将椅位调为直立位并告知患者不要紧张，尽量放松唇颊部，头微向前低下，用鼻吸气，口呼气，以免恶心。

5. 严格按照水粉比例及调和时间的要求调拌藻酸盐印模材料，调拌后材料应细腻，无气泡，流动性适当。

6. 患者由于长期缺牙而形成不良咬合关系，操作时患者常感到紧张，在颌位关系记录时，做好患者心理护理，教会其正确的咬合方式。

7. 试戴义齿蜡型前，向患者解释试排牙蜡型的目的及注意事项，以免患者咬坏义齿蜡型。

8. 义齿调改有飞沫，在使用强力吸引器管吸除飞沫的同时，为医、护、患佩戴护目镜，做好患者及医护人员的眼部防护。

四、术后宣教

1. 对于拔牙后需要进行总义齿修复的患者，应告知其需在牙齿拔除 2～3 个月待拔牙窝愈合后方可行修复，在此期间可行过渡义齿修复。

2. 如患者因佩戴旧义齿出现黏膜炎症、破溃等情况，应停戴旧义齿 1 周，待炎症消退再行总义齿修复。

3. 义齿佩戴后，告知患者初戴义齿时会有异物感，甚至有不会咽唾液、恶心、发音不清等现象，告知患者耐心试戴，数日内即可好转。

4. 在初戴义齿时,患者常常不容易咬到正确的正中颌位,应告知患者先做吞咽动作,再用后牙做咬合动作。

5. 告知患者先吃软的小块食物,咀嚼动作应慢,不要用前牙咬食物,锻炼一段时间后,再过渡到正常饮食。

6. 告知患者饭后应取下义齿,用牙刷刷洗后再戴上,睡觉时应取下义齿,浸泡于冷水中,有利于组织健康。

7. 摘戴义齿时应避免义齿掉在地上摔坏。

8. 义齿戴用一段时间后,可能会出现压痛等不适症状,应及时就诊由医生进行修改,不可自行调改。就诊前2~3小时应将义齿戴入口中,以便医生通过黏膜上的压痕协助诊断。

(严红 谷铮铮 张琳)

第十一章 颌面部缺损的赝复体修复护理

第一节 概 述

颌面赝复学是应用口腔修复学的原理和方法,以人工材料修复难以用自体组织和外科手术方法重建患者颌面部缺损的一门学科。

一、病因

造成颌面部缺损的主要原因可分为先天性因素和后天性因素。先天性缺损与颌面部发育畸形有关,多见于唇裂和腭裂患者,此外,还有先天性耳缺损、鼻缺损及面裂等。后天性缺损主要是由于疾病或外伤等因素造成的,也称为获得性缺损。其中疾病所引起的颌面缺损中以颌面部肿瘤手术切除所致的缺损最为常见。外伤如:工伤、烧伤、爆炸伤以及交通事故等,可造成颌骨、耳、鼻、眼的缺损。

二、分类

1. 根据缺损的部位 颌面部缺损分为颌骨缺损及面部缺损。颌骨缺损包括上颌骨缺损和下颌骨缺损,常伴有牙列缺损或缺失。面部缺损可分为耳、鼻、眼、眶各器官的缺损和其他面部组织的缺损。

2. 根据缺损的时间 颌面部缺损分为先天性缺损和获得性缺损。

3. 根据导致缺损的直接原因 颌面部缺损分为先天性缺损、创伤性缺损、外科切除性缺损。

三、颌面缺损的影响

由于颌面部暴露在外,一旦缺损不仅影响患者的正常面容,还影响其咀嚼、语言、吞咽、吸吮及呼吸等生理功能,严重影响正常工作、生活和身心状态。

四、修复原则

(一) 颌骨缺损修复的原则

1. 早期修复。

2. 尽可能恢复生理功能。

3. 尽量保留和利用余留组织。

4. 修复体要有足够的固位。

5. 修复体要坚固而轻巧,使用方便舒适。

（二）面部缺损的修复原则

1. 早期修复。
2. 尽可能恢复面部外形。
3. 要有足够的固位。
4. 修复体要轻巧、使用方便舒适,易于清洁维护。

第二节　义颌修复的临床护理技术

获得性上颌骨缺损多由手术切除肿瘤或外伤等原因造成,常导致口腔和鼻腔相通,造成患者进食困难,言语不清,给患者的生活、精神、心理带来很大影响。目前绝大多数患者采用义颌修复的方法。获得性上颌骨缺损患者的修复治疗分为 3 个阶段。

1. 外科阻塞器　术前预制,术后即刻戴上的修复体。这种修复体具有保护手术创面,减少瘢痕挛缩,减轻面部畸形,尽早恢复部分生理功能的优点,常用的有腭护板,颌导板。需经常修改,以适应缺损区组织愈合时的快速变化。

2. 暂时义颌　为患者提供一个较舒适和有一定功能的修复体,直至组织完全愈合。

3. 正式义颌　术后 3 ~ 6 个月,缺损组织愈合后制作。

一、适应证

获得性上颌骨缺损患者。

二、义颌修复医护配合流程

1. 修复前准备

（1）全面检查:通过全身情况检查、颌面部检查和口腔检查详细了解缺损的部位和范围、肿瘤的良恶性、手术时间、术后愈合情况、是否在做放疗、患者全身情况、有无复发迹象、口内余留组织情况及张口度等。

（2）X 线检查:余留牙、颌骨的 X 线检查。

2. 患者准备　修复前常规牙周洁治;治疗口腔内病灶牙;调整咬合关系;修整牙槽骨尖或骨突;张口受限的患者应进行张口训练至张口度达 2 ~ 3cm。

3. 用物准备

（1）常规用物:检查器(口镜、镊子、探针)、高速牙科手机、低速牙科手机、吸引器管、三用枪、口杯、防护膜、护目镜、敷料、凡士林棉签。

（2）牙体预备用物:轮状磨石、刃状石、金刚砂车针。

（3）修复体印模制取用物:托盘、橡胶类印模材/藻酸盐印模材、量杯、量勺、调合橡皮碗、调拌刀、红膏、红膏水浴盆、木把刀、热水。

（4）其他用物:红蜡板、三角蜡刀、酒精灯、火柴、红蓝咬合纸、咬合纸夹、义齿压痛定位糊、橡皮轮、抛光布轮、钨钢树脂磨头。

三、正式义颌修复医护配合流程（表 11-1）

表 11-1　正式义颌修复医护配合流程

医生操作流程	护士配合流程
1. 治疗前准备：了解患者全身及口内情况，告知治疗过程，取得患者配合	引导患者坐于牙椅 协助调整椅位和灯光，备好口杯、漱口水、病历、X 线片等资料 用凡士林棉签润滑口角，防止口镜牵拉造成患者痛苦
2. 牙体预备：基牙的调磨，预备支托窝，隙卡沟等	患者椅背与水平面呈仰 45 度，张口时下颌平面与水平面平行。如医生用低速牙科手机备牙，右手持三用枪缓慢朝向预备牙表面冲滴冷却水，避免产热对牙髓的刺激，左手握吸引器管及时吸引水和碎屑。如医生用高速牙科手机备牙，应及时用强力吸引器管吸出冷却水，以免引起患者呛咳 安装抛光车针，备橡皮轮，协助医生抛光牙面
3. 制取印模（以个别托盘印模法为例） （1）选择成品托盘 （2）制取印模膏初印：用带尾线蝶形纱布堵塞口鼻穿孔处，用重体强橡胶或红膏制取包括颌骨、牙槽骨缺损区及义齿覆盖区的个别托盘作为初印模 （3）制取橡胶类藻酸盐印模材义颌及义齿组织面的终印模	 递带尾线的蝶形纱布予医生 选择合适的托盘备用。用 70℃热水将红膏泡软，放于托盘操作区递予医生。待医生完成红膏初印模后，递木把刀予医生，刮除倒凹障碍区 调拌橡胶类或藻酸盐印模材，并放置在初印模内递予医生 待印模凝固从患者口中完整取出后，清洁患者口周及面部皮肤 将取出的义颌及义齿印模用清水冲洗干净，消毒后送灌模室灌制模型
4. 试戴恒基托、取𬌗记录 （1）试戴前对义颌及义齿的恒基托边缘和组织面进行必要的磨改 （2）检查义颌及义齿恒基托在口腔内的就位情况，适当调改至贴合 （3）将红蜡板烤软卷成软蜡条，制作蜡堤并将其固定于恒基托上，戴入患者口内，嘱其正中咬合，获取𬌗位记录 （4）用橡胶类或藻酸盐印模材再次制取包括蜡堤、恒基托、余留牙在内的终印模，模型转技工室，完成排牙蜡型的制作	 核对修复体，无误后取出备用 安装低速直机头和树脂打磨轮递予医生 备红蓝咬合纸及压痛定位糊剂，医生在调整基托时协助用强力吸引器管吸除粉尘 备红蜡板、三角蜡刀、酒精灯和火柴。调节灯光，及时吸唾，协助医生取𬌗记录 制取颌位记录无误后，协助医生选择合适托盘，调拌橡胶类或藻酸盐印模材，放于托盘内递予医生 将取出的印模用清水冲洗干净，消毒后连同恒基托、𬌗关系一同送灌模室灌制模型，上𬌗架
5. 试颌面赝复体及义齿排牙蜡型 及时发现义颌存在的问题，以便及时修改	准备修复体排牙蜡型、红蜡板、三角蜡刀、酒精灯、火柴 试戴排牙蜡型完毕后，将蜡型与技工单一同转至技工室 预约试戴颌面赝复体义齿
6. 修复体初戴 （1）检查基托与黏膜组织的密合程度，固位情况，有无压痛、翘动 （2）适当调磨颌面缺损修复体咬合高点，配戴合适后，抛光打磨	核对患者信息和修复体，无误后递予医生，备长短合适的红蓝咬合纸，压痛糊及棉签 安装金刚砂磨头于低速直牙科手机，调磨过程中用强力吸引器管吸除粉尘 初戴合适后，备橡皮轮和抛光布轮 指导患者正确摘戴赝复体义齿的方法和使用注意事项，预约复查时间

四、护理要点

1. 颌面部的缺损及畸形使患者出现不同程度的恐惧或焦虑等情绪,对疾病的愈后效果产生担忧,因此治疗过程中应做好患者的心理护理。

2. 因颌面缺损的患者口鼻穿通,医生在使用高速牙科手机备牙时,护士应及时用强力吸引器管吸除水雾,以免喷出的水雾引起患者呛咳。

3. 制取印模前嘱患者用力漱口,去除口腔内黏稠唾液和食物残渣,以免影响印模制取效果。

4. 制取印模前用带尾线的碟形纱布堵塞口鼻穿孔处或用凡士林纱布覆盖口鼻穿孔处,防止印模材料流入。

5. 制取印模时应将患者的体位调整为直立位。

6. 制取印模膏初印时,告知患者红膏有一定温度,如有不适举手示意。

五、术后宣教

1. 告知患者初戴赝复体时常伴有异物感、口水多、发音不清、咀嚼不便、恶心呕吐等症状,一般使用1～2周后即可适应。

2. 指导患者如何正确摘戴颌面缺损义颌义齿。

3. 初戴合适后,先练习使用。嘱患者不宜在缺损侧咀嚼食物,以免损伤口腔组织。

4. 告知患者正确使用和保养赝复体是延长赝复体使用寿命的关键。嘱患者每日进食后及时取下赝复体义齿,用冷水冲洗或软毛牙刷清洗口内余留天然牙和赝复体义齿表面的食物残渣。定期用专业清洗剂浸泡消毒,以免食物残渣刺激缺损腔和口腔黏膜组织。

5. 为使口腔黏膜和组织得到休息,睡前应将赝复体取出,用牙刷蘸牙膏彻底清洁后放于清洁的水中浸泡。

6. 嘱其定期复查口内情况,对赝复体进行修整,必要时用专业喷砂进行清洁维护。

(李雅瑾 王悦 刘明)

第十二章　种植义齿修复治疗及护理技术

第一节　概　　论

龋病、牙周组织疾患、外伤、肿瘤切除等诸多因素，不可避免地会导致牙列缺损和缺失。为修复牙列缺损、缺失以恢复咀嚼、语言等生理功能并满足容貌美的需求产生了口腔修复学。传统修复牙列缺损的方法包括固定义齿修复和可摘义齿修复。前者患者戴用舒适，咀嚼效果好，但它对牙齿缺失部位的邻牙有着许多严格的要求，且必须磨除健康邻牙的部分结构才能完成。可摘义齿修复对口腔局部条件的要求比固定义齿修复低，大多数牙列缺损、缺失都可以进行可摘义齿修复，但局部可摘义齿依靠卡环和基托固位，全口总义齿则完全依靠基托固位，患者常因卡环和基托的存在而有明显的不适感，同时可摘义齿的咀嚼效能也较差。据统计，约有30%的患者会因这些不适而放弃戴用可摘义齿。至于那些局部口腔条件较差，特别是牙槽嵴严重吸收的无牙颌患者，可摘义齿修复后使用效果更差。它不仅难以满足患者有效恢复咀嚼功能的要求，而且对患者的身心健康，包括社会交往都会产生一些负面影响。这些患者的义齿修复也成为口腔修复学长期以来面临的临床难题。口腔种植修复是通过手术的方法在牙槽骨里植入人工牙根并依托其修复牙列缺损或缺失，并以其无需卡环和基托固位、患者戴用舒适美观、咀嚼效能好的优势克服了常规修复的不足，为严重牙槽嵴吸收的无牙颌患者、后牙游离端缺失的患者提供了固定义齿修复的可能。口腔种植学正是在这样的需求背景下，经过半个多世纪的研究而逐渐得以发展和成熟。目前在国际上口腔种植修复已经被广大的临床医生和患者所接受，成为口腔临床的常规治疗方法。口腔种植学已从一种技术发展成为一门集多种牙科先进技术与材料及多学科融会交叉的新学科。

种植义齿（implant supported denture）是在牙种植体（dental implant）的支持、固位基础上完成的缺失牙修复体。牙种植体是指用人工材料制成植入颌骨内或颌骨表面，并以此为基础完成义齿修复的装置（1984年国际标准化组织牙科材料委员会）。另外，种植修复的方法还可以解决颅颌面器官缺损的功能重建、采用植入体作为支抗完成正畸治疗等，其所用的植入体分别称为颅面种植体和种植支抗种植体。下面对口腔种植的一些基本概念、适应证与禁忌证及基本技术进行介绍。

一、牙种植体系统

广义的牙种植体系统（dental implant system）是种植体、相关部件、操作器械和设备的总称。本章中所指的种植体系统（图12-1）则是依照习惯说法，仅包括种植体、基台、上部结构和与之相关的其他部件。种植体系统从种植体功能、种植体植入的解剖学部位、种植体的表面结构等不同角度有多种分类方式，本章中"种植体系统"为其中骨内种植体系统的简称。

种植体（implant）：指植入骨内、与骨发生骨性结合的结构，功能上相当于天然牙的牙根。本章中的"种植体"指目前广泛应用的根形种植体。根据种植体穿黏膜的颈部是否与位于其骨内的体部合为一体，种植体分为一体式种植体和分体式种植体，前者适用于非潜入式种植（一段式种植）和半潜入式种植，后者适用于潜入式种植（两段式种植）。

基台(abutment):指位于种植体与修复体或上部结构之间,将二者连接在一起的结构,相当于在传统冠修复时制备好的天然基牙预备体,起到连接、支持和(或)固位的作用。

修复体或上部结构(superstructure):种植体支持的固定修复体实际上与传统的冠桥一样,可以由烤瓷、贵金属、全瓷或其他材料制成;种植体支持的覆盖义齿通常依靠附着体固位和(或)支持。

相关部件常用的有以下几种:

覆盖螺丝(cover screw):在潜入式种植Ⅰ期手术中旋入种植体顶部的结构,在Ⅱ期手术前可以避免愈合过程中骨和软组织进入种植体的基台连接区。

愈合基台(healing abutment):非潜入式种植或潜入式种植的Ⅱ期手术暴露种植体后,旋入种植体顶部的结构。其下端与种植体相连,上方穿出黏膜暴露在口腔内,防止食物残渣和异物碎屑等进入基台连接区,引导软组织袖口形成。

转移体(transfer):也称为印模帽(impression coping)、转移杆(transfer)、印模柱(impression)或转移帽(transfer coping),用于制取印模时将种植体平台或基台在牙列中的位置和方向转移到工作模型上。

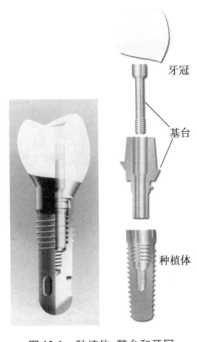

图 12-1　种植体、基台和牙冠

替代体(analog/analogue):也称为代型,用于在石膏模型中代替种植体平台或基台,方便技工选择调磨基台、制作修复体和上部结构。

二、适应证

随着口腔种植学的理论和实践的快速发展、种植新技术的日臻完善,种植义齿修复的适用范围不断扩大,几乎可以应用于所有分类的牙列缺损和牙列缺失,包括游离端缺失的修复、重度牙槽突萎缩无牙颌的牙列修复等传统修复学领域里难以解决的难题。除此之外,种植义齿修复还可应用于肿瘤手术上下颌骨切除后的功能性颌骨重建、面部器官缺失后的赝复体修复等。在一般情况下只要患者自愿并能定期复查,全身状态条件许可,缺牙区软硬组织无严重病变和不良咬合习惯,或者骨量不足的问题能够通过特殊外科手术解决,都可以考虑进行种植义齿修复,对于患者的年龄没有限制。

三、种植义齿修复的大致疗程

种植义齿修复的治疗过程一般包括四个阶段(图12-2 ~ 图12-4)。

(一)检查准备阶段

术前检查、评估、计划和准备。

(二)手术阶段

植入种植体、种植体愈合。

(三)修复阶段

种植修复印模和模型制取、技工室制作修复体、安装最终修复体。

(四)复查维护阶段

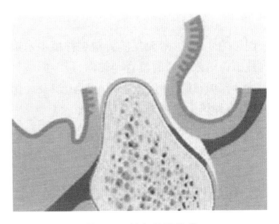

图 12-2　植入种植体前

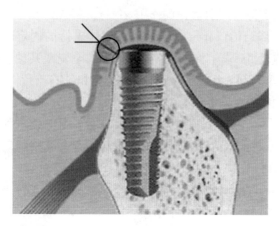

图 12-3　植入种植体后

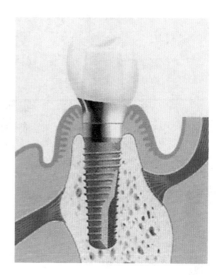

图 12-4　安放修复体后

四、种植方式的分类

根据拔牙后种植体植入的时机的选择,临床上通常将种植方式分为以下三类。

（一）即刻种植

牙拔除的同时即刻植入种植体。

（二）早期种植或延期即刻种植

拔牙后 2~4 周,即软组织愈合后植入种植体。

（三）延迟种植或常规种植

拔牙后 3~6 个月或以上,即牙槽窝愈合后植入种植体。

本章将分别介绍种植外科阶段和修复阶段的常见技术和治疗方式的护理配合。种植外科部分包括常规种植手术患者的围手术期护理、种植术前微创拔牙术患者的围手术期护理、常见种植骨增量技术（引导骨再生膜技术、上颌窦底提升植骨技术、外置法植骨技术、骨挤压和骨劈开技术等）、患者的围手术期护理等；种植修复部分包括种植单颗与部分缺失牙种植固定修复的护理技术、无牙颌种植的覆盖义齿修复的护理技术、无牙颌种植的固定修复的护理技术等。

（尹丽娜）

第二节　种植前微创拔牙术的围手术期护理

理想的牙龈形态、充足的骨量是种植手术成功的前提条件。牙齿拔除后牙槽骨渐进性骨吸收萎缩会影响种植体植入理想的位置与轴向,最终影响种植修复的美学与功能。微创拔牙技术通过采用种植机及微创拔牙器械拔除患牙,避免对牙龈组织及牙槽嵴顶骨组织的挤压和损伤,拔牙时尽量保存拔牙窝处的软硬组织,为种植手术的成功奠定基础。

一、适应证

1. 无法保存治疗的患牙要求进行种植修复。
2. 不能进行修复和没有保存价值的残根、残冠。
3. 不能保留的晚期牙周病的患牙,种植修复前口腔牙周病得以治疗控制。

4. 根尖周围病变广泛,无法治疗。

二、微创拔牙术前准备

(一)患者资料的准备

1. 病历　了解患者的既往史、过敏史、家族史、全身情况及口内完成牙体、牙周基础治疗的情况等。

2. X线片　牙片、曲面体层片。

3. 实验室检查　血常规、血生化、血凝等。

4. 患者的种植设计计划书、拔牙同意书等。

(二)患者用药的准备

术前常规应用抗生素和止痛药,于手术开始前30分钟口服。

(三)手术用物准备

1. 常规手术器械包　持针器、刀柄、眼科剪、口角拉钩、无菌手术治疗单、小孔巾。

2. 局部麻醉用物　表面麻醉剂、灭菌棉签、专用注射针头、卡局芯式麻醉剂、卡局式注射器或计算机控制无痛局麻注射仪、碘伏棉签。

3. 手术药物准备　4℃无菌生理盐水500ml、0.2%洗必泰、75%酒精、3%双氧水、金霉素眼药膏。

4. 种植机(图12-5)。

5. 微创拔牙用物　种植机马达线、微创拔牙铤、细裂钻、低速直牙科手机、牙周膜分离器、刮匙、吸引器管、上颌牙根钳、下颌牙根钳、冲洗器、胶质银止血明胶海绵、快速可吸收带针线(图12-6)。

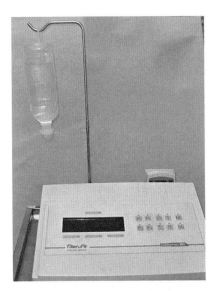

图12-5　种植机

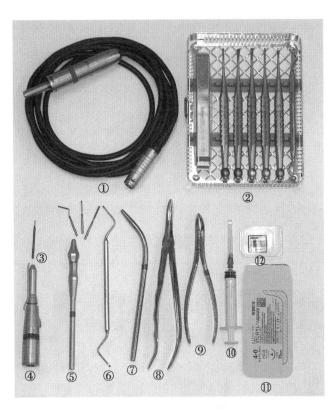

图12-6　微创拔牙用物
①种植机马达线;②微创拔牙铤;③细裂钻;④低速直牙科手机;⑤牙周膜分离器;⑥刮匙;⑦吸引器管;⑧上颌牙根钳;⑨下颌牙根钳;⑩冲洗器;⑪胶质银止血明胶海绵;⑫快速可吸收带针线

三、微创拔牙术医护配合流程（表12-1）

表12-1　微创拔牙术医护配合流程

医生操作流程	护士配合流程
1. 术前准备	
（1）询问病史，向患者交代病情、治疗计划、相关费用	准备患者资料，根据治疗计划及患者情况准备手术用物
（2）告知拔牙手术风险，患者签署拔牙手术同意书	协助填写拔牙同意书相关资料
	嘱患者用漱口液漱口三次，30秒/次；巡回护士连接心电监护仪测量生命体征（血压、脉搏、血氧饱和浓度）
（3）术前清洁口腔	传递金霉素眼药膏棉签润滑口角
2. 术中操作	
（1）消毒：0.2%洗必泰棉球消毒口内三次，75%酒精纱球口周消毒两次	准备消毒盘：0.2%洗必泰棉球、75%酒精纱球
	巡回护士准备无菌手套
（2）戴无菌手套	戴无菌手套
（3）铺小孔巾	传递小孔巾并协助铺巾
（4）连接种植机	将吸引器管和种植机马达线递予巡回护士连接装置
（5）局部麻醉：局部浸润麻醉或传导阻滞麻醉	递碘伏棉签予医生消毒麻醉部位
	遵医嘱准备麻醉剂及合适针头。检查注射器各关节是否连接紧密，核对麻醉剂的名称、浓度、剂量、有效期及患者姓名等，无误后将抽吸或安装麻药的注射器递予医生
（6）分离牙龈：用牙周膜分离器分离牙龈和牙周膜韧带（图12-7）	传递牙周膜分离器
（7）分根：用种植机直牙科手机安装细裂钻进行分根（图12-8）	安装细裂钻递予医生，巡回护士设置种植机参数（1:1，18000r/min）
（8）挺松：使用微创拔牙挺将分离的牙片挺松（图12-9）	选择并传递相应型号的微创拔牙挺
（9）拔除：使用根尖钳分别夹除牙片（图12-10）	根据牙位传递上颌或下颌根尖钳，准备无菌纱布接取牙片，注意小心保存所有牙片，以便医生确认患牙是否全部拔除
（10）搔刮：拔牙窝使用刮匙刮除感染的肉芽组织	传递刮匙，用无菌纱布接取刮出的感染组织
（11）冲洗：拔牙窝依次用3%双氧水和洗必泰冲洗拔牙窝	抽吸冲洗液，传递冲洗器，同时使用吸引器管及时吸出冲洗的液体
（12）放置胶质银止血明胶海绵	用镊子传递胶质银止血明胶海绵（图12-11）
（13）伤口缝合：无张力关闭拔牙创，缝合伤口	用持针器夹持好缝合针线递予医生
3. 术后操作	
（1）冲洗口腔：用种植机连接的无菌生理盐水冲洗口腔	传递种植机直牙科手机，用吸引器管吸净冲洗液
（2）压迫拔牙创：在拔牙创放置纱卷，嘱患者咬紧纱卷	将纱布卷至合适大小传递予医生，并及时清理患者面部、口角污渍血渍

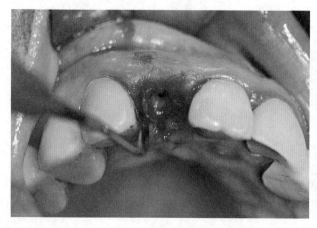

图12-7　分离牙龈

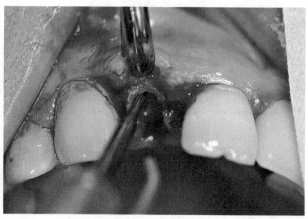

图12-8　分根

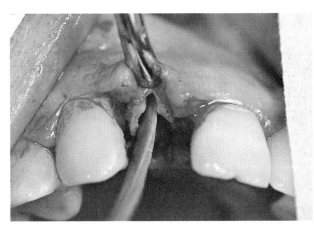

图 12-9　挺松分离的牙片

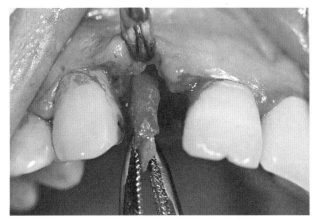

图 12-10　拔除牙片

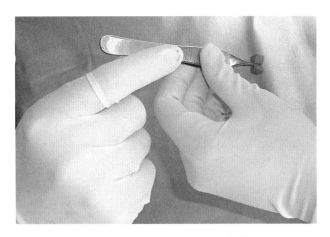

图 12-11　递胶质银止血明胶海绵

四、护理要点

1. 术前嘱患者用漱口液漱口后不能再次使用清水漱口。
2. 术中严格无菌操作,器械接触患者唾液、感染的肉芽组织时,应用75%酒精纱布擦拭后再次使用。
3. 传递胶质银止血明胶海绵时注意不要用手触碰。
4. 护理配合确保4℃的无菌生理盐水持续冷却钻针所在部位,降低钻针温度,避免骨损伤的发生。
5. 术中密切监测患者生命体征,如出现异常,及时告知医生并遵医嘱给予处理。

五、术后宣教

1. 嘱患者咬紧纱卷40~60分钟后吐掉,请医生检查伤口止血后方可离开。
2. 嘱患者拔牙当日进温凉软食,忌食辛辣、刺激的食物,禁烟酒,避免患侧咀嚼。
3. 手术当日禁止刷牙和漱口,24小时后刷牙,注意保护术区。
4. 告知患者拔牙术后1~2天内口腔内有血丝均为正常现象,如出现大量出血应及时就诊。
5. 术后两周复查伤口。

（贵立君）

第三节　常规种植手术的围手术期护理技术

本节以 Comlog 系统分体式种植体的潜入式种植术为例进行说明。潜入式种植术分为两期完成。Ⅰ期手术为植入种植体后,用粘骨膜瓣完全覆盖种植创面,并使种植体在无负重条件下于颌骨内顺利产生骨结合,然后行Ⅱ期手术,暴露种植体顶端并安装愈合基台。如患者口腔条件允许,则可在Ⅰ期手术同时进行Ⅱ期手术,称为非潜入式种植术。

一、种植Ⅰ期手术

（一）术前准备

1. 复习病历,完善术前检查

（1）完善实验室检查、放射学检查。种植术前,常规拍摄曲面断层片,必要时可辅助其他 X 线检查,如 CT、根尖片等。

（2）复习病历,评估患者情况,了解其既往史、过敏史、全身状况、口内已完成的牙体牙周治疗状况等;复习治疗计划书;检查患者是否签署手术同意书。

（3）研究模型和外科引导模板:复杂病例术前取研究模型,辅助术者确定治疗方案。为保证种植体植入的位置与方向准确,可事先制作外科引导模板,术前消毒备用。

2. 用物准备

（1）无菌手术包:有孔大单 1 块、包头治疗巾 3 块、手术衣 3 件、盐水碗 2 个、弯盘 2 个、麻药杯 1 个、小方纱 3 块。

（2）手术常规器械包:口内拉钩 2 把、刀柄 1 把、骨膜分离器 2 把、牙周探针、平镊 1 把、齿镊 1 把、组织钳 2 把、持针器 1 把、蚊式钳 2 把、直眼科剪和弯眼科剪各 1 把（图 12-12）、15# 小圆刀片。

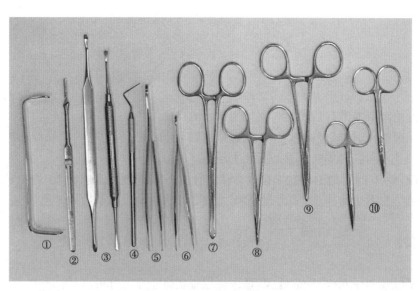

图 12-12　手术常规器械包
①口内拉钩;②刀柄;③骨膜分离器;④牙周探针;⑤平镊;⑥齿镊;⑦组织钳;⑧持针器;
⑨蚊式钳;⑩直眼科剪和弯眼科剪各 1 把

（3）局部麻醉用物:表面麻醉剂、无菌棉签、专用注射针头、卡局芯式麻醉剂、卡局式注射器或计算机控制无痛局麻注射仪、碘伏棉签。

（4）消毒用品:0.2% 洗必泰棉球、75% 酒精纱球。

（5）吸引装置:吸引器连接管、吸引器管。

（6）其他：无菌凡士林润滑剂、无菌生理盐水、无菌手套、无菌凝胶。

（7）种植设备和器械：马达导线、无菌马达套、种植机弯牙科手机、冷却水管（图12-13）、种植器械盒、种植机。

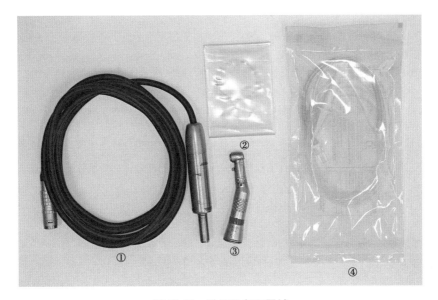

图12-13 种植设备和器械
①马达导线；②无菌马达套；③种植机弯牙科手机；④冷却水管

3. 患者准备

（1）手术一周前完成口腔牙周洁治、口内余留牙的牙周牙体治疗。

（2）告知患者手术为无痛治疗，损伤小，减轻其恐惧和焦虑的心理。

（3）术前遵医嘱常规用药（抗生素、止痛药），消毒液（如0.2%的洗必泰）漱口。

（4）协助患者穿隔离衣，戴帽子、鞋套，测量生命体征。

（二）种植 I 期手术的医护配合流程（表12-2）

表12-2 种植 I 期手术的医护配合流程

医生操作流程	护士配合流程
1. 消毒 0.2%洗必泰棉球消毒口内，75%酒精纱球消毒口外	递盛有0.2%洗必泰棉球和75%酒精纱球的弯盘及组织钳予医生
2. 常规铺巾	递治疗单包裹患者头部，铺有孔大单；连接吸引器、种植机马达导线、冷却水管及低速牙科手机，空踩种植机30秒，冲洗冷却水管和牙科手机管道，检查消毒后的牙科手机功能是否良好，安装球钻备用。用凡士林棉签润滑口角，防止口镜牵拉造成患者痛苦
3. 麻醉 局部浸润麻醉或传导阻滞麻醉	递碘伏棉签予医生消毒麻醉部位 遵医嘱准备麻醉剂及合适针头。检查注射器各关节是否连接紧密，核对麻醉剂的名称、浓度、剂量、有效期及患者姓名等，无误后将抽吸或安装麻药的注射器递予医生
4. 切开 根据种植体植入位置做切口	用持针器将15#小圆刀片安装在刀柄上递予医生
5. 翻瓣 剥离粘骨膜，充分暴露骨组织 必要时修整骨面，去除锐利的骨嵴	递骨膜分离器或剥离子 递咬骨钳或安装球钻的低速牙科手机
6. 逐级备洞（以 Camlog 系统的全螺纹器械为例）	根据需要打开相应种植系统的器械盒

医生操作流程	护士配合流程
（1）球钻定点（图 12-14）：确定种植体的植入点	递安装球钻的低速牙科手机；如备有外科引导模板，应同时传递
（2）先锋钻定向（图 12-15）：先后以 2mm、2.8mm 直径的先锋裂钻依次钻孔，确定种植体的深度与轴向	依次在低速牙科手机上更换 2mm、2.8mm 直径的先锋裂钻递予医生
（3）测量：使用每根钻针后，检测种植体位置、深度、轴向	递牙周探针、指示杆、测量尺等
（4）扩大钻逐级备洞（图 12-16），使用各个扩大钻逐级备洞，直到达到植入种植体所需的直径	按照直径 3.3mm、3.8mm、4.3mm、5.0mm、6.0mm 的顺序依次更换钻针
（5）终末钻成形（图 12-17）	根据术者需要更换并传递颈部成形钻或者螺纹成形钻
7. 种植体植入（图 12-18～12-19） 采用机动或手动旋入种植体	递相应型号的种植体和种植体输送工具
待种植体初步固定于骨组织，用扭矩扳手将种植体完全植入到骨组织	递扭距扳手
8. 安装覆盖螺丝或愈合基台 如安装覆盖螺丝，则需行Ⅱ期手术，更换愈合基台	将覆盖螺丝或愈合基台固定于扳手上，基台上蘸取适当量无菌凝胶递予医生
9. 缝合 无张力关闭软组织，严密缝合	递夹好缝合针和 4/0 可吸收线的持针器、齿镊予医生
如需减张，则可在软组织瓣的蒂方切断骨膜或做翻转瓣	递 15# 小圆刀片、齿镊
10. 冲洗伤口，压迫止血	递低速牙科手机冲洗伤口，递无菌湿纱布，嘱患者咬紧

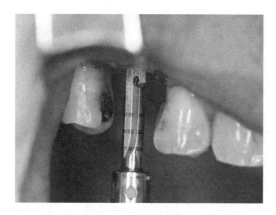

图 12-14 球钻定点

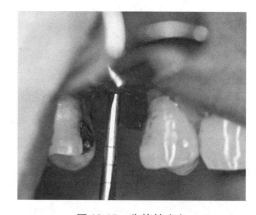

图 12-15 先锋钻定向

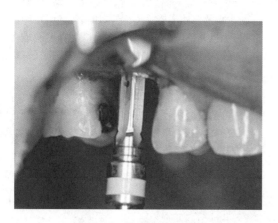

图 12-16 扩大钻逐级备洞

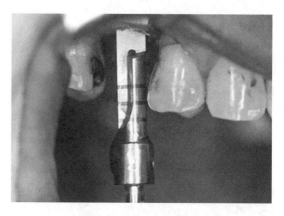

图 12-17 终末钻成形

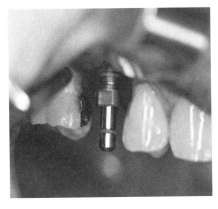

图 12-18　种植体植入

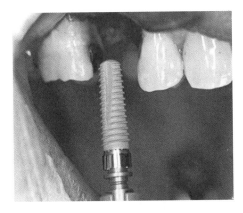

图 12-19　种植体植入

（图 12-14～图 12-19 病例源自北京大学口腔医院种植科林野教授）

（三）护理要点

1. 器械护士护理要点

（1）逐级备洞的过程中，器械护士在低速牙科手机上依次安装各种钻针，应复述口头医嘱，经确认后再递予术者。

（2）种植体表面均经过特殊处理，传递种植体时只可碰触种植体非钛金属的持握部分，或传递专门设计的夹持工具予术者直接将种植体送入备好的洞形中，避免手套、牙齿、唾液等物触及种植体表面。

（3）愈合基台蘸取适量无菌凝胶后，可以封闭种植体与覆盖螺丝或愈合基台之间的间隙，有利于避免感染的发生。

（4）种植专业的钻针和扳手等器械体积小而精细，边缘锋利易于损坏，使用时注意轻拿轻放，使用后置于手术台上专门的非金属容器中，以免丢失。钻针安装好后应查对是否就位，以防操作时钻针从机头脱落飞出。

（5）用丝线将扳手等小器械末端栓好，以防误吞。

2. 巡回护士护理要点

（1）连续监测患者生命体征，及时发现异常，遵医嘱处理。

（2）协助器械护士连接各种仪器和设备。

（3）根据术者要求调节种植机的转速、减速比、扭距、旋转方向等，不同种植体系统对于每个步骤的参数要求略有差异。备洞时通常选择减速比为 20∶1，最大转速 800～1600rmp；机动攻丝时，通常选择减速比为 20∶1，最大转速 15～25rmp，扭矩 35～55Ncm；机动植入种植体时，通常选择减速比为 20∶1，最大转速 15～30rmp，扭矩 25～45Ncm。

（4）备洞过程中钻头高速运转，为防止洞壁表面骨细胞因过度产热坏死，配合中应使用无菌生理盐水持续冷却钻头，保证局部温度低于 42℃。

（5）根据需要及时调整患者椅位、灯光，并补充术中临时所需器械和手术用物。

（6）术中指导患者配合手术，做好心理护理。

（四）术后宣教

1. 术后观察患者生命体征，待平稳后方可离开。

2. 术后拍曲面断层片，判断种植体的位置、轴向，是否损伤上颌窦黏膜、下齿槽神经管等解剖结构。

3. 健康指导

（1）嘱患者咬住纱布卷 40 分钟后吐掉。

（2）术后 24 小时内术区会有少量出血，可自行停止，局部会有血凝块，两周可自行吸收。若出血不止，应及时就诊。

（3）手术当天进温凉饮食，术后 1～2 周内进流食或半流食，禁食热、硬及刺激性食物，忌烟、酒，忌用术侧咬食物,以免伤口裂开。

(4)手术当天不要刷牙,第二天可刷牙,但要注意保护伤口。进食后用清水漱口,再用漱口液漱口,3~4次/天,使用两周。

(5)睡眠时避免术侧受压。

(6)术后3~7天内术区会出现局部肿胀,术后2天可用冰块间断冷敷。

(7)愈合基台如若松动,应及时来医院门诊就诊,重新紧固,以防误吞或误吸。

(8)术后一周内复查,观察伤口愈合情况。

(9)原义齿需在术者指导下使用,通常两周后可将原义齿调磨缓冲后戴用。

二、种植Ⅱ期手术

种植体植入后,一般3~6个月后即可行Ⅱ期手术,暴露种植体,连接愈合基台。Ⅱ期手术的方式可用打孔法或切开法。如能明确种植体位置,可在消毒后应用种植系统配套的打孔器(punch),采用打孔法暴露愈合帽,操作比较简便。此处将具体介绍应用较多的切开法的护理配合。

(一)术前准备

1. 复习病历,完善术前检查

(1)复习病历及计划书,了解Ⅰ期手术时选用的种植系统、种植体类型、数目和牙位,骨增加材料和引导骨再生膜的使用情况,Ⅰ期手术时有无并发症等。

(2)放射学检查:Ⅱ期手术前常规拍摄X线片,评价骨结合程度。

2. 用物准备

(1)同种植Ⅰ期手术用物准备(2)~(6)。

(2)其他:扳手、愈合基台、前牙洁治器、小平凿、孔巾等。

3. 患者准备　同种植Ⅰ期手术。

(二)种植Ⅱ期手术医护配合流程(表12-3)

表12-3　种植Ⅱ期手术医护配合流程

医生操作流程	护士配合流程
1. 消毒　0.2%洗必泰棉球消毒口内,75%酒精纱球消毒口外	递盛有0.2%洗必泰棉球和75%酒精纱球的弯盘及组织钳予医生
2. 常规铺巾	递孔巾,连接吸引器 用凡士林棉签润滑口角,防止口镜牵拉造成患者痛苦
3. 麻醉　局部浸润麻醉	递碘伏棉签予医生消毒麻醉部位 遵医嘱准备麻醉剂及合适针头。检查注射器各关节是否连接紧密,核对麻醉剂的名称、浓度、剂量、有效期及患者姓名等,无误后将抽吸或安装麻药的注射器递予医生
4. 切开　多采用牙槽嵴正中切口	递15#小圆刀
5. 剥离和翻瓣　钝性分离黏膜,暴露种植体愈合帽,评估骨结合情况	递骨膜分离器
6. 去骨　去除覆盖于愈合帽上方的多余骨质或软组织	递前牙洁治器或小平凿
7. 更换愈合基台 (1)旋出覆盖螺丝 (2)冲洗种植体内腔 (3)旋入愈合基台 (4)拧紧愈合基台	递扳手 抽吸0.2%洗必泰的冲洗器递予医生 将愈合基台固定于扳手上蘸取适量无菌凝胶递予医生

续表

医生操作流程	护士配合流程
8. 修整软组织,缝合创口	递齿镊、15# 小圆刀 递夹好缝针及 4/0 可吸收线的持针器、齿镊予医生
9. 冲洗伤口,压迫止血	递无菌湿纱布,嘱患者咬紧

（三）护理要点

1. 选择的愈合基台应高于黏膜,但不能与对颌牙齿有接触。

2. 愈合基台与扳手需连接牢固后方可递予术者,或同时传递齿镊辅助固位,防止愈合基台滑脱。

（四）术后宣教

1. 术后 1~2 周复查。

2. 术后 6~8 周可进行修复。

3. 健康指导 同种植 I 期手术健康指导(1)~(5)。

（尹丽娜）

第四节 种植常见骨增量术的围手术期护理

临床上很多原因可导致患者牙缺失区域牙槽嵴骨量不足,使其不能进行常规种植修复。随着种植外科技术的不断发展,开展了一系列骨增量技术,如引导骨再生膜技术、上颌窦底提升技术、外置式植骨技术、骨挤压技术及骨劈开技术等,以增加缺损区骨的高度和(或)宽度,为种植体的植入创造条件。这些技术的应用扩大了牙种植技术的适应证,获得了良好的远期成功率和理想的美学效果。本节将重点介绍常见的骨增量术的护理配合。

一、引导骨再生技术

引导骨再生技术(guided bone regeneration, GBR)是以重建骨组织为目的引导骨组织再生技术,是指在骨缺损区植入植骨材料,覆盖生物屏障膜,并借此屏障膜隔离影响新骨生成的上皮细胞和成纤维细胞的长入,保证新骨在骨缺损区的生成。使用的生物膜分为可吸收膜和不可吸收膜两种,临床常用可吸收膜。与不可吸收膜相比,可吸收膜亲水性好,易于操作,而且不需二次手术取出,减少了手术创伤。生物屏障膜常需要和植骨材料联合应用,植骨材料有自体骨和骨代用品,两者可单独或联合使用。

引导骨再生技术可以和种植体植入同期进行,也可以单独手术,延期植入种植体。

（一）术前准备

1. 复习病历,完善术前检查

(1) 完善实验室检查、放射学检查。常规拍摄曲面断层片,必要时可辅助其他 X 线检查,如 CT、根尖片等。

(2) 复习病历,评估患者情况,了解其既往史、过敏史、全身状况、口内完成牙周牙体状况等;了解治疗计划。

2. 用物准备

(1) 无菌手术包:开口大单 1 块、治疗巾 2 块、手术衣 3 件、大单 1 块。

(2) 手术常规器械包:刀柄 1 把、骨膜分离器 1 把、刮匙 1 把、牙周探针 1 个、巾钳 3 把、蚊式钳 3 把、组织钳 2 把、剪刀 1 把、持针器 1 把、治疗杯 2 个、治疗碗 2 个、吸引器连接管 1 根、吸引器头 1 个、口内拉钩 2 把(图 12-20、12-21)。

(3) 局部麻醉用物:表面麻醉剂、灭菌棉签、专用注射针头、卡局芯式麻醉剂、卡局式注射器或计算机控制无痛局麻注射仪、碘伏棉签。

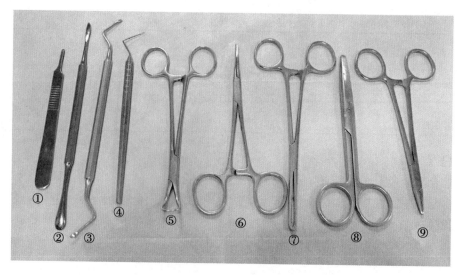

图 12-20　手术常规器械包

①刀柄 1 把;②骨膜分离器 1 把;③刮匙 1 把;④牙周探针 1 个;⑤巾钳 3 把;⑥蚊式钳 3 把;
⑦组织钳 2 把;⑧剪刀 1 把;⑨持针器 1 把

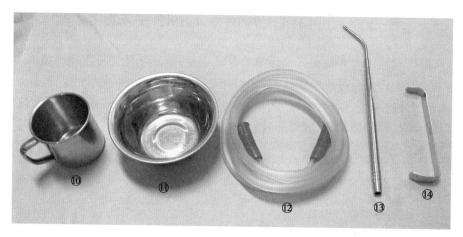

图 12-21　手术常规器械包

⑩治疗杯 2 个;⑪治疗碗 2 个;⑫吸引器连接管 1 根;⑬吸引器头 1 个;⑭口内拉钩 2 把

（4）消毒用物:碘伏棉球、75% 酒精棉球。

（5）植骨材料:生物屏障膜 Bio-gide（图 12-22）、骨代用品 Bio-oss（图 12-23）。

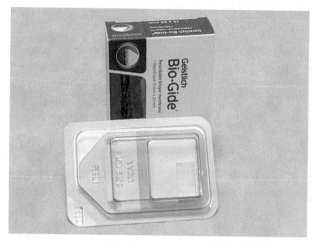

图 12-22　生物屏障膜

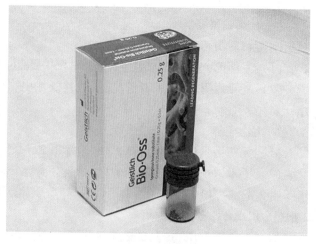

图 12-23　骨代用品

（6）其他：无菌生理盐水、无菌手套、眼药膏、15#无菌刀片、4/0无菌缝针缝线。

（7）种植设备和器械：种植机（图12-24）、无菌马达导线、无菌低速直牙科手机、低速弯牙科手机、冷却水管。

（8）种植体同期植入患者按常规种植体植入术准备种植体及配套种植器械盒（图12-25）。

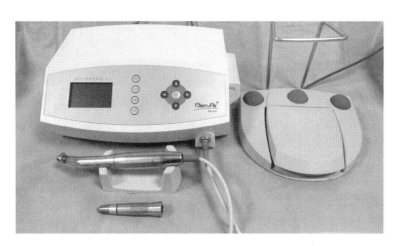

图 12-24　种植机

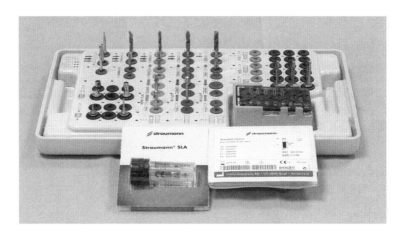

图 12-25　种植器械及相应种植体

3. 患者准备

（1）常规术前洁牙，口内余留牙有问题需提前完成治疗。

（2）术前和患者谈话，说明治疗计划、手术过程、注意事项等，减轻其焦虑和恐惧心理并签署手术同意书。

（3）引导患者进手术室，更换拖鞋，戴手术帽，口洁素漱口。调整好体位及灯光。

（二）引导骨再生技术医护配合流程（以种植体同期植入为例）（表12-4）

表 12-4　引导骨再生技术医护配合流程

医生操作流程		护士配合流程
1. 消毒	碘伏棉球消毒口内、75%酒精消毒口外	递装有碘伏棉球、75%酒精棉球的治疗杯和组织钳予医生
2. 铺单		递治疗巾、孔巾、巾钳。连接种植机马达线、冷却水管、吸引器管。刀片安装于刀柄，低速直牙科手机连接马达，安装球钻备用

医生操作流程	护士配合流程
3. 麻醉　局部浸润麻醉或传导阻滞麻醉	递碘伏棉签予医生消毒麻醉部位 遵医嘱准备麻醉剂及合适针头。检查注射器各关节是否连接紧密,核对麻醉剂的名称、浓度、剂量、有效期及患者姓名等,无误后抽吸或安装麻药递予医生
4. 切开黏膜、翻瓣固定、显露骨面、球钻修整骨面	递刀柄、骨膜分离器、刮匙 递持针器及缝线 递安装好球钻的低速直牙科手机
5. 制备种植窝　按常规种植窝制备方法,逐级扩大种植窝至需要的直径和长度	低速弯牙科手机连接马达,依次安装球钻、先锋钻及各级扩孔钻、攻丝钻递予医生
6. 测量　每次钻后,检测种植体位置、深度、轴向	递牙周探针、指示杆、测量尺
7. 植入种植体　种植窝冲洗干净,植入种植体	递装有生理盐水的冲洗器 递相应种植体、种植体安装工具、扭矩扳手
8. 安装覆盖螺丝	将覆盖螺丝固定于螺丝刀上,覆盖螺丝蘸取金霉素眼药膏递予医生
9. 制备受植骨床　植骨床表面彻底清除软组织,用小球钻钻孔	传递刮匙、安装小球钻的低速直牙科手机
10. 收集骨屑　用骨膜分离器将钻头及创面骨屑收集于治疗杯	递骨膜分离器、治疗杯
11. 填入植骨材料　将骨代用品加入装有骨屑的治疗杯,注射器在术区取新鲜血液或加入生理盐水混合均匀,平铺于植骨床表面,直至需要的厚度	递适量骨代用品、注射器和适量生理盐水予医生
12. 覆盖生物屏障膜　选择大小及尺寸合适的生物屏障膜,修剪后将其完全覆盖植骨区	递生物屏障膜、剪刀 递齿镊、骨膜分离器
13. 骨膜减张,严密缝合伤口	递剪刀 递夹好缝合针线的持针器、齿镊,协助剪线
14. 伤口压迫止血 生理盐水清洁口腔,患者口内咬无菌纱布止血,口外伤口对应位置加压胶布固定	递盛有生理盐水的冲洗器 递纱布、胶布 撤除治疗单,协助患者清洁面部

（三）护理要点

1. 术前做好心理护理,减少患者的紧张情绪。

2. 注射麻药前询问患者有无高血压、心脏病,此类患者禁用盐酸阿替卡因肾上腺素注射液。

3. 植骨材料有不同规格,应遵医嘱取用。打开包装前需与医生核对品名、日期及用量。植骨材料一旦打开,未用完或污染都应废弃,不能再次使用。

4. 植入植骨材料后,吸引器管要远离植骨区,避免将植骨材料吸走。

5. 巡回护士按需要(或遵医嘱)及时调节种植机转速。

6. 术后做好手术资料记录和使用材料的登记。

（四）术后宣教

1. 遵医嘱进行抗感染治疗,7～10 天拆线。

2. 术后拍曲面断层片或 CT 片,了解种植体植入的位置、方向及植骨情况。

3. 防止出血　口内纱布咬 1 小时后吐出,口外加压胶布 24 小时后去除。术后 24 小时局部冷敷,减少说话及口腔活动。手术当天口水中稍带血丝是正常现象,如出血多应及时就诊。

4. 注意饮食及口腔卫生　术后2小时可进稀软温凉食物,进食后及时用口洁素或淡盐水漱口,术后第二天可刷牙。

5. 术后第二天到医院复查。

6. 有活动义齿者经医生磨改后才能佩戴。

7. 常规术后6个月后行种植二期手术。

二、上颌窦底提升技术

上颌后牙区有上颌窦存在,当上颌后牙缺失后牙槽嵴高度不足时,种植体植入时易穿入上颌窦,造成感染,导致种植失败,曾被视为种植体植入禁区。近10年来,上颌窦底提升技术的应用成功地解决了该区域种植的难题。根据手术方法的不同,上颌窦底提升技术分为两种:上颌窦侧壁开窗法(lateral window technique)和经牙槽突上颌窦底提升法(transalveolar technique)。前者是在上颌窦外侧壁开窗,完好剥离并抬高窦底黏膜,植入自体骨或(和)骨代替品,增加上颌窦区牙槽嵴的高度,同期或延期植入种植体。后者是采用特制骨凿,在初步备种植窝的基础上,经牙槽嵴顶敲击冲起上颌窦骨壁,填充植骨材料并抬高上颌窦底黏膜,同期植入种植体。临床实践证明,上颌窦底提升技术是一项有效、安全的外科技术,具有较高的临床种植成功率。

上颌窦底提升术适用于上颌后牙缺失,上颌窦底至牙槽嵴之间的距离(即窦嵴距)低于拟植入种植体的最低长度的种植修复治疗患者。由于短种植体的应用,上颌窦底提升的牙槽突窦嵴距从早期的10mm以下降低至现在的6～7mm以下。根据剩余骨高度的不同,选择种植体同期或延期植入。临床文献证实,剩余骨高度在4～5mm以上是同期植入的适应证,低于4～5mm则采用延期种植法,即上颌窦底提升术5～6个月后再进行种植体的植入。

上颌窦底提升术的禁忌证除种植术的一般禁忌证外,上颌窦内肿瘤、囊肿、上颌窦急性炎症等均为该技术的禁忌证。慢性上颌窦炎应在炎症控制后择期手术,严重过敏性鼻炎和严重吸烟患者上颌窦黏膜有不同程度的变化,是此手术的相对禁忌证。

(一)术前准备

1. 复习病历,完善术前检查

(1)完善实验室检查,评估患者情况,了解其既往史、过敏史、全身状况、口内完成牙周牙体治疗的状况等;了解治疗计划。

(2)CT检查:和常规牙种植手术不同,上颌窦底提升术术前常需做CT检查。通过CT检查术者能够准确了解上颌窦底牙槽突的宽度和高度,以及上颌窦的解剖形态,为手术提供可靠依据。

2. 用物准备

(1)同引导骨再生技术(1)～(7)。

(2)上颌窦开窗工具:裂钻、球钻、金钢砂磨头、球钻(图12-26)。

(3)上颌窦黏膜剥离器(图12-27)。

(4)上颌窦底提升骨凿(图12-28)、骨锤。

(5)超声骨刀:主机、超声手柄、刀头安装工具、刀头套装盒(图12-29)、冷却水管。

(6)种植体同期植入患者按常规种植体植入术准备种植体及配套种植器械盒。

3. 患者准备　同引导骨再生技术。

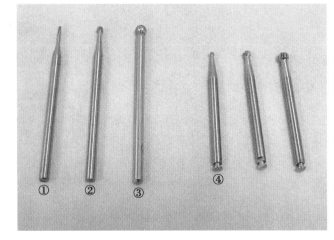

图12-26　上颌窦开窗工具
①裂钻;②球钻;③金刚砂磨头;④球钻

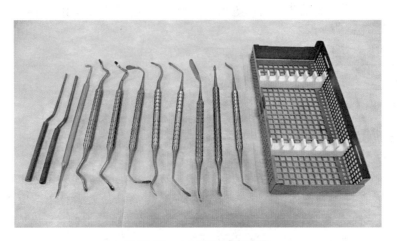

图 12-27　上颌窦黏膜剥离器

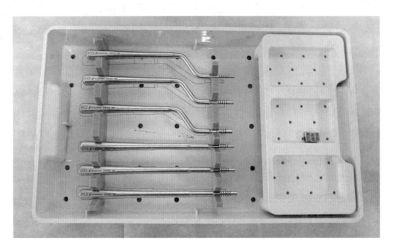

图 12-28　上颌窦底提升骨凿

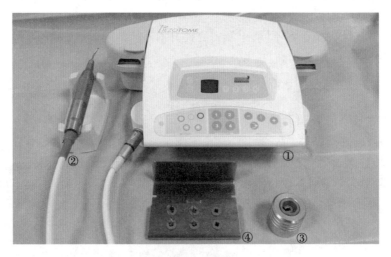

图 12-29　超声骨刀
①主机;②超声手柄;③刀头安装工具;④刀头套装盒

（二）上颌窦底提升技术的医护配合流程（表12-5、12-6）

表12-5 上颌窦侧壁开窗法的医护配合流程

医生操作流程	护士配合流程
1. 消毒 碘伏棉球消毒口内、75%酒精消毒口外	递装有碘伏棉球、75%酒精棉球的治疗杯和组织钳
2. 铺单	递治疗巾、孔巾、巾钳。种植机连接马达线、冷却水管、吸引器管。刀柄上安装刀片,低速直牙科手机安装好球钻备用。使用超声骨刀时连接手柄及刀头、冷却水管
3. 麻醉 局部浸润麻醉或传导阻滞麻醉	递碘伏棉签予医生消毒麻醉部位 遵医嘱准备麻醉剂及合适针头。检查注射器各关节是否连接紧密,核对麻醉剂的名称、浓度、剂量、有效期及患者姓名等,无误后抽吸或安装麻药递予医生
4. 切开黏膜、翻瓣固定,显露上颌窦外侧壁	递刀柄、骨膜分离器、刮匙 持针器夹好缝针缝线予医生
5. 上颌窦外侧壁开窗 确定开窗的位置后,先用球钻在骨壁磨出倒梯形开窗边缘,进一步以球钻磨除边缘的骨壁,接近上颌窦黏膜时改用金刚砂钻磨除剩余骨壁,显露上颌窦黏膜 使用超声骨刀安全去骨 将钻头及创面骨屑收集于治疗杯	依次安装球钻、金刚砂钻于低速直牙科手机递予医生 使用超声骨刀时手柄安装球形刀头后递予医生 递骨膜分离器、治疗杯
6. 抬起上颌窦底黏膜 采用上颌窦黏膜剥离器完整剥离上颌窦黏膜,向窦内上方抬起	按角度由小到大的顺序依次递上颌窦黏膜剥离器
7. 检查上颌窦黏膜的完整性 鼻腔鼓气试验,检查黏膜的完整性	
8. 种植体同期植入的按常规方法制备种植窝 种植体不能同期植入的直接进入下一步	配合同常规种植体植入术
9. 上颌窦底填入植骨材料 将骨代用品加入装有骨屑的杯子,注射器在术区取新鲜血液或生理盐水加入混合均匀,填入抬起的上颌窦区黏膜下	递装有骨屑的治疗杯、适量骨代用品、骨膜分离器、5ml注射器、生理盐水
10. 植入种植体(同期种植法)	配合同常规种植体植入术
11. 覆盖生物屏障膜 选择大小及尺寸合适的生物屏障膜,修剪后完全覆盖开窗区	准备剪刀、生物屏障膜
12. 关闭伤口 软组织减张,严密缝合	递夹好缝针、针线的持针器予医生
13. 伤口压迫止血 生理盐水清洁口腔,患者口内咬无菌纱布止血,口外伤口对应位置加压胶布固定	递盛有生理盐水的冲洗器、无菌纱布、胶布 撤除治疗单,协助患者清洁面部

表12-6 经牙槽突上颌窦底冲顶提升法医护配合流程

医生操作流程	护士配合流程
1. 消毒、铺单、麻醉 同引导骨再生术操作流程1～3	护理配合同引导骨再生术配合流程1～3
2. 切开黏膜、翻瓣固定 显露牙槽突修整牙槽嵴顶	刀片安装于刀柄后递予医生 递骨膜分离器、刮匙、持针器及缝线 递安装球钻的低速直牙科手机
3. 制备种植窝 常规方法制备种植窝,深度至上颌窦底以下1mm。种植窝直径通常为最终制备直径或小一级直径	按常规种植体植入术依次安装、传递各种钻头 递治疗杯收集骨屑,递骨膜分离器

续表

医生操作流程	护士配合流程
4. 冲顶上颌窦骨壁　用配套上颌窦提升骨凿冲击上颌窦底剩余骨壁,使其形成骨折并抬起	递与种植窝最终制备直径一致的上颌窦底提升骨凿、骨锤予医生
5. 检查上颌窦黏膜的完整性　鼻腔鼓气试验,检查黏膜的完整性	
6. 填入植骨材料　将骨代用品加入装有骨屑的杯子,术区取新鲜血液或生理盐水加入混合均匀,分次填入种植窝内	递装有骨屑的治疗杯、适量骨代用品、骨膜分离器、5ml 注射器予医生
用配套上颌窦提升骨凿将其推送至上颌窦底,同时提升上颌窦底黏膜	递与种植窝最终制备直径一致的上颌窦底提升骨凿
7. 植入种植体	配合同常规种植体植入术
8. 关闭伤口　伤口严密缝合	递针线、持针器
9. 伤口压迫止血　生理盐水清洁口腔,患者口内咬无菌纱布止血,口外伤口对应位置加压胶布固定	递盛有生理盐水的冲洗器、纱布、胶布 撤除治疗单,协助患者清洁面部

（三）护理要点

1. 上颌窦底提升术操作不当,可造成上颌窦黏膜损伤,在侧壁开窗及剥离上颌窦黏膜时,嘱患者勿动,以免影响操作。

2. 手术过程中,上颌窦黏膜可能出现穿孔,如破损较小,可不做特殊处理。如破损较大时,需要用生物屏障膜封闭,护士应及时观察术中情况,遵医嘱做好准备。

3. 上颌窦区血供丰富,术中出血较多时,需及时提供血管钳、纱布止血,及时吸去血液,保持术野清晰。

4. 侧壁开窗时,钻头及超声刀头需持续使用生理盐水冷却,以防术区温度过高造成损伤。

5. 使用超声骨刀时,安装刀头需用配套扳手拧紧,以免工作时出现摆动或脱落。

6. 在经牙槽突上颌窦底冲顶提升法中,使用骨锤敲击前,需告知患者头部有轻微震动,不要惊慌并做好配合,头部制动。

7. 术中做好生命体征的观察和监测,如有异常及时告知医生并配合处置。

8. 骨代用品及生物屏障膜需与医生核对确认品名、日期及用量,在使用前打开,以免造成不必要的浪费。未用完及污染的材料应废弃。

9. 因上颌窦底提升术的术区靠后,术中过度牵拉口角可能会造成水肿及局部破损,故牵拉动作应轻柔,避免损伤。建议术前为患者口角涂抹金霉素眼药膏。

（四）术后宣教

1. 保持鼻腔通畅　采用少量呋喃西林麻黄碱液滴鼻,防止鼻腔黏膜水肿。

2. 术后禁止擤鼻,控制打喷嚏和剧烈咳嗽等动作。嘱患者如有口内及鼻腔出血、持续疼痛等异常症状时应及时就诊。

3. 同引导骨再生术术后宣教 1~7。

三、骨劈开及骨挤压技术

骨劈开(bone splitting)技术是针对牙槽嵴宽度不足所采取的一种水平向增加牙槽突骨量的微创手术方法,具体方法是使用专门的骨劈开器械将牙槽嵴纵向劈开,增加牙槽嵴宽度,在劈开的间隙植入种植体,种植体周围骨间隙可充填植骨材料。这种技术方法能有效保证种植体获得良好的初期稳定性。

骨挤压技术是针对牙槽突骨质密度较低所采用的一种外科技术,该技术是通过骨挤压器械对牙槽嵴进行挤压,增加骨密度的同时,完成种植窝的制备。

骨劈开及骨挤压技术能有效提供良好的植骨效果,拓宽种植适应证,减少骨移植的手术几率,保证种植体植入的位置、方向及唇侧骨板的厚度,保证种植的长期功能效果。

骨劈开技术适用于牙槽嵴轻度或中度不足的种植患者,牙槽嵴过薄的情况需联合应用其他植骨技术,才能取得良好效果。骨挤压技术适用于牙槽突骨密度低,骨密度Ⅲ、Ⅳ度的种植患者。

(一) 术前准备

1. 同引导骨再生手术术前准备。

2. 用物准备

(1) 同引导骨再生手术用物准备(1)~(7)。

(2) 骨劈开器械:骨劈开骨凿、骨扩张器、骨扩张器放置工具、螺丝刀(图12-30)。

(3) 骨挤压器械:不同直径骨挤压骨凿(图12-31)。

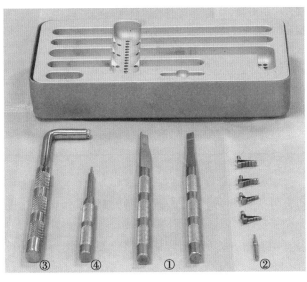

图12-30　骨劈开器械
①骨劈开骨凿;②骨扩张器;③骨扩张器放置工具;④螺丝刀

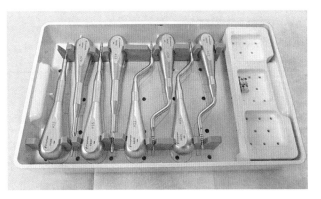

图12-31　骨挤压器械

(二) 骨劈开及骨挤压技术医护配合流程(表12-7、12-8)

表12-7　骨劈开技术医护配合流程

医生操作流程	护士配合流程
1. 消毒、铺单、麻醉　同引导骨再生手术步骤1~3	同引导骨再生手术配合1~3
2. 切开黏膜、翻瓣固定、显露牙槽突	递安装好刀片的刀柄予医生 递骨膜分离器、刮匙、持针器及缝线
3. 预备骨劈开平台　用球钻修整牙槽嵴表面,使牙槽嵴表面利于骨劈开骨凿的放置	将球钻安装于低速直牙科手机后递予医生
4. 牙槽嵴劈开　骨凿放在牙槽嵴中央,纵向劈开 放置骨扩张器,拧松骨扩张器螺丝,逐步扩张,到达种植体植入深度	递骨劈开骨凿,骨锤、螺丝刀 骨扩张器安装于放置工具后递予医生
5. 制备种植窝,植入种植体　常规方法制备种植窝,植入种植体。治疗杯收集碎骨屑	同常规种植体植入术
6. 骨间隙填入植骨材料　将骨代用品加入装有骨屑的杯子,注射器在术区取新鲜血液或生理盐水加入混合均匀,填入种植体周围骨间隙	递装有骨屑的治疗杯、适量骨代用品、骨膜分离器、5ml注射器

续表

医生操作流程	护士配合流程
7. 关闭伤口,严密缝合	递针线、持针器
8. 伤口压迫止血 生理盐水清洁口腔,患者口内咬无菌纱布止血	递盛有生理盐水的冲洗器、纱布

表 12-8 骨挤压技术医护配合流程

医生操作流程	护士配合流程
1. 消毒、铺单、麻醉 步骤同引导骨再生手术步骤 1~3	同引导骨再生手术配合 1~3
2. 切开黏膜、翻瓣,显露牙槽突	递安装好刀片的刀柄予医生 递夹好缝针缝线的持针器予医生、骨膜分离器、刮匙
3. 确定种植体位置、方向、长度 利用球钻定位,先锋钻确定方向及长度	在低速弯牙科手机上依次安装球钻、先锋钻后递予医生 传递方向指示器、测量尺(配套种植器械盒)
4. 牙槽嵴挤压 根据植入种植体直径选择使用2.8mm、3.5mm、4.2mm 骨挤压骨凿放入种植窝,按预定方向敲击楔入牙槽嵴,达到种植体植入的直径和长度	根据牙位、植入种植体直径选择合适骨挤压骨凿传递予医生 递骨锤
5. 常规植入种植体	同常规种植体植入术
6. 关闭伤口,严密缝合	递夹好缝合针线的持针器予医生
7. 伤口压迫止血 生理盐水清洁口腔,患者口内咬无菌纱布止血	递盛有生理盐水的冲洗器、纱布

(三)护理要点

1. 骨劈开及骨挤压手术中需要敲击,操作前需告知患者头部制动,做好心理准备,减轻紧张情绪。提醒患者术中有不适,及时举手示意。

2. 骨挤压骨凿分为直柄及弯柄两种,常规前牙使用直柄骨凿,后牙使用弯柄骨凿。使用骨挤压骨凿,护士应由细到粗,逐级传递。

3. 骨挤压骨凿制备种植窝时,最终使用的骨凿直径应小于植入种植体的直径。护士应遵医嘱选取准备,传递前与医生核对,确认无误后再使用。

4. 护士协助劈开及挤压敲击时应力度适中,避免用力过大,造成骨折,影响种植效果。

(四)术后宣教

同引导骨再生术术后宣教 1~7。

四、外置式植骨技术

外置式植骨技术(onlay graft)是口腔颌面外科常用的一项手术技术,推广至口腔种植领域可帮助严重骨量不足患者重建缺牙区水平向与垂直向骨量,满足种植修复治疗的需求。具体方法是将移植材料或自体骨置于受植骨面,螺钉固定,增加骨的高度和宽度。常规于植骨6个月后行二次手术植入种植体。该技术是骨增量的有效方法之一,种植修复长期效果可靠。

外置式植骨技术的植骨材料包括自体骨、异体骨和人工骨。自体骨因具有良好的骨传导性、诱导性和成骨能力成为临床最常用的植骨材料。用于种植植骨的自体骨多取自下颌骨升支外斜线、下颌颏部。

外置式植骨技术适用于牙槽嵴重度不足,种植体植入区骨厚度≤3mm,高度≤7mm 的患者。

(一)术前准备

1. 同引导骨再生手术术前准备。

2. 用物准备

（1）同引导骨再生术物品准备（1）～（7）。

（2）取骨工具：环形取骨钻、骨凿、骨锤、咬骨钳（图12-32）。

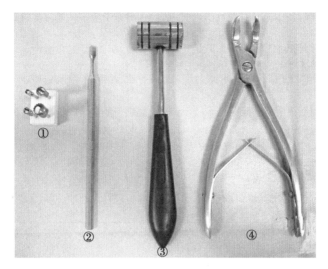

图12-32 取骨工具
①环形取骨钻；②骨凿；③骨锤；④咬骨钳

（3）止血药物：明胶海绵（图12-33）。

（4）骨固定工具：固定螺丝刀手柄、钛钉固定螺丝刀、裂钻、钛固定钉（图12-34）。

（5）超声骨刀：主机、超声手柄、刀头安装工具、刀头套装盒。

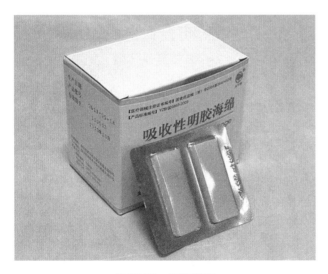

图12-33 明胶海绵

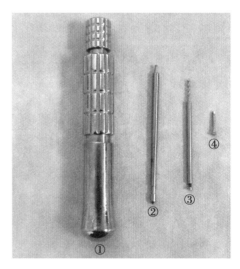

图12-34 骨固定工具
①固定螺丝刀手柄；②钛钉固定螺丝刀；
③裂钻；④钛固定钉

（二）外置式植骨技术医护配合流程（表12-9）

表12-9 外置式植骨技术医护配合流程

医生操作流程	护士配合流程
1. 消毒、铺单、麻醉 同引导骨再生手术操作流程1～3	同引导骨再生手术配合1～3
2. 切开受植区及供骨区黏膜、翻瓣固定，显露骨面	递安装好刀片的刀柄予医生 递骨膜分离器、刮匙、持针器、针线

续表

医生操作流程	护士配合流程
3. 取骨　显露取骨部位,确定取骨块大小、取骨范围,用环钻或超声骨刀截骨	将环形骨钻安装于低速弯牙科手机或将取骨刀头安装于超声手柄,递予医生
4. 骨块分离、修整　用骨凿楔入切开的骨块,分离取出,放置于治疗杯内,取骨区填充明胶海绵止血	传递骨凿、明胶海绵、止血钳
去除骨块的锐利边缘,根据受植区的大小修整骨块。治疗杯收集碎骨屑	递咬骨钳、治疗杯、骨膜分离器
5. 骨块钻孔　用裂钻在骨块和受植区域表面钻孔	安装裂钻于低速弯牙科手机后递予医生
6. 固定骨块　用钛钉将骨块固定于受植区域表面	传递安装钛钉的钛钉固定扳手
7. 引导骨再生技术　自体骨和骨代用品用新鲜血液或生理盐水混合,填充植入骨块周围并覆盖生物屏障膜	递适量骨代用品、生物屏障膜、装有骨屑的治疗杯、骨膜分离器、5ml 注射器
8. 减张,关闭取骨区及植骨区伤口,严密缝合	递夹好缝合针线的持针器予医生
9. 伤口压迫止血　生理盐水清洁口腔,患者口内咬无菌纱布止血。口外加压胶布固定	递盛有生理盐水的冲洗器、无菌纱布、胶布

（三）护理要点

1. 外置式植骨手术创伤大,时间长,术前需做好患者的心理护理,给患者心理上的支持和鼓励,保证治疗顺利进行。

2. 环钻或超声骨刀取骨时,需持续用生理盐水冷却,以防术区温度过高造成损伤。

3. 植骨块取出后注意无菌操作,避免污染。

4. 环钻取骨时,根据医生要求调节转速,通常使用 20∶1 低速弯牙科手机,转速 800 ~ 1000rmp。

5. 术中严密监测患者的生命体征。

（四）术后宣教

1. 术后遵医嘱给予抗感染治疗一周,地塞米松 3 天,给药方法以静脉滴注为佳。口服止痛药减轻疼痛。

2. 同引导骨再生术术后宣教 2 ~ 7。

3. 植骨术后 6 个月行种植体植入术。

（刘蕊　姜慧娟）

第五节　牙列缺损种植固定修复的护理

牙列缺损者种植体植入 4 ~ 6 个月后若骨结合良好即可进行种植修复。牙列缺损常见的种植固定修复方式有单冠、联冠、固定桥等几类;常见的冠或固位体的固位方式有粘接固位、螺丝固位。种植单冠修复的制作过程是先将口内情况转移到印模上,在印模灌注出的含有种植替代体的石膏模型上制作基台和冠,最终完成口内基台、冠的试戴与固位。种植联冠、固定桥在一次印模的基础上制作的基底联冠或固位体与桥体之间在连接体处切开,需在口内重新用成型树脂连接并取二次印模,保证以后的修复体被动就位。核对就位道并非完全有把握时,需试戴基底冠后完成修复体的制作。

一、适应证

牙列缺损者种植体植入 4 ~ 6 个月后骨结合良好。

二、粘接固位种植单冠修复的护理配合（以 Nobel 种植系统为例）

（一）用物准备

1. 常规用物　检查器(口镜、镊子、探针)、吸引器管、防护膜、护目镜、口杯、三用枪、敷料、凡士林棉签、种植修复扭矩扳手(图12-35)、种植修复螺丝扳手(图12-36)、冲洗器、0.2%醋酸氯己定冲洗液、75%酒精棉球。

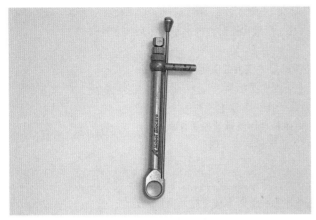

图12-35　种植修复扭矩扳手

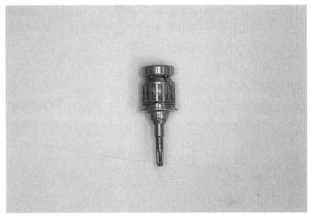

图12-36　种植修复螺丝扳手

2. 制取印模用物　转移杆(图12-37)、种植体替代体(图12-38)、上下颌托盘、注射枪、计时器、印模材料、殆蜡或殆记录硅橡胶、比色板。

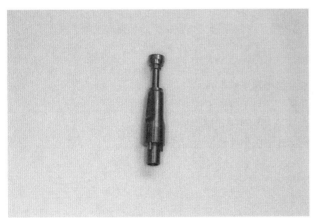

图12-37　转移杆

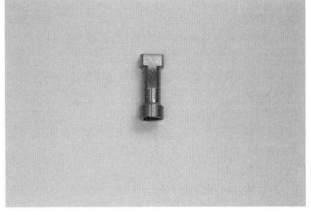

图12-38　种植体替代体

3. 修复体试戴与固位用物　牙线、咬合纸、邻面测试纸、高速牙科手机、低速牙科手机、车针、棉卷、水门汀充填器、棉球、粘接剂。

（二）粘接固位种植单冠修复医护配合流程（表12-10）

表12-10　粘接固位种植单冠修复医护配合流程

医生操作流程	护士配合流程
1. 治疗前准备	
（1）阅读病历和核对患者信息	准备病历
（2）检查口内情况:向患者交代可行的种植修复设计方案及各项费用	递口镜等检查器械予医生 引导患者就诊,根据患者病情准备所需用物 用凡士林棉签润滑口角,防止口镜牵拉造成患者痛苦
2. 闭窗式种植体水平印模	
（1）卸下愈合基台(图12-39)	递螺丝扳手予医生
（2）用0.2%醋酸氯己定溶液冲洗牙龈袖口	递0.2%醋酸氯己定冲洗液,并用吸引器管及时吸走冲洗液(图12-40)

医生操作流程	护士配合流程
（3）安放转移杆或印模帽（图12-41）	传递转移杆或印模帽、螺丝扳手予医生
（4）制取工作印模：将注射枪内印模推注在转移杆周围，再将印模托盘放入口内	调拌印模材料放入托盘和注射枪内递予医生后按下计时器
（5）卸下转移杆	递螺丝扳手予医生
（6）再次冲洗牙龈袖口	递0.2%醋酸氯己定冲洗液并吸走冲洗液
（7）安放愈合基台	递螺丝扳手、愈合基台予医生
（8）制取对𬌗印模	调拌印模材料放于托盘中递予医生
（9）连接转移杆与种植体替代体插入工作印模内（图12-42）	递转移杆、种植体替代体及螺丝扳手予医生
（10）患者咬合不稳时需制取咬𬌗记录	准备酒精灯将𬌗蜡烤软后递予医生
（11）比色板比色	关闭治疗灯，递比色板予医生在自然光下比色选色
	协助患者清理嘴角的印模材料，消毒印模
3. 修复体试戴与固位	
（1）卸下愈合基台	递螺丝扳手予医生
（2）用0.2%醋酸氯己定溶液冲洗牙龈袖口	递0.2%醋酸氯己定冲洗液并吸走冲洗液
（3）安放基台并拧紧、试戴牙冠（图12-43）	递消毒基台、牙冠，递种植修复螺丝扳手、扭矩扳手予医生
	递口镜、探针予医生
（4）检查基台、牙冠就位情况	递牙线，协助医生按压修复牙冠。必要时传递邻面测试纸予医生
（5）调整近远中接触点：用牙线试接触情况，接触过紧则参照邻面测试纸调整合适	
（6）调𬌗：根据咬合纸的提示进行咬合调整	将夹有咬合纸的镊子递予医生
（7）抛光	安装抛光钻及慢速牙科手机递予医生
（8）消毒基台、牙冠	用镊子夹取75%酒精棉球递予医生
（9）封闭基台的螺丝孔：用水门汀充填器将小棉捻覆盖于螺丝孔	用棉球做小棉捻递予医生并传递水门汀充填器
（10）棉卷隔湿	递镊子、棉卷予医生
（11）粘接：探针取粘接剂均匀涂布冠内四壁（图12-44）	调拌粘接剂递予医生
（12）清理粘接剂	递探针、洁治器、口镜和牙线予医生
（13）确认咬合情况	用镊子夹取咬合纸递予医生

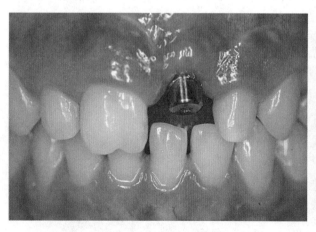

图12-39 拆下愈合基台

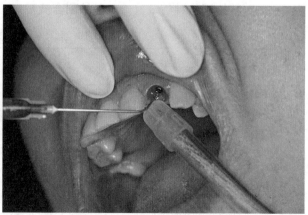

图12-40 冲洗牙龈袖口

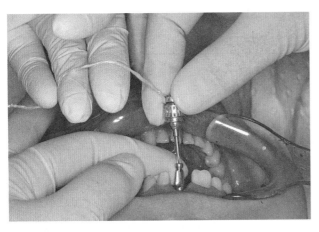

图 12-41 安放转移杆

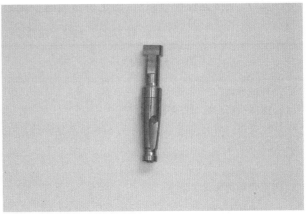

图 12-42 连接转移杆与种植体替代体

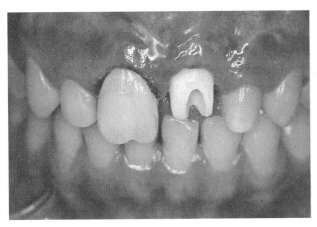

图 12-43 安放全瓷基台

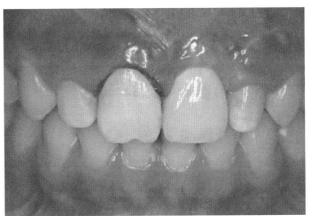

图 12-44 修复体固位

三、粘接固位种植联冠、固定桥修复护理配合(以 Nobel 种植系统为例)

(一) 用物准备

1. 常规用物 检查器(口镜、镊子、探针)、吸引器管、防护膜、护目镜、口杯、三用枪、敷料、高速牙科手机、低速牙科手机、凡士林棉签、种植修复扭矩扳手、种植修复螺丝扳手、冲洗器、0.2% 醋酸氯己定冲洗液、75% 酒精棉球。

2. 制取印模用物 转移体、种植体替代体、上下颌托盘、印模材料、注射枪、计时器。

3. 连接基底冠用物 成型塑料粉、液(图 12-45)、种植体替代体、托盘、印模材料、比色板、殆蜡。

4. 修复体试戴与固位用物 牙线、咬合纸、邻面测试纸、车针、棉卷、水门汀充填器、小棉球、粘接剂。

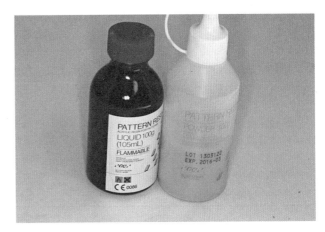

图 12-45 成型塑料粉、液

（二）粘接固位种植联冠、固定桥修复医护配合流程（表 12-11）

表 12-11　粘接固位种植联冠、固定桥修复医护配合流程

医生操作流程	护士配合流程
1. 治疗前准备	
（1）阅读病历和核对患者信息	准备病历
（2）检查口内情况：向患者交代可行的种植修复设计方案及治疗费用	递检查器，准备口杯和漱口水
	引导患者就诊，根据患者病情准备所需用物
	用凡士林棉签润滑口角，防止口镜牵拉造成患者痛苦
2. 闭窗式种植体水平印模	同粘接固位单冠修复的配合流程
3. 口内连接基底冠	
（1）卸下愈合基台	递种植修复扳手
（2）用 0.2% 醋酸氯己定溶液冲洗牙龈袖口	递 0.2% 醋酸氯己定冲洗液并吸走冲洗液
（3）安放基台、切开的基底冠（图 12-46）	消毒基台、基底冠并传递种植修复扳手
（4）检查基台、基底冠（固位体）的就位情况	递口镜、探针
（5）连接基底冠（固位体）：用探针将流动性良好的成型塑料滴放于两个基底冠或固位体与桥体相连的间隙内	传递口镜、探针，将成型塑料粉、液混合后递予医生并及时吸除材料的异味
（6）制取二次印模：将注射枪内印模推注在基底冠周围，再将印模托盘放入口内，待材料固化后连同基底冠一起从口内取出	调拌印模材料放入合适的托盘和印模注射枪内递予医生后按下计时器
（7）卸下基台	递种植修复螺丝扳手予医生
（8）冲洗牙龈袖口	递 0.2% 醋酸氯己定冲洗液并吸走冲洗液
（9）安放愈合基台	同时递种植修复螺丝扳手、愈合基台予医生
（10）连接基台与种植体替代体并插回基底冠内	递种植修复螺丝扳手、种植体替代体予医生，协助患者清理嘴角的印模材料，消毒印模
4. 修复体试戴与固位	
（1）卸下愈合基台	传递种植修复螺丝扳手
（2）用 0.2% 醋酸氯己定溶液冲洗牙龈袖口	传递 0.2% 醋酸氯己定冲洗液并吸走冲洗液
（3）安放基台并锁紧、试戴牙冠	消毒基台、牙冠，传递种植修复螺丝扳手和扭矩扳手
（4）检查基台、牙冠就位情况	传递口镜、探针
（5）调整近远中接触点用牙线试接触情况，接触过紧则参照邻面测试纸调至合适	传递牙线，协助医生按压修复体。必要时传递邻面测试纸
（6）调𬌗：根据咬合纸的提示进行咬合调整	将夹有咬合纸的镊子递予医生，吸净唾液
（7）抛光	安装抛光钻并递予医生
（8）消毒基台、牙冠	镊子夹取 75% 酒精棉球递予医生
（9）封闭基台的螺丝孔：用水门汀充填器将适当长度的生胶带细条覆盖于螺丝孔，压紧，表面用光固化树脂封闭	用生胶带做成小细条，再将光固化树脂捏成锥形放在充填器上，递予医生
（10）棉卷隔湿	传递镊子、棉卷
（11）种植上部冠粘接	调拌粘接剂，用探针取粘接剂均匀少量涂布冠内四壁递予医生
（12）清理粘接剂	传递探针、口镜和牙线
（13）确认咬合情况	镊子夹取咬合纸递予医生

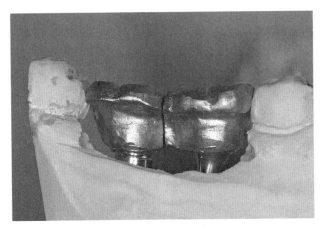

图 12-46　切开的基底冠

四、护理要点

1. 种植修复扳手使用前拴上牙线，操作中可以将牙线绕于手指上防止其滑入患者口内而导致误吞。

2. 螺栓固位方式的种植修复在修复体固位时无需准备粘接剂，只需准备树脂材料封闭螺栓孔即可。

3. 用物准备前应仔细阅读患者病历。需制取种植体水平印模的患者要准备相应型号的种植修复专用扭矩扳手、转移杆及种植体替代体。如患者需制取基台水平印模则准备相应型号基台的取模桩。

4. 印模技术分为闭窗式印模和开窗式印模两类，开窗式制取印模时护士需协助医生及时让转移杆暴露于开窗内。

5. 种植修复的工作印模材料应选用聚醚橡胶或加聚硅橡胶，计时器时间的设定应根据所选材料的硬固时间来确定；对颌印模材料常选用藻酸盐印模材料，藻酸盐印模材料易变形，口内取出后用湿纸巾包裹并标记时间。

6. 用成型塑料连接基底冠时，要求调拌得较稀，以保证能流入两块基底冠的缝隙内。

五、术后宣教

1. 嘱患者保持口腔卫生，正确使用牙线、牙刷，每日至少清洁牙齿 3 次，尤其是种植牙。

2. 戴牙后由于牙龈退缩等原因致牙缝过大者，建议其使用牙间隙刷或冲牙器。

3. 因为种植牙和周围的骨组织有一个生理适应的过程，初戴种植牙 1 年之内，需从软到硬过渡使用，逐渐负重，在以后的使用中忌用种植牙咬过硬食物，如螃蟹壳、坚果等。

4. 定期复查，第一年分别于戴牙后 3 个月、6 个月、12 个月来院复查，以后每年复查一次。

5. 如发现种植牙松动、牙龈发红、疼痛、刷牙出血等异常情况，应及时就诊。

（吴桂林　张亚池）

第六节　无牙颌种植覆盖义齿修复的护理

种植体支持的全口覆盖义齿由植入颌骨内的种植体、附着体和全口义齿组成。它借助摩擦力、卡抱力、磁力等方式与上部结构相连接，完成全口义齿修复。与传统无牙颌覆盖义齿相比，这类种植修复方式在固位力、咀嚼力的恢复方面有明显提高。目前临床常用的有球帽式、杆卡式、切削杆式、螺丝固位体式、双套冠式和磁性附着体式等种植覆盖义齿修复方式。

一、切削杆式覆盖义齿修复

种植体支持切削杆固位无牙颌修复体是在种植体上制作相互连接的具有共同就位道的切削杆(图 12-47),与埋入修复体内与切削杆精密吻合的固位的修复体(图 12-48)。它制作精密,临床固位良好,可改善患者的美观、发音和咀嚼力。

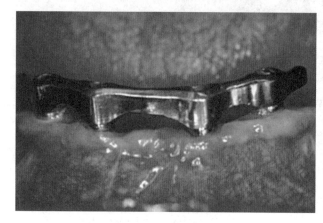

图 12-47　口内切削杆装置

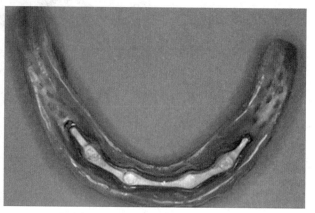

图 12-48　切削杆修复体(组织面)

(一) 适应证

无牙颌患者种植手术后 3~6 个月。

(二) 用物准备

1. 常规用物　检查器(口镜、镊子、探针)、吸引器管、防护膜、护目镜、口杯、三用枪、敷料、凡士林棉签。

2. 特殊用物　种植修复螺丝扳手一套、切削杆修复螺丝扳手一套、印模材料及托盘、0.2% 醋酸氯己定、冲洗器、成型塑料粉液、高速牙科手机、低速牙科手机、车针、面弓、𬌗叉、万向节(图 12-49)。

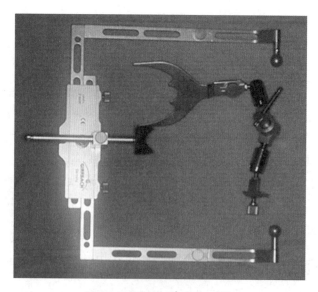

图 12-49　面弓、𬌗叉、万向节

（三）切削杆式覆盖义齿修复医护配合流程（表12-12）

表12-12　切削杆式覆盖义齿修复医护配合流程

医生操作流程	护士配合流程
1. 制取印模 （1）阅读病历，核对患者信息 （2）询问患者病史和以往佩戴修复体情况，与患者讨论决定修复方案 （3）按常规方法利用转移体制取印模	准备病历 安排患者就座，直立椅位、调整灯光 准备口腔检查器、口杯及漱口水 制取印模的配合流程同冠桥类种植修复 预约患者复诊
2. 确定𬌗位关系 （1）试戴技工室制作的光固化树脂暂基托，磨改修整暂基托边缘 （2）制作蜡堤：烤软红蜡片形成1.5cm直径的蜡条，将其固定在暂基托牙槽嵴顶的位置，形成蜡堤 （3）放入患者口内确定𬌗平面、引导患者咬合，确定咬合垂直距离 （4）确定中线 （5）取出𬌗位记录后的𬌗托	在低速直牙科手机上安装钨钢菠萝纹桃形车针递予医生 用强力吸引器管吸去磨改时产生的大量粉尘 点燃酒精灯，裁剪大小适中的红蜡片，协助医生烤软红蜡片塑型 递𬌗平面板予医生 递镜子请患者观看确认面部丰满度、咬合垂直距离和高度 递雕刻刀予医生 凉水冲洗𬌗托
3. 面弓转移 （1）取红蜡烤软成马蹄状，固定于𬌗叉上 （2）放入患者口内，嘱患者轻轻咬合 （3）调整放置面弓，两侧耳塞放入外耳道，旋紧鼻托螺丝，确认位置 （4）调整并拧紧万向节使面弓与𬌗叉连接 （5）松开鼻托螺丝，嘱患者张口，取下面弓𬌗叉 （6）填写义齿设计单	点燃酒精灯，裁剪适量大小的红蜡片，协助医生烤软红蜡片 在患者两侧磨牙区域放置棉卷，协助患者轻轻咬合 协助医生将面弓固定于患者面部，双手扶持，确认外耳道和鼻托位置稳定 双手扶持面弓，保持面弓位置 双手扶持面弓，协助医生取下面弓𬌗叉 凉水冲洗面弓𬌗叉，连同𬌗位记录及义齿设计单一起转交技工室，预约患者复诊
4. 试义齿排牙蜡型　医生将技工室在𬌗架上试排好的种植覆盖总义齿蜡型放入患者口内试戴，检查颌位关系、排牙位置，请患者确认后取出，填写义齿设计单	预先从技工室取出患者试戴蜡修复体，传递镜子请患者观看 蜡修复体从口内取出后用凉水冲洗，连同义齿设计单一起转交技工室，预约患者复诊
5. 连接切削杆 （1）卸下愈合基台，用0.2%醋酸氯己定冲洗牙龈袖口 （2）安放预先切削分隔开的切削杆，旋紧切削杆基台螺丝，确认分隔间隙 （3）使用成型塑料连接切削杆间隙	传递种植修复扳手 用冲洗器抽取0.2%醋酸氯己定递予医生，同时协助吸去冲洗液 传递切削杆修复扳手 调拌成型塑料协助医生连接各种植固位体，并用吸引器管吸去材料异味
6. 制取二次印模　利用个别托盘制取开窗式印模 （1）调试、修整个别托盘 （2）用注射器将印模材料推注在口内切削杆周围 （3）将个别托盘放入患者口内，清理个别托盘开窗口，暴露切削杆基台螺丝 （4）印模材凝固后，旋松切削杆基台螺丝，取下托盘	在低速直牙科手机上安装钨钢菠萝纹磨头桃形车针递予医生 用强力吸引器管吸去打磨时产生的大量粉尘 调拌印模材料后灌注入注射器，递予医生 放置适量的印模材料于个别托盘上，递予医生，去除开窗口溢出的多余印模材料，协助暴露切削杆基台螺丝 传递切削杆修复螺丝扳手，协助医生取下托盘

续表

医生操作流程	护士配合流程
（5）用0.2%醋酸氯己定冲洗牙龈袖口,安装新愈合基台	传递0.2%醋酸氯己定冲洗器,传递种植修复扳手及新愈合基台
	传递切削杆修复螺丝扳手,协助医生连接印模上的植体替代体与切削杆基台
（6）处理印模,将种植体替代体与印模上的切削杆基台相连接,旋紧切削杆螺丝	消毒印模,将印模、义齿设计单转交技工室,制作完成种植覆盖义齿
（7）填写义齿设计单	预约患者复诊
7. 佩戴修复体	
（1）卸下愈合基台,冲洗牙龈袖口	传递种植修复螺丝扳手
	用冲洗器抽取0.2%醋酸氯己定递予医生,同时协助吸去冲洗液
（2）安放切削杆基台,再将切削杆用螺丝固定于基台上	传递切削杆修复扳手
（3）锁紧切削杆螺丝	调节扭距扳手的扭力后递予医生
（4）将种植覆盖总义齿戴入患者口内,调𬌗并抛光	安装调𬌗用牙科手机及车针,传递咬合纸

（四）护理要点

1. 切削杆修复需要使用种植修复扳手和切削杆修复扳手,护士需要清楚治疗流程,传递准确到位。

2. 最终配戴修复体时,不同种植系统要求用不同的扭力锁紧基台螺丝,护士要注意根据种植系统调节扭矩扳手的扭力。

3. 修复方法操作步骤烦琐,螺丝种类较多,护士在治疗过程中要妥善标记保管,以免混淆。

4. 制取二次印模时,开窗式托盘放入患者口内后,护士需迅速清除溢出的多余印模材料,使切削杆基台螺丝顶端暴露在开窗口内,方便印模凝固后旋松螺丝,取下托盘。

（五）术后宣教

1. 由于种植体支持切削杆式修复体的固位力良好,患者初次取戴义齿有一定困难。护士要教会患者用双手拇指与示指同时施以衡力量于义齿边缘摘戴义齿。

2. 嘱患者餐后清洁义齿。尤其是义齿组织面内的卡槽,一定要及时清洁干净,否则少量软垢沉积后会造成形态微变,久之会影响义齿稳定性。

3. 患者口腔内的基台以及切削杆的清洁也非常重要。尤其是基台与牙龈相接处以及切削杆的舌侧和牙槽嵴顶,由于位置特殊,普通牙刷很难清洁,应教会患者使用牙间隙刷或冲牙器。

4. 嘱患者定期复查。

二、磁性附着体式覆盖总义齿

磁性附着体式覆盖总义齿修复是将磁性基台连接于种植体上,磁石固定在总义齿组织面,使之相吸产生固位力。磁性附着体式覆盖总义齿可以确保适宜的冠根比例,最大限度地减小施加在种植体上的侧向力,从而确保种植体的长期稳定性。临床操作简便快捷,疗程短,患者易于摘戴和清洁(图12-50~12-52)。

（一）适应证

无牙颌患者种植手术后3~6个月。

（二）用物准备

1. 常规用物 检查器(口镜、镊子、探针)、吸引器管、防护膜、护目镜、口杯、三用枪、敷料、凡士林棉签。

2. 特殊用物 种植修复螺丝扳手一套、磁性附着体修复扳手一套、印模材料及托盘、面弓转移器械、0.2%醋酸氯己定、冲洗器、自凝塑料粉液、高速牙科手机、低速牙科手机、车针。

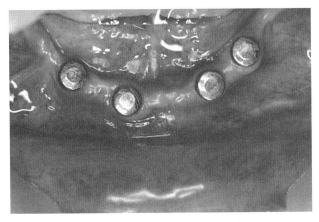

图 12-50　磁性基台连接于种植体上

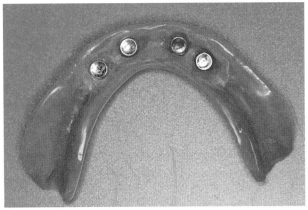

图 12-51　磁石固定在种植体组织面上

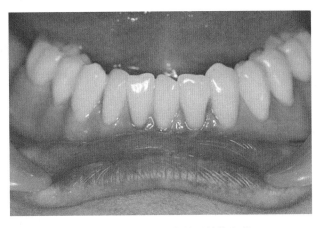

图 12-52　佩戴在口内的磁性修复体

（三）磁性附着体式覆盖义齿医护配合流程（表 12-13）

表 12-13　磁性附着体式覆盖义齿医护配合流程

医生操作流程	护士配合流程
1. 制取模型	
（1）询问患者病史和以往佩戴修复体情况，与患者讨论决定修复方案	安排患者就座，直立椅位、调整灯光 准备口腔检查器、口杯、漱口水
（2）卸下愈合基台，用 0.2% 醋酸氯己定冲洗牙龈袖口	递种植修复螺丝扳手予医生 用冲洗器抽取 0.2% 醋酸氯己定递予医生，同时协助吸去冲洗液
（3）安装磁性基台并锁紧基台	传递磁性附着体修复扳手，调整扭矩扳手，递扭矩扳手予医生
（4）常规制取无牙颌印模	方法同普通修复无牙颌印模制取
（5）填写设计单	将印模和设计单交技工室，制作磁性附着体总义齿，预约患者复诊
2. 确定𬌗位关系　操作流程同种植切削杆修复	配合流程同种植切削杆修复
3. 面弓转移　操作流程同种植切削杆修复	配合流程同种植切削杆修复
4. 试覆盖总义齿排牙蜡型　将技工室在蜡托上试排好的人工牙放入患者口内试戴，请患者确认后取出	预先从技工室取出需患者试戴的种植覆盖总义齿排牙蜡型，递镜子请患者观看丰满度和咬合垂直距离 义齿蜡型从口内取出后用凉水冲洗，转交技工室，完成义齿制作，预约患者复诊

续表

医生操作流程	护士配合流程
5. 佩戴种植覆盖义齿修复体	
（1）对义齿口内初步调𬌗	安装低速直牙科手机及车针,传递咬合纸 使用强力吸引器管吸去调磨产生的粉尘
（2）将义齿组织面预留容纳磁石的窝洞适 当扩大	
（3）将磁石吸附在对应的磁性基台上	裁剪圆形塑料帽,隔在基台与磁石之间(图 12-53、12-54)
（4）隔湿,将自凝塑料放入预留容纳磁石的 窝洞中,重衬义齿就位	协助隔湿,调拌少量自凝塑料,协助义齿就位,使用吸引器管吸除材料 异味
（5）重复（3）、（4）操作,逐一固位磁石	调拌自凝塑料,协助逐一固位磁石
（6）细致调𬌗并抛光	安装低速直牙科手机及车针,传递咬合纸

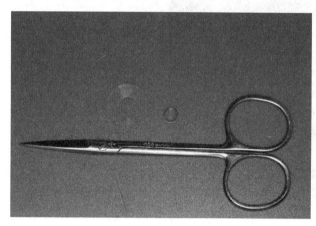

图 12-53　裁剪圆形塑料帽

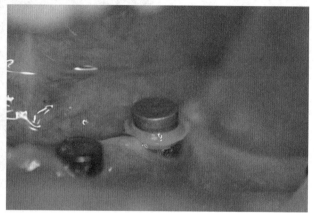

图 12-54　塑料帽隔在基台与磁石之间

（四）护理要点

1. 磁性修复需要使用种植修复扳手和磁性修复扳手,护士需要清楚治疗流程,传递准确到位。

2. 最终配戴义齿时,不同种植系统要求用不同的扭力锁紧基台螺丝,护士要注意根据种植系统调节扭矩扳手的扭力大小。

3. 注意磁基台扳手不可采用高温高压的消毒方式,以免造成磁性的削减。

4. 由于磁性基台和磁性附着体扳手带有磁力,操作中要尽量避免接触金属器皿,以免吸附丢失。

（五）术后宣教

1. 为患者制取印模时,口内安放了磁性基台,提醒患者餐后认真清洁磁性基台,用牙刷或牙线将环绕磁性基台颈部的软垢清除。

2. 嘱患者餐后及时清洁义齿,不配戴时可摘下,清洁后放在凉水中浸泡。

3. 提醒患者口内磁性基台带有良好的磁性,会对入口的金属物品产生吸附作用,如某些中药、藏药中带有微量细小金属颗粒,会吸附在磁性基台上,影响义齿就位。

4. 嘱患者定期复查。

（陈云涛）

第十三章 拔牙术护理技术

第一节 拔 牙 术

牙拔除术常作为某些牙病的终末治疗手段,也是治疗口腔颌面部牙源性疾病或某些相关全身疾病的外科措施。复杂牙拔除术是相对于一般牙拔除术的概念,是对存在较复杂的牙病或生长畸形的牙齿的治疗方法,包括埋伏牙、阻生牙、劈裂牙、死髓牙及有各种根周组织病变的残根的治疗等,此章节重点讲解一般牙拔除术、复杂牙拔除术(牙根拔除术和下颌阻生牙拔除术)、心电监护下拔牙术的临床护理技术。

一、一般牙拔除术的临床护理技术

(一) 适应证

1. 龋病 牙体严重龋坏而不能有效治疗或修复者。
2. 根尖病 根尖周围病变,不能用根管治疗等方法治愈者。
3. 牙周病 晚期牙周病,牙齿极为松动者。
4. 牙外伤 如牙根折断,难以治疗者。
5. 病灶牙引起颌骨骨髓炎、牙源性上颌窦炎等局部病变的病灶牙。
6. 埋伏牙 引起邻牙疼痛或压迫吸收时,在邻牙可以保留的情况下可拔除。
7. 阻生牙 常发生冠周炎或引起邻牙牙根吸收、龋坏者。
8. 额外牙 使邻牙迟萌、错位萌出、牙根吸收或导致牙列拥挤者。
9. 融合牙及双生牙 发生于乳牙列的融合牙及双生牙,如阻碍其继承恒牙的萌出,应予拔除。
10. 滞留乳牙 影响恒牙萌出者。
11. 错位牙 致软组织创伤而又不能用正畸方法矫正者。
12. 治疗需要 正畸治疗需要进行减数的牙等。
13. 骨折累及的牙 颌骨骨折或牙槽骨骨折所累及的牙,应根据创伤治疗需要,以及牙本身的情况决定去除或保留。

(二) 用物准备

1. 常规用物 检查器(口镜、镊子、探针)、吸引器管、防护膜、护目镜、口杯、无菌敷料、凡士林棉签、0.05%氯己定溶液。
2. 局部麻醉用物 表面麻醉剂、无菌棉签、专用注射针头、卡局芯式麻醉剂、卡局式注射器或计算机控制无痛局麻注射仪、碘伏棉签、持针器。
3. 拔牙用物 牙龈分离器、牙挺、拔牙钳、刮匙(图13-1)。

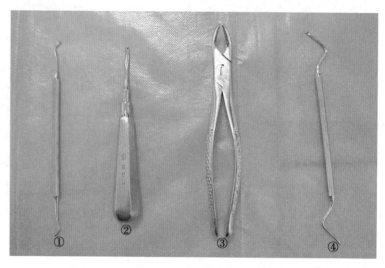

图 13-1 拔牙用物
①牙龈分离器;②牙铤;③拔牙钳;④刮匙

(三) 一般牙拔除术医护配合流程(表 13-1)

表 13-1 一般牙拔除术医护配合流程

医生操作流程	护士配合流程
1. 询问病史,口腔检查,必要时拍摄 X 线片。向患者交代病情、治疗计划、相关费用、签署知情同意书	根据病情准备口腔检查器、口杯、漱口水。准备手术知情同意书、X 线片申请单
2. 清洁口腔 嘱患者用 0.05% 氯己定溶液含漱	协助患者含漱,用凡士林棉签润滑口角,防止口镜牵拉造成患者痛苦;根据拔除牙牙位调节患者体位
3. 核对牙位	
4. 麻醉 局部浸润麻醉或传导阻滞麻醉	递碘伏棉签予医生消毒麻醉部位,涂表面麻醉剂 遵医嘱准备麻醉剂及合适针头。检查注射器各关节是否连接紧密,核对麻醉剂的名称、浓度、剂量、有效期及患者姓名等,无误后将抽吸或安装麻药的注射器递予医生
5. 核对牙位,用牙龈分离器分离牙龈	递牙龈分离器予医生,调节灯光(图 13-2)
6. 用牙铤挺松牙齿	接回牙龈分离器,将牙铤递予医生(图 13-3)
7. 用适宜的拔牙钳,拔除患牙	递拔牙钳予医生,并及时吸出血水和唾液,保持术野清晰(图 13-4)
8. 拔牙后的检查与拔牙创的处理	递刮匙予医生,备好无菌棉卷或纱布,嘱患者咬紧;必要时备缝合包(图 13-5),整理用物

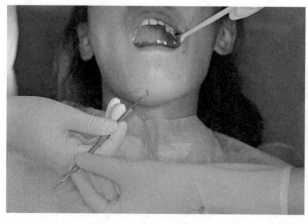

图 13-2 传递牙龈分离器

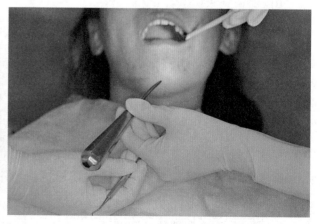

图 13-3 传递牙铤

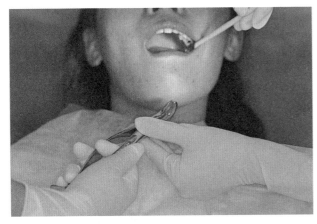

图 13-4 传递拔牙钳

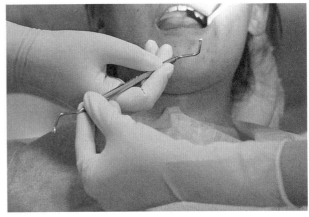

图 13-5 传递刮匙

（四）护理要点

1. 拔牙术前认真询问患者有无拔牙禁忌证、药物过敏史。

2. 注射麻药时,告知患者尽量放松,注射后严密观察用药反应。

3. 按拔牙部位调整椅位。在医生拔牙过程中,适时调节灯光,保证视野清晰,及时吸出唾液,避免唾液进入牙槽窝,形成质量不佳的血凝块。

4. 传递牙龈分离器、牙挺、拔牙钳等拔牙器械用物时应严格遵守和执行无菌操作流程。

5. 在医生拔牙过程中,严密观察患者的面色、情绪及病情变化,特别注意患者的主诉并分散患者注意力,使患者在放松的状态下配合治疗。

6. 吸唾过程中避免碰触术区。

（五）术后宣教

1. 嘱患者咬紧无菌棉卷 30～40 分钟。有出血倾向的患者,应观察 30 分钟以上无出血后方可离院。

2. 嘱患者 2 小时后可进食温软食物,避免患侧咀嚼。

3. 嘱患者拔牙后 24 小时内不刷牙不漱口。次日可刷牙,但勿伤及创口。

4. 嘱患者勿用舌舔创口,勿反复吸吮,防止出血。如拔牙术后 1～2 天内唾液中混有淡红色血水属于正常现象。

5. 嘱患者拔牙术后若有明显出血、疼痛、肿胀、开口困难等症状,应及时复诊。

6. 嘱患者术后 1～2 天内避免剧烈运动。

7. 如有缝合创口,嘱患者术后 5～7 天拆线。

8. 患者如需修复,嘱拔牙后 2～3 个月修复科就诊。

（赵彤霞 刘东玲）

二、复杂牙拔除术的临床护理技术

（一）适应证

同一般牙拔除术。

（二）牙根拔除术的临床护理技术

1. 用物准备

（1）常规用物:检查器(口镜、镊子、探针)、吸引器管、防护膜、护目镜、口杯、三用枪、无菌敷料、凡士林棉签、0.05% 氯己定溶液、生理盐水、冲洗器。

（2）局部麻醉用物:表面麻醉剂、无菌棉签、专用注射针头、卡局芯式麻醉剂、卡局式注射器或计算机控制无痛局麻注射仪、碘伏棉签、持针器。

（3）牙根拔除器械:牙龈分离器、牙挺、根尖挺、牙钳、骨凿、牙骨锤、三角挺、刮匙(图 13-6)。

（4）牙根拔除备用器械：刀柄、刀片、持针器、剪刀、骨膜分离器、高速牙科手机、缝合针、缝合线、牙钻（图13-7）。

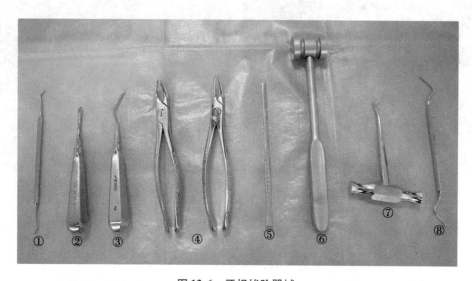

图13-6　牙根拔除器械
①牙龈分离器；②牙铤；③根尖铤；④牙钳；⑤骨凿；⑥牙骨锤；⑦三角铤；⑧刮匙

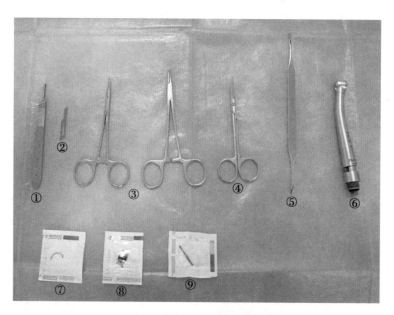

图13-7　牙根拔除备用器械
①刀柄；②刀片；③持针器；④剪刀；⑤骨膜分离器；⑥高速牙科手机；
⑦缝合针；⑧缝合线；⑨钻针

2. **牙根拔除术医护配合流程**（表13-2）

表13-2　牙根拔除术医护配合流程

医生操作流程	护士配合流程
（1）询问病史,口腔检查,情况不明者必须拍摄 X 线片检查。向患者交代病情、治疗计划、相关费用,签署知情同意书	根据病情准备特殊用物、准备手术知情同意书、X 线片申请单、检查器、口杯、漱口水
（2）清洁口腔:嘱患者用 0.05% 氯己定溶液含漱	协助患者含漱,用凡士林棉签润滑口角,防止口镜牵拉造成患者痛苦

医生操作流程	护士配合流程
（3）核对牙位	
（4）麻醉:局部浸润麻醉或传导阻滞麻醉	递碘伏棉签予医生消毒麻醉部位 遵医嘱准备麻醉剂及合适针头。检查注射器各关节是否连接紧密,核对麻醉剂的名称、浓度、剂量、有效期及患者姓名等,无误后将抽吸或安装好麻药的注射器递予医生
（5）分离牙龈:核对牙位,用牙龈分离器分离牙龈	递牙龈分离器予医生,调整好灯光(图 13-8)
（6）根据不同病情,选择适合患者实际病情的拔牙方法	
1）根钳取根法:适用于高位的残根、断根。选择适宜牙根钳,直接拔出	接回牙龈分离器,根据需要配合传递根钳或钳喙宽窄与之相适应的牙钳(图 13-9)
2）牙挺取根法:高位断根选择直牙挺;低位断根使用根挺;根尖 1/3 折断选用根尖挺。挺刃插入牙根与牙槽骨之间,使用楔力结合旋转撬动,最后将牙根挺出	根据需要选择牙挺、骨凿、牙骨锤 需要增隙时,在确认医生放置好牙挺或骨凿后,协助用骨锤轻击牙挺柄末端,协助挺刃的楔入(图 13-10)
3）翻瓣去骨法:可用于任何根钳和牙挺无法拔出的牙根	准备好手术缝合包及相应的器械
①切口:按切口的选择和设计,使用手术刀将所选区域的牙龈组织切开	配合手术切开 传递骨膜分离器,翻瓣(图 13-11)
②翻瓣:使用骨膜分离器,将骨膜与黏膜分离,暴露骨壁 ③去骨:使用骨凿、高速牙科手机、钻针等工具去除多余骨组织,使牙根暴露和松动	根据需要准备骨凿、钻针、高速牙科手机和其他外科动力系统,配合去骨,协助医生拉开口角或伤口,用骨膜分离器隔挡软组织,以免被快速转动的钻针切伤,同时协助吸除术区血液和高速牙科手机喷出的冷却水(图 13-12) 暴露牙根后,递根钳和牙挺予医生,取出牙根
④拔出牙根:用牙挺或根钳将已松动的牙根拔出 ⑤缝合:彻底清理、冲洗创口,给予缝合	传递抽吸好生理盐水的冲洗器,冲洗创口,辅助彻底清理创口(图 13-13),及时吸除冲洗液及碎屑,保持术野清晰,配合缝合翻瓣去骨法同上
4）进入上颌窦的牙根取出法:可使用翻瓣去骨法(同上),为减少损伤可结合冲洗法	冲洗时调节患者体位,使其下牙𬌗平面与地面平行 吸引器装有过滤装置,检查冲洗物
（7）拔牙后的检查与拔牙创的处理:不需缝合的创口与一般拔牙后处理相同	不需缝合的创口,护理配合与一般拔牙后处理相同,整理用物

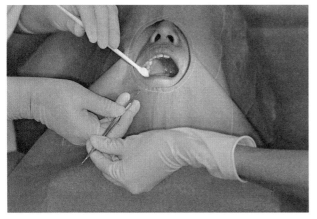

图 13-8 传递牙龈分离器

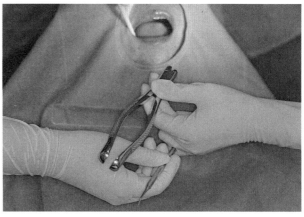

图 13-9 传递牙钳

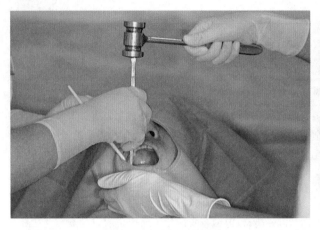

图 13-10　协助增隙

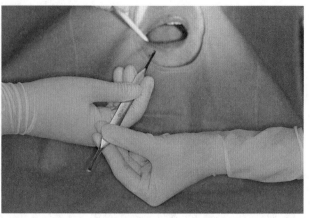

图 13-11　传递骨膜分离器

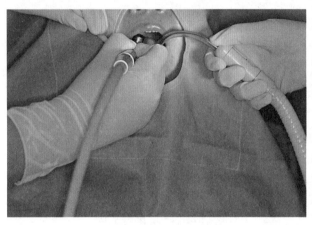

图 13-12　协助吸唾

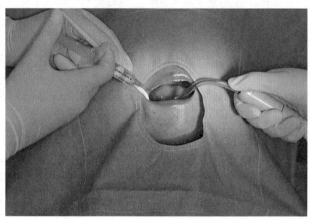

图 13-13　协助清理创口

3. 护理要点

（1）～（5）同一般牙拔除术护理要点。

（6）锤击前,应耐心讲解锤击的必要性,消除患者恐惧心理,取得合作。使用牙骨锤时应手腕部用力,力量适中,有弹性。敲击方法为连续二击,第一击轻,使凿刃进入骨内,第二击稍重,反复进行至完成。敲击时应用左手向上托护下颌角处,减震并保护颞颌关节。

（7）使用牙钻去骨时,必须注意充分的局部冷却,降低机头温度,防止出现骨烧灼。

4. 术后宣教　同一般牙拔除术（1）～（8）。

（刘东玲　赵彤霞）

（三）下颌阻生智齿拔除术的临床护理技术

阻生牙是指由于邻牙、骨或软组织的障碍而只能部分萌出或完全不能萌出,且以后也不能萌出的牙齿。下颌第三磨牙（简称智齿）是最常见的阻生牙。对于有症状或引起病变的阻生智齿均主张拔除。

1. 用物准备

（1）常规用物:检查器（口镜、镊子、探针）、防护膜、护目镜、口杯、三用枪、无菌敷料、高速牙科手机、低速牙科手机、凡士林棉签、冲洗器。

（2）手术器械

1）智齿切开包:刀柄、骨膜分离器、强力吸引器管、牙龈分离器、骨凿、牙挺、牙钳（一般为上前磨牙钳）、刮匙、止血钳、持针器、弯眼科剪（图 13-14）、孔巾。

2）其他器械:钻针、15#刀片、缝针、缝线及骨锤。

（3）药物准备:1%碘酊、0.1%苯扎溴铵棉球、75%酒精棉球、止血敷料、0.12%氯己定漱口液、生理盐水。

（4）局部麻醉用物:表面麻醉剂、无菌棉签、专用注射针头、卡局芯式麻醉剂、卡局式注射器或计算机控制无痛局麻注射仪、碘伏棉签、持针器。

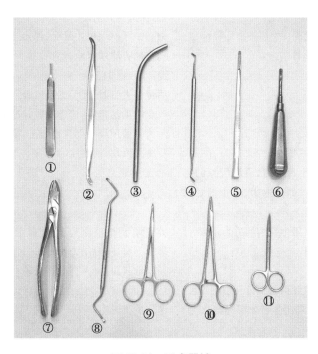

图 13-14　手术器械
①刀柄;②骨膜分离器;③强力吸引器管;④牙龈分离器;⑤骨凿;⑥牙挺;⑦牙钳(一般为上前磨牙钳);⑧刮匙;⑨止血钳;⑩持针器;⑪弯眼科剪

2. 下颌阻生智齿拔除术的医护配合流程（表 13-3）

表 13-3　下颌阻生智齿拔除术的医护配合流程

医生操作流程	护士配合流程
（1）手术前准备	
1）常规准备:询问病史,常规口腔检查,拍 X 线片,交代病情、治疗过程、相关费用,签署手术知情同意书	将 X 线片插入观片灯,协助签署知情同意书,协助患者用漱口水漱口,调整椅位,使患者张口时下颌殆平面与地面平行;用凡士林棉签润滑口角,防止口镜牵拉造成患者痛苦
2）麻醉:局部浸润麻醉或传导阻滞麻醉	递碘伏棉签予医生
	遵医嘱准备麻醉剂及合适针头。检查注射器各关节是否连接紧密,核对麻醉剂的名称、浓度、剂量、有效期及患者姓名,无误后将抽吸或安装好麻药的注射器递予医生
3）口周、口内消毒	递75%酒精棉球予医生,协助消毒口周
	用镊子传递0.1%苯扎溴铵棉球,协助进行口内消毒,为医护戴上防护面罩
4）铺孔巾:戴无菌手套,铺孔巾覆盖患者面部及前胸,暴露口腔	准备手术器械及无菌手套
	告知患者勿用手或身体其他部位接触无菌区域

医生操作流程	护士配合流程
（2）手术中	
1）切开、翻瓣：用手术刀切开智齿拔除术区，直达骨面，用骨膜分离器将切开的牙龈瓣分开，暴露牙面	安装手术刀递予医生 安装强力吸引器管，吸除术区血液，必要时用口镜协助牵拉口角，保持术野清晰
2）去骨：根据骨质覆盖牙面状况，决定去骨量和部位。常用高速牙科手机去骨，也可用骨凿去骨	用高速牙科手机去骨时，告知患者有响声和震动时勿担心，同时协助吸除术区血液和高速牙科手机喷出的冷却水，保持术野清晰，保护唇舌 用骨凿去骨时，一手托住患者术区的下颌角，告知患者会有响声和震动勿担心，请患者做好准备，协助用骨锤敲击骨凿。骨锤与骨凿顶端平面垂直敲击，第一下轻，凿入骨内，第二下重，分离牙齿与骨（图13-15）
3）分牙：为解除邻牙阻力、减小骨阻力，将欲拔除的阻生智齿劈开，及时将分开的牙齿部分取出，防止误吞或误吸	
①锤凿分牙法：将双面凿安放在阻生智齿的适当位置	锤凿分牙法：一手握锤，腕关节用力，闪电式击锤，第一下轻，第二下重，一般用力比骨凿去骨时敲锤的力度要大 吸取术区血液，保持术野清晰
②高速牙科手机分牙：使用高速牙科手机分开阻生智齿	
4）增隙：使用圆凿（峨眉凿）紧贴阻生智牙根面凿入，扩大牙周间隙，解除根周骨阻力	递圆凿予医生
5）取出患牙：用牙挺将牙挺松	递牙挺予医生
用牙钳使牙完全脱位取出	递牙钳予医生
6）拔牙创处理：用刮匙探查拔牙窝，检查是否有残片余留，清除肉芽组织和牙囊，冲洗拔牙窝内残渣，在拔牙窝内充填止血敷料	递刮匙及止血钳予医生 用5ml冲洗器抽取生理盐水，冲洗拔牙窝。遵医嘱传递止血敷料
7）缝合、压迫止血：将组织复位，缝合切口	将夹好缝针缝线的持针器递予医生，用口镜牵拉口角保持视野清晰，用弯眼科剪协助剪断缝线
纱卷放置于拔牙创口	传递纱卷，压迫止血30~40分钟
（3）拔牙术后：洗手，写病历	清洁口周，整理用物，术后宣教

3. 护理要点

（1）整个手术过程中，密切观察患者生命体征。如发现问题及时告知医生停止手术并予以处理。

（2）手术中如需击锤，应用一手托住患侧下颌角，另一手利用手腕力量垂直击锤，骨锤碰到骨凿时迅速回弹，避免颞颌关节损伤。

（3）将所需器械按照操作顺序摆放，术中传递器械做到有条不紊。

（4）术中随时调节灯光，吸净口腔内血液，保持手术视野清晰。

4. 术后宣教

（1）嘱患者咬纱卷30~40分钟后吐掉，24小时之内禁止刷牙及频繁漱口。

（2）拔牙后当日勿食过热饮食，可食温凉饮食。24小时内局部可冰敷，嘱患者防冻伤。

（3）避免吸吮拔牙窝，1~2天内唾液中带粉红血丝属正常现象。如出血较多，应及时就诊。

（4）术后若出现吞咽困难、开口受限、下唇麻木，应及早复诊。

（5）术后第二天复诊，5~7天拆线。

（张育红　杨国勇）

三、心电监护下拔牙术的临床护理技术

近年来,心血管疾病患者常因一些无法治疗的牙齿疾病或义齿修复的需要而要求拔牙。这类患者拔牙的危险程度较高。拔牙时宜选择安静、室内空间较为宽敞的诊室,室温在22～24℃为宜。除口腔外科使用的基本设备及手术器械外,还应配置相应的专用设备:多功能生理检测仪、心脏除颤器、吸引器、氧气瓶、气管插管器械、输液器,以及降压、镇静药物和各种抢救药品。在心电监护诊室工作的护理人员应具有一定临床经验,操作熟练,能识别心电图的异常变化并熟练掌握心电监测设备及抢救仪器的使用。

(一) 适应证

心脏病患者心功能在Ⅱ级以下(包括Ⅱ级),心电图轻度缺血性ST-T改变,无明显自觉症状,可以安全拔牙。

下列较重的心脏病,在采取预防措施的情况下,亦为拔牙的适应证。

1. 按Lown分级,Ⅲ级以下(包括Ⅲ级)的室性早搏、房颤但心室率<100次/分的患者。

2. 虽有不稳定型心绞痛病史,心电图显示冠状动脉供血不足,但近期无心绞痛发作者。

3. 心肌梗死半年以上,心电图遗留有心肌梗死图形,但无急性损伤性ST-T改变。

4. 心脏瓣膜病无心衰者。

(二) 心电监护下拔牙术的临床护理技术

1. 术前准备

(1) 病历资料:核对病历、影像学检查及相关的实验室检查,如血常规、血糖、凝血酶原时间国际正常化比值(International Normalized Ratio,INR)。

(2) 患者准备

1) 签署心电监护拔牙知情同意书。必要时签署复杂牙拔除手术知情同意书。

2) 常规测量血压,做全导联心电图,内科医生做术前评估。

3) 遵医嘱给予术前药物(抗生素、降压药),心瓣膜病患者术前30分钟口服抗生素,糖尿病患者视血糖值而定。

(3) 用物准备

1) 常规用物:检查器(口镜、镊子、探针)、吸引器管、防护膜、护目镜、口杯、三用枪、无菌敷料、高速牙科手机、低速牙科手机、凡士林棉签。

2) 局部麻醉用物:1%碘酊、无菌棉签、2%盐酸利多卡因或卡局芯式麻醉剂、专用注射器、专用注射针头。

3) 手术器械:同一般牙拔除术。

2. 术中配合

(1) 口腔检查:口腔外科医生进行口腔检查,护士连接监护仪,备好检查器,调节椅位灯光。

(2) 局部麻醉:护士遵医嘱准备相应的局麻药品,传递消毒棉签,与医生核对局部麻醉药品,传递装好麻药的注射器。麻醉过程中监测心电变化,注意患者主诉。

(3) 牙拔除术:拔牙过程同一般拔牙术。手术过程中应注意观察患者心电变化及主诉。

3. 术后护理

(1) 继续监测心电变化至术前水平后,撤掉监护导联。

(2) 告知术后注意事项,协助患者到候诊区休息,观察30分钟后方可离院。

(3) 整理用物。

4. 护理要点

(1) 监护心电变化:心脏病患者于麻醉、拔牙中可发生各种心电异常变化,包括缺血性ST-T改变及各种类型心律失常,其中最严重的是心室颤动及心脏停搏,因此拔牙过程中护理人员要密切观察患者心电变化,以便及时检出室颤前兆的心律失常,尽早发现危急征象,采取抢救措施,预防猝死的发生。

（2）手术中需要进行增隙、去骨等操作时，要提前告知患者，敲击时力量要轻柔，避免给患者造成不必要的痛苦和紧张。注意保护患者下颌，防止颞下颌关节脱位或下颌骨骨折。

（3）心电监护拔牙患者多为老年人，要注意态度和蔼，语速稍慢，解释全面，操作轻柔，观察细致。

（4）术后第2天进行电话回访，若有异常（如明显出血、疼痛、发热、张口受限等），告知患者及时复诊。

5. 术后宣教

（1）同一般牙拔除术后注意事项。

（2）长期服用抗凝剂或高血压患者，纱卷可适当延长至1小时后吐出。

（3）糖尿病或心瓣膜病患者术后需继续服用抗生素三日。

（丁　蓓）

第二节　拔牙后常见并发症的护理

并发症是与手术直接相关的病症，不加处理可进一步引发不良后果。拔牙术后常见的并发症有出血、感染、干槽症、皮下气肿等。

一、拔牙后出血

拔牙后出血可分为原发性出血和继发性出血。原发性出血为拔牙当日取出压迫棉卷后，拔牙窝仍有活动性出血。继发性出血是拔牙当日已停止出血后因其他原因引起的出血。

拔牙后出血常为局部因素或护理不当引起，少数为全身因素。常见的局部因素有牙槽窝内残留炎性肉芽组织、软组织撕裂、牙槽骨骨折、牙槽内小血管破裂等。因保护不良致拔牙窝内血块脱落，也会引起出血。

（一）处理

1. 迅速将患者安置在治疗椅上，调节灯光、椅位，备好吸引器管。

2. 测量血压、脉搏、呼吸，观察患者的全身情况及精神状态，了解出血情况，估计出血量。

3. 因全身疾患引起的出血，要查明原因，对症处理。

4. 因局部因素引起的出血，如创伤大、牙龈撕裂者应缝合；广泛的渗血，可在拔牙窝内置入胶质银止血明胶海绵、碘仿海绵等止血药物，结合纱卷压迫；如出血未止，可用长碘仿纱条自牙槽窝底紧密填塞，多可达到止血目的，一周后取出碘条，松散放入新碘条，保护创面，至骨面有肉芽组织生长，停止换药，待自行愈合。

5. 处理后，应观察患者30分钟以上，确认无出血后方可离开。

（二）健康指导

1. 患者因血液与大量唾液混合，唾液中含血丝，常误认为出血量很多而紧张恐惧，护士应先向患者解释安慰，稳定情绪，配合治疗。

2. 告知患者拔牙后1～2天内唾液中如带粉红色血丝属正常现象，若口内有大量的血凝块，则为出血，请及时复诊。

3. 嘱患者不要反复吸吮拔牙窝，勿频繁漱口，禁食过热过硬的食物。术后24～48小时内给予冰袋间断冷敷，有利止血。

4. 口内放置碘仿纱条的患者，应遵医嘱按时换药，口内有缝线的患者，嘱5～7天后拆线。

二、拔牙后感染

常规拔牙术后的感染多为牙片、骨片、牙石等异物和残余肉芽组织引起的慢性感染。拔牙创急性感染少见,多发生在下颌阻生齿拔除术后。

（一）处理

发生拔牙创慢性感染时,在局麻下彻底搔刮、冲洗,去除异物及炎性肉芽组织,使牙槽窝重新形成血凝块而愈合。

（二）健康指导

1. 指导患者做好自我观察。若拔牙 3 ~ 4 天后感到疼痛加剧、肿胀程度加重、张口受限严重伴吞咽痛等不适感受,应及时复诊。

2. 注意休息,饮食清淡,保持口腔卫生。

3. 术后遵医嘱服用抗生素。

三、干槽症

干槽症在组织病理学上主要表现为牙槽骨壁的骨炎或轻微的局限性骨髓炎,多见于下后牙拔除术后,原因并不十分明确。可能与拔牙窝过大,血运差,血块不易附着而脱落以及拔牙时间长、创伤大有关。临床表现为拔牙 2 ~ 3 天后有剧烈疼痛并向耳颞部、下颌区或头顶部放散,一般镇痛药物不能止痛;临床检查拔牙窝内空虚,或有腐败变性的血凝块,腐臭味强烈。治疗原则是通过彻底清创、隔离外界对牙槽窝的刺激,以达到迅速止痛,缓解患者痛苦,促进伤口愈合的目的。

（一）处理

在传导阻滞麻醉下局部彻底清创;使用 3% 过氧化氢溶液(双氧水)棉球反复擦拭,去除腐败坏死物质,直至牙槽窝清洁、棉球干净无臭味;用生理盐水冲洗牙槽窝;将碘仿纱条严密填塞拔牙创;若无明显疼痛,10 天后可去除碘条。必要时全身给予抗炎止痛治疗。

（二）健康指导

1. 干槽症引起的疼痛剧烈,迁延数日,给患者带来极大痛苦,护士应做好解释工作,安抚患者,树立战胜疾病的信心。

2. 告知患者碘仿纱条的治疗作用、目的及效果,不要因口内放置碘仿纱条有不适感而吐掉。

3. 嘱患者适当休息,注意口腔卫生,第二天及 10 天后复诊。

（丁　蓓）

第三节　口腔颌面外科门诊手术的护理配合

一、舌系带矫正术

舌系带过短或附着点前移,有时颏舌肌过短,两者可同时或单独存在,导致舌运动受限。表现为舌不能自由前伸,勉强前伸时,舌尖呈"W"状,舌尖上抬困难,出现卷舌音和舌腭音发音障碍。临床上需行舌系带矫正术。

（一）适应证

舌系带过短者。

（二）用物准备

1. 常规用物　检查器(口镜、镊子、探针)、吸引器管、防护膜、护目镜、口杯、无菌敷料、凡士林棉签、75% 的酒精棉球、0.1% 苯扎溴铵棉球、棉签。

2. 局部麻醉用物　1% 碘酊、2% 利多卡因(含 1∶200 000 肾上腺素)或盐酸复方阿替卡因注射液、注射器。

3. 舌系带矫正术用物　孔巾、4#缝线及 9×18 圆针、持针器、舌钳、必要时备开口器、蚊式钳 2 把、眼科剪、纱布、无菌手套。

（三）舌系带矫正术医护配合流程（表13-4）

表13-4　舌系带矫正术医护配合流程

医生操作流程	护士配合流程
1. 麻醉　局部浸润麻醉或传导阻滞麻醉	递1%碘酊棉签予医生 遵医嘱准备麻醉剂及合适针头。检查注射器各关节是否连接紧密,核对麻醉剂的名称、浓度、剂量、有效期及患者姓名,无误后抽吸或安装麻醉药物递予医生
2. 手术区域准备	递75%酒精棉球予医生进行口周消毒;递0.1%苯扎溴铵棉球进行口内消毒 递孔巾予医生
3. 将线穿过舌体	将4#手术缝线穿于圆针后递予医生。穿过舌体后,用舌钳或线协助提起舌体。必要时使用开口器
4. 剪舌系带	用蚊式钳轻轻夹住舌系带 递眼科剪予医生 及时用纱布擦除术区渗出血液,保持术野清晰
5. 缝合	将夹好缝针缝线的持针器递予医生,用口镜牵拉口角保持视野清晰,用眼科剪协助剪断缝线;整理用物

（四）护理要点

1. 术中适当固定患儿头部、四肢,防止手术过程中划伤患儿面部。

2. 术中用舌钳或线向上提拉舌体时,动作要轻巧。

3. 此手术多为儿童,合作性差或哭闹不止,必要时于一侧上下磨牙之间放入开口器,并调整合适的开口度。注意开口器前端要有纱布等保护措施,避免损伤患儿的牙齿。

（五）术后宣教

1. 术毕用纱布压迫伤口数分钟,若无渗血方可离去。

2. 术后嘱家长禁止患儿用手牵拉缝合线头,以免伤口裂开。

3. 局部麻醉可以使舌唇软组织暂时失去知觉,麻醉药物持续时间约2~3个小时,请防止孩子咬伤、抠破舌唇。如出现严重咬伤,请及时来院就诊。

4. 术后指导家长对患儿进行舌腭音及卷舌音的训练。

二、舌下腺切除术

舌下腺囊肿是较为常见的唾液腺瘤样病变,多见于青少年。舌下腺囊肿可分为单纯型、口外型和哑铃型。临床表现为口底一侧浅紫色囊性肿物。根治舌下腺囊肿的方法是切除舌下腺。

（一）适应证

舌下腺囊肿。

（二）用物准备

1. 常规用物　检查器（口镜、镊子、探针）、吸引器管、防护膜、护目镜、口杯、无菌敷料、凡士林棉签、75%酒精棉球、0.1%苯扎溴铵棉球。

2. 局部麻醉用物　2%利多卡因（含1∶200 000肾上腺素）或盐酸复方阿替卡因注射液、注射器、1%碘酊、棉签。

3. 舌下腺切除用物　孔巾、巾钳2把、银探针、压舌板、15#刀片、手术刀柄、蚊式钳、弯眼科剪1把、中弯止血钳、小弯止血钳2把、剪刀、橡皮引流条、拉钩、冲洗器、无菌手套、缝针、缝线、持针器。

（三）舌下腺切除术医护配合流程（表 13-5）

表 13-5　舌下腺切除术医护配合流程

医生操作流程	护士配合流程
1. 麻醉　局部浸润麻醉或传导阻滞麻醉	递 1% 碘酊棉签予医生 遵医嘱准备麻醉剂及合适针头。检查注射器各关节是否连接紧密,核对麻醉剂的名称、浓度、剂量、有效期及患者姓名,无误后抽吸或安装麻醉药物递予医生
2. 手术区域准备	递 75% 酒精棉球予医生进行口周消毒;递 0.1% 苯扎溴铵棉球进行口内消毒 递孔巾和巾钳予医生
3. 试探舌下腺导管口的方向	递银探针,用口镜或压舌板将舌推向健侧
4. 切开剥离　自舌下腺表面分离周围组织及靠近腺体的舌下腺囊肿的囊壁,并剪离	将刀片安放于刀柄递予医生,用拉钩协助暴露视野 递蚊式钳、弯眼科剪 协助医生止血、吸除血液,保持术野清晰
5. 冲洗创口	用冲洗器抽取生理盐水递予医生并及时吸去冲洗液
6. 缝合	将夹好缝针缝线的持针器递予医生 递剪刀并协助剪线
7. 放置橡皮引流条	递橡皮引流条予医生,整理用物

（四）护理要点

1. 严格无菌操作原则。

2. 术中严密配合,及时传递器械。

3. 及时吸净血液,保持术野清晰。

（五）术后宣教

1. 密切观察术后肿胀和出血情况,嘱患者休息一小时再离院。

2. 术后当日局部用冰袋间断冷敷,应避免冻伤。

3. 术后 24 小时内不刷牙漱口。24 小时后,指导患者用 0.05% 或 0.12% 醋酸氯己定溶液漱口,保持口腔清洁。嘱其不要用力过大,以免造成出血。

4. 术后 24 小时内进温凉饮食,以减轻术区肿胀和出血。

5. 嘱患者注意休息,24 小时后需来院复诊取出橡皮引流条。

6. 嘱患者如有肿胀、出血、憋气等不适,应立即就诊。

三、牙槽骨修整术

牙槽骨修整术的目的:矫正牙槽突各种妨碍义齿戴入和就位的畸形;去除牙槽突上突出的尖或嵴,防止引起局部疼痛;去除突出的骨结节或倒凹;矫正上前牙槽嵴的前突。牙槽骨修整术应该在拔牙后 2～3个月,拔牙创基本愈合,牙槽嵴改建趋于稳定时进行。

（一）适应证

拔牙后牙槽骨吸收不均匀,出现骨尖、骨结节、骨隆凸等并有压痛,影响义齿戴入者。

（二）用物准备

1. 常规用物　检查器(口镜、镊子、探针)、吸引器管、防护膜、护目镜、口杯、无菌敷料、凡士林棉签、75% 酒精棉球、0.1% 苯扎溴铵棉球。

2. 局部麻醉用物　2% 利多卡因(含 1∶200 000 肾上腺素)或盐酸复方阿替卡因注射液、注射器、1% 碘酊、棉签。

3. 牙槽骨修整术用物　孔巾、巾钳、15#手术刀片、手术刀柄、骨膜分离器、骨锤、单面凿、骨锉、冲洗器、生理盐水、弯眼科剪、持针器、缝针、缝线、纱布、无菌手套。

（三）牙槽骨修整术医护配合流程（表13-6）

表13-6　牙槽骨修整术医护配合流程

医生操作流程	护士配合流程
1. 麻醉　局部浸润麻醉或传导阻滞麻醉	递1%碘酊棉签予医生 遵医嘱准备麻醉剂及合适针头。检查注射器各关节是否连接紧密,核对麻醉剂的名称、浓度、剂量、有效期及患者姓名,无误后将抽吸或安装麻药的注射器递予医生
2. 手术区域准备　铺孔巾,固定	递75%酒精棉球予医生进行口周消毒;递0.1%苯扎溴铵棉球进行口内消毒 递孔巾和巾钳予医生
3. 手术中 （1）切开翻瓣	将刀片安放于刀柄递予医生 递骨膜分离器,协助拉开口角,充分暴露视野
（2）去除牙槽骨	去骨时用骨锤垂直敲击单面凿尾端
（3）磨平牙槽骨表面	递骨锉予医生 用冲洗器抽吸生理盐水反复冲洗碎骨屑,同时用吸引器管吸净口内液体
4. 缝合、压迫止血	将夹好缝针缝线的持针器递予医生,用口镜牵拉口角保持视野清晰,用弯眼科剪协助剪断缝线 递无菌纱布予医生,协助压迫止血,整理用物

（四）护理要点

1. 严格无菌操作。

2. 手术中密切观察患者生命体征的变化。

3. 击锤前做好患者的心理准备,去骨击锤时注意用力不宜过猛,以免去骨过多。当敲击下颌时,注意托住下颌角,减震并保护患者的颞下颌关节。

（五）术后宣教

1. 嘱患者术后咬无菌纱布30分钟。

2. 术后24小时之内禁止用力鼓漱和刷牙。

3. 术后当日应进温、凉饮食,保持口腔清洁。

4. 嘱患者术后5～7天拆线。

5. 嘱患者术后两周可安装义齿。

（张育红）

第十四章　错𬌗畸形矫治护理技术

错𬌗畸形是指儿童生长发育过程中,由先天的遗传因素或后天的环境因素,如疾病、口腔不良习惯,替牙异常等原因造成的牙齿排列异常,牙弓间、颌骨间的关系不调以及牙颌、颅面间的关系不调。错𬌗畸形多为儿童生长发育过程中出现的一种发育畸形,此种畸形既影响外貌又影响功能。对于错𬌗畸形的矫治,是正畸医生通过科学的诊断手段制订矫治方案,运用各种矫治技术进行全面的诊治。

一、错𬌗畸形的矫治方法

1. 预防矫治　采用各种预防措施防止各种错𬌗畸形的发生,是预防矫治的主要内容。
2. 阻断矫治　在错𬌗畸形发生的早期,通过简单的方法进行早期矫治,阻断错𬌗畸形向严重方向发展,将颌面的发育导向正常的矫治方法。
3. 一般矫治　口腔正畸中最常见的矫治方法。它根据不同牙颌面畸形选用各类矫治器,如固定矫治器、可摘矫治器、功能矫治器等,矫治方法比较复杂,应由口腔正畸专科医生施行。
4. 外科矫治　是指对生长发育完成后的严重骨性错𬌗畸形采用外科手术的方法来矫正其错𬌗,称为正颌外科。该类矫治方法由口腔颌面外科和口腔正畸科医生共同合作完成,以保证其𬌗关系及颌骨畸形均得到良好的矫正效果。

二、错𬌗畸形的矫治器

1. 固定矫治器　是通过粘接剂将一些矫正附件粘接于牙面,通过矫正弓丝与牙齿上的矫正附件发生关系来矫正牙齿,应用最广泛。
2. 可摘矫治器　由固定装置的卡环、邻间钩、基托、矫正弹簧等组成。患者可自行摘戴。这类矫治器目前较多应用于预防性矫治及阻断性矫治,其矫治功能较单纯。
3. 功能性矫治器　主要特点是矫治牙齿的矫治力主要来源患者的口颌系统肌力。大部分功能矫治器属于可摘矫治器类,如 Bionator,Frankel 矫治器等,但也有少数功能性矫治器属于固定矫治器类,如Herbst 矫治器。

三、适应证

各类错𬌗畸形患者。
1. 乳牙期　乳牙早失的间隙保持或间隙的重新获得;前牙反𬌗;后牙反𬌗。
2. 早期混合牙列期　替牙障碍;前牙反𬌗;前牙开𬌗;后牙反𬌗、锁𬌗;间隙不足;骨性不调。
3. 早期恒牙列期(约12～18 岁)　大多数错𬌗畸形可在这一时期开始进行全面的正畸治疗。
4. 恒牙列期(18 岁以上)　主要是错𬌗畸形患者和正颌外科矫治需要正畸辅助治疗的患者。

第一节　初诊咨询和检查

一、初诊咨询

错𬌗畸形的临床检查

1. 问诊

（1）主诉：了解患者真正关心的错𬌗问题，以利于矫治的顺利进行。

（2）健康状况

1）生长发育：记录患者的身高、体重，了解近期的变化情况以估计生长发育的快速期和决定矫治时机。

2）病史：询问患者既往史、现病史、过敏史、家族史、遗传史。错𬌗畸形及一些具有口腔颌面部畸形的综合征具有家族史或遗传史。

3）牙病史：患者是否有过牙外伤或下颌骨、髁突的骨折史。外伤尤其是外伤脱位的牙齿在正畸过程中移动困难。

4）口腔不良习惯：不良的口腔习惯常引起颌面畸形，了解患者牙颌生长发育过程中是否存在吮指、吐舌、咬唇、咬指等口腔不良习惯以及不良习惯持续的时间，对分析患者的错𬌗病因、制订有效的矫治方案及保持方式非常重要。

2. 临床检查

（1）牙齿检查

1）牙𬌗阶段：记录患者牙𬌗阶段是乳牙期、替牙期或者是恒牙期。

2）牙齿健康状况：评价牙齿大小及形态，记录存在的畸形牙。

（2）牙弓及牙弓关系的检查

1）牙齿排列：是否整齐，牙弓中有无间隙或拥挤存在。

2）牙弓前后向关系：前牙覆盖、尖牙关系及磨牙关系。

3）垂直向关系：前牙覆𬌗情况。

4）宽度关系：上下颌牙弓形态，是否存在牙弓过宽或过窄，后牙的覆盖是否正常，记录后牙的反𬌗及锁𬌗情况。

（3）上下颌骨检查

1）上下颌骨突缩程度：可用过鼻根点的垂线或审美平面来评价。

2）牙槽骨丰满度：丰满、一般和凹陷。

（4）面部检查

1）正面检查：面部对称性、高度、唇齿关系。

2）侧面检查：颌骨突度、面形，唇间关系。

（5）颞下颌关节检查

1）问诊：询问患者是否存在颞下颌关节区的疼痛、咀嚼肌的疼痛及头痛、是否有开口受限。

2）关节触诊：检查患者开闭口时关节区是否存在弹响，关节区的触痛及压痛。

3）开口度及开口形：记录最大开口度是关节检查较有意义的指标。

（6）口腔颌面部软组织检查

1）牙龈组织：检查牙龈组织健康状况、牙龈颜色及附着龈厚度、有无探诊出血等。

2）舌：注意舌体休息位及功能位（如吞咽、语音）时的位置。

3）唇颊舌系带：舌系带是否过大、过低、过短。

4）扁桃体、腺样体：扁桃体及腺样体的肥大容易影响气道的正常通气，从而影响下颌的姿势，导致一些错𬌗畸形。

（7）口颌系统功能检查：一些错殆畸形的存在会影响口颌系统的正常功能及下颌运动。

3. X线头影测量分析

（1）X线头影测量的主要应用：研究颅面生长发育、牙颌、颅面畸形的诊断分析、确定错殆畸形的矫治设计、研究矫治过程中及矫治后的牙颌、颅面形态结构变化、外科正畸的诊断和矫治设计、下颌功能分析。

（2）X线头影测量的方法：主要测量分析颅面骨骼间的关系以及牙颌与颅面骨骼间的关系，对错殆畸形进行机制分析，做出诊断及矫治设计。常用的有 Downs 分析法、Steiner 分析法、Tweed 分析法、Wits 分析法、Wylie 分析法等几十种 X 线头影测量方法。

4. 一般 X 线检查分析　牙片、咬合片、颞下颌关节开闭口位片、全颌曲面断层片、手腕部 X 线片（判断骨龄和发育状况）。

5. 照相资料分析。

6. 模型分析　模型分析是错殆畸形患者的特殊检查项目之一，它可以使正畸医生更加详尽地了解患者牙齿的数目、大小、形态和牙弓的形态、宽窄及对称性等，以弥补临床检查获得的信息不足。模型分析可以在模型上直接进行，也可以数字化后在计算机上进行三维测量。

7. 正畸治疗计划　区分错殆治疗的适应证与非适应证是从诊断到治疗计划的一个重要环节。在制订治疗计划时应遵循以下原则。

（1）以总的治疗目标为原则，确定个体目标，正畸设计必须兼顾功能、美观、稳定、健康这四大基本目标。

（2）设计大体的治疗方案：如单纯正畸治疗还是配合外科正颌的联合正畸治疗。

（3）制订具体的治疗目标：设计上、下颌骨及前、后牙齿移动的方向和移动量。

（4）选择治疗时机及治疗方法：根据错殆类型决定生长快速期治疗还是生长基本稳定后再治疗。

（5）知情同意。

（6）评估治疗进展：正畸治疗过程中定期评估治疗进展是十分必要的。

二、正畸资料的留取

（一）面殆像资料

口腔正畸患者的治疗时间相对较长，在患者治疗前、中、后需常规拍摄患者的面殆像。对患者颜面像、牙殆像的摄影有非常重要的临床意义：清晰地记录患者面部软组织结构情况，在容貌测量分析及研究中具有重要的价值；利用照片研究面部比例及形态结构特征，各类错殆畸形引起的面形和牙齿咬合的功能改变，为矫治计划的制订提供参考；用于正畸治疗前后的效果评估；提供法律依据；提供直观的教学和科研资料。

1. 摄影器材及辅助用物

（1）专业相机：口腔正畸医学摄影使用的是单镜头反光数码相机（图 14-1）。分为三个部分。

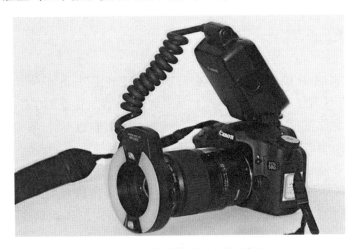

图 14-1　一套单镜头反光数码相机

1）机身：可以选用相关的按钮。与口腔正畸摄影相关的按钮为光圈、快门速度、ISO、画质、手动模式、格式化等。

2）微距定焦镜头：是一种专用镜头。临床可以选择100mm微距或者60mm微距的镜头。镜头上重要的标识是放大率。在拍摄殆像时，为了控制殆像大小比例，要调节放大率。

3）环形闪光灯：它可将光线均匀地投照入整个口腔，物像清晰，明亮度更接近自然。在使用手动模式时，常需调节闪光灯的输出指数。

（2）照相辅助用物（图14-2）

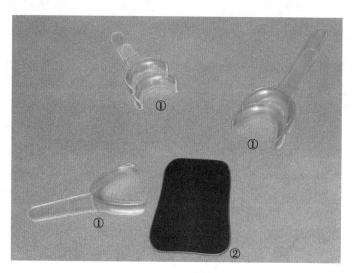

图14-2　照相辅助用物
①各种口角拉钩；②反光板

1）口角拉钩：用来拉开口唇，充分暴露口腔内的牙齿、牙龈黏膜等软硬组织。通常用于殆像、殆面像摄影。可分为正位拉钩、侧位拉钩。通常由透明塑料制成。

2）反光板：主要用于反射口腔内部结构，以利于拍摄。可分为拍摄侧位殆像反光镜、拍摄殆面像反光镜。反光镜的材质可分为玻璃、金属两种。

3）面像背景：拍摄面相时，背景的颜色要求是与脸及头发形成鲜明的对比，以便突出面部轮廓；背景质地宜粗糙，一般不宜用光滑的墙壁。

4）储存卡：是用于数码产品上的独立存储介质。数码相机拍摄的影像经"模/数"转换后，以数字文件的形式暂时记录在存储卡上，待拍摄完毕再将记录的信息输入计算机。常见的存储卡有：SD卡、CF卡等。

2. 正畸面殆像的种类及摄影要点

（1）面像

1）正位像/笑像：拍摄前，让患者在背景前端坐，嘱其整理好头发，尽量使其面部轮廓显现。抬头挺胸，两眼平视前方，两唇自然闭合，牙齿习惯性咬合，嘴唇和颊肌放松；焦点调在鼻根。取景构图：患者面部位于画面的正中，鼻梁与画面左右两侧距离相等，两眼连线与画面底边平行，两眼外眦到相应的耳廓距离相等，头顶距画面上线留适当的距离，画面的下缘位于患者的锁骨处。

拍摄笑像时，嘱患者自然微笑，坐姿要求、取景构图要求和调焦要求同正位像。

2）侧位像：患者的眶耳平面与地面平行，鼻尖到相应的画面留适当的距离。患者头顶距画面上缘线留适当的距离（同正位像），画面的下缘限于患者的锁骨处。侧位像调焦在耳屏前。坐姿要求同正位像。

（2）殆像

1）正殆像：患者端坐于牙椅,将两个正位拉钩放入患者口内,嘱其同时拉紧,充分暴露牙列咬合状态下的正面情况。此时,患者牙齿咬合在正中殆位上。取景构图:拍摄时,相机镜头的长轴与殆平面保持平行,患者上中切牙的切端与左右上第一磨牙所形成的假想平面与画面上下缘平行且距离相等。焦点调在中切牙。

2）侧殆像：患者端坐于牙椅,一侧用正位拉钩,一侧用侧位拉钩,充分暴露拍摄区域。拍摄前牙区侧面观时,重点显示前牙的覆殆覆盖关系。取景构图:拍摄时镜头的长轴与咬合平面平行,咬合面位于影像的正中,左、右侧殆的画面除了清楚地反映出尖牙、第一磨牙的咬合关系外,患者上中切牙的切端与左右上第一磨牙所形成的假想平面与画面上下缘平行且距离相等。聚焦于尖牙。

3）殆面像：拍摄上殆面时,殆面基本对称位于画面中央,上中切牙与画面两侧边缘距离相等,画面的视觉效果相当于相机垂直殆面拍照。拍摄下殆面时,下殆面位于画面中央,下中切牙与画面两侧边缘距离相等,画面的视觉效果相当于相机垂直于殆面拍照。调焦分两种情况:上下殆面在充分张口时,反光板任意点调焦即可;当患者张口受限时,要看当时的情况而定。

3. 注意事项

（1）拍摄前嘱患者刷牙或漱口,去除口内软垢、饭渣等异物,以便清楚显示口腔中软硬组织,治疗的各种装置及治疗效果。

（2）照相前需与患者进行充分沟通,必要时借助图示让患者了解摄影目的及摄影的情况,取得患者配合。

（3）连续为多位患者拍照时,应在拍摄面殆相前先拍其挂号证等记录患者信息的资料,以区别两位患者的面殆像。

（4）拍照时应控制好曝光量,使画面有统一的光亮度。面像、殆像、殆面像的曝光量三部分都不一样,需要在拍摄时随时调整。一般快门速度不变,面相光圈值较大,殆面像次之,殆像较小。根据现场光线来确定正确曝光量。

（5）对焦时可以借用诊椅治疗灯调焦点,但拍摄时应关掉,以免治疗灯的光线干扰拍摄效果。

（6）每位患者照相使用后的拉钩、反光板均应及时消毒。磨损严重的拉钩、反光板需及时更换,以免影响照相质量。

（7）照相器材应专人保管,使用后放于保险柜等相对安全的地方,以免损坏、丢失。

（8）机身配备的锂电池和环形闪光灯用的充电电池应及时充电,使其处于备用状态。

（9）患者的摄像资料应及时备份留存。

（10）照相机应定时清理、检修,以免拍摄时出现故障,耽误患者治疗时间。

（二）模型的制取

正畸模型是非常重要的临床资料,它可以清晰准确地将治疗过程中的牙殆状况显示出来,通常用于错殆畸形的诊断、治疗方案的设计、治疗效果的比较和矫治器的制作等。正畸模型分为记存模型和工作模型。记存模型是矫治前、矫治过程中某些阶段及矫治完成后患者牙殆状况的记录,用于研究诊断、确定设计方案及疗效对比。记存模型要准确清晰地显示牙齿、牙弓、基骨、前庭沟、移行皱襞、腭盖、系带等部分。记存模型的制作分为印模的制取、模型灌制、核对殆关系、模型的修整等四个步骤。工作模型是制作矫治器,弯制特殊弓丝及模型测量所必需的,除了准确清晰地反映牙齿和牙列外,根据不同的用途对工作模型会有特殊的要求。本节将以藻酸盐印模为例介绍印模的制取方法。

1. 用物准备

（1）常规用物:检查器（口镜、镊子、探针）、吸引器管、防护膜、口杯、三用枪、凡士林棉签。

（2）印模制取用物:藻酸盐印模材、半自动调拌机含调合橡皮碗、量杯、调拌刀、量勺、托盘、必要时备医用胶布、红蜡片、酒精灯（图14-3）。

2. 制取印模的流程（表14-1）

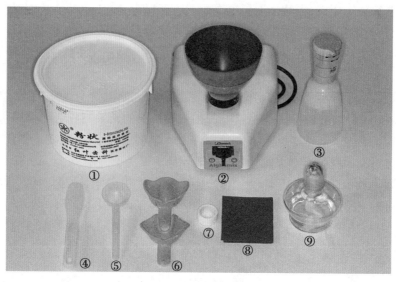

图 14-3　印模制取用物
①藻酸盐印模材;②半自动调拌机、调合橡皮碗;③量杯;④调拌刀;⑤量勺;⑥印模托盘;
⑦医用胶布;⑧红蜡片;⑨酒精灯

表 14-1　制取印模的流程

操 作 流 程	操 作 要 点
(1) 操作前 1) 核对患者信息,确定印模类型	制取印模时嘱患者放松,用鼻深呼吸,以减轻不适。个别敏感者,腭部受刺激产生恶心反应,应提前告知患者在制取印模前不要进食,以免引起严重的恶心呕吐
2) 调整椅位高度,使其为坐位 3) 口腔检查:检查口腔的卫生状况,是否有修复体及活动矫治器,牙齿错位程度,牙齿长度、宽度,腭盖深度	嘱患者取出修复体或矫治器并协助清理口腔异物
4) 试托盘:根据牙弓大小、形态,选择合适托盘	托盘要求溢出孔均匀,大小与患者牙弓大小一致,边缘止于距黏膜皱襞 2mm,不妨碍唇颊系带、舌、口底软组织的功能活动。口内试托盘时无压痛。因此,上下颌托盘可能出现大小不一致的情况。牙弓过长,可用熔化的蜡片或红膏加长托盘边缘制作个性化托盘(图 14-4)。如患者口内佩戴托槽等固定矫治器,应用医用胶布包裹上下托盘的边缘,防止印模脱离托盘,变形,影响印模的准确性(图 14-5、图 14-6)
(2) 操作中 1) 调拌藻酸盐印模材 ①把调合橡皮碗安装到调拌机上备用 ②取适量的藻酸盐印模粉,水粉比例合适 ③将水粉混合均匀后,打开调拌机开关,转速约 200 转/分,调成均匀、光滑、细腻、无气泡的糊状物 2) 制取下颌印模 ①盛入托盘将材料的一半收成条状于调拌刀上,先放入一侧,再把剩余的盛入另一侧(图 14-8) ②操作者站于患者正前方,左手轻拉患者下唇,右手将托盘顺时针旋转放入患者口中,嘱其抬舌的同时将托盘平行下压 ③待印模材完全凝固后将其旋转取出	调拌刀与印模机内壁紧贴,不直立,以免材料飞溅。注意压实,避免产生气泡(图 14-7) 取印模时嘱患者头向下,用鼻吸气,口呼气,以减轻印模的刺激味道引起的会厌反射,减少不适,预防呕吐

操 作 流 程	操 作 要 点
3）制取上颌印模 ①盛入托盘将材料全部收集，由远中向近中一次放入 ②放入口腔：操作者站于患者右后侧，左手轻轻拉起上唇，右手将托盘逆时针旋转放入口中，牙中线对准托盘中线凹陷部，放正后平行向腭盖部托起托盘 ③取出印模：先取出后部，拉起上唇，左手辅助右手顺时针旋转取出 ④检查印模	前部印模材应稍多，保证印模前牙区前庭结构部分完整；后部略少，可减少因上腭后部过多印模材料刺激引起恶心 观察唇颊侧印模是否充实，如有不饱满立即将剩余印模材抹入托盘就位后固定好位置，使之处于平稳状态，固化前勿移动托盘 双手示指依次伸入患者口内最后一颗牙的部位，将托盘轻轻翘起，握住手柄向口外轻拉，旋转取出 标准：上下颌模型底部至前庭沟距离为13mm，模型后壁互相平行，处于同一垂线上，唇系带位于正中位，颊系带、磨牙后垫清晰，腭盖无气泡
（3）操作后 1）嘱患者漱口，为其解下前身，清洁面部，整理用物 2）六步洗手法洗手 3）用酒精棉球擦拭调合橡皮碗和调拌机内壁，备用	印模清水冲洗后，含氯消毒液喷雾消毒，与印模记录单一同送往灌模室。印模应及时灌注模型，若不能立即灌注，应用湿纱布覆盖，防止印模干燥、变形

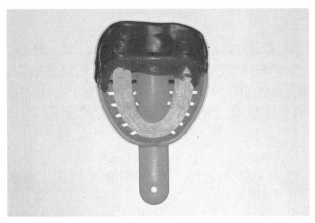

图 14-4 个别托盘

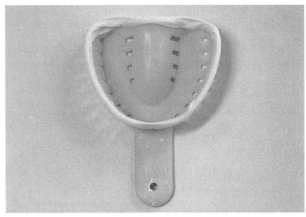

图 14-5 医用胶布包裹托盘的边缘

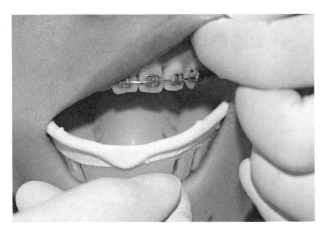

图 14-6 试托盘

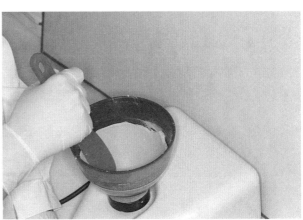

图 14-7 用调拌刀压实

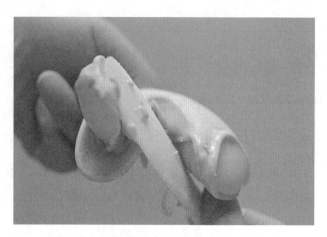

图 14-8　将材料的一半收成条状放于调拌刀

（黄慧萍　杜立　林静　姚鸿远）

第二节　错𬌗畸形矫治的临床护理配合

一、固定矫治器矫治的护理技术

（一）固定矫治器粘接的临床护理技术

固定矫治器是正畸矫治器的主要类型之一。这类矫治器是通过粘着或结扎而固定在牙齿上的。固定矫治器具有固位良好，支抗充分，适于施加各种类型的矫治力，并有利于多数牙齿的移动，能有效控制牙齿移动的方向等特点，广泛应用于口腔正畸治疗中。固定矫治器大多由托槽、带环、矫治弓丝及附件等组成。托槽是固定矫治器最重要的组成部分。本节仅以托槽粘接和带环粘接为例介绍固定矫治粘接的护理配合。

1. 适应证　错𬌗畸形的患者。

2. 用物准备

（1）常规用物：检查器（口镜、镊子、探针）、吸引器管、防护膜、护目镜、口杯、三用枪、敷料、凡士林棉签、75% 酒精棉球。

（2）粘接托槽用物：酸蚀剂、低速牙科手机及矽粒子、专业托槽镊子、托槽、U 形开口器、毛刷、单组分托槽粘接剂及预处理液（图 14-9）。

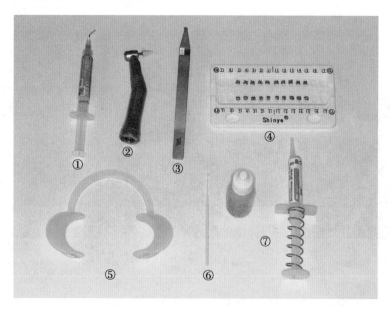

图 14-9　粘接托槽用物
①酸蚀剂；②低速牙科手机及矽粒子；③专业托槽镊子；④托槽；⑤U 形开口器；⑥毛刷；⑦单组分托槽粘接剂及预处理液

（3）粘接带环用物：去带环钳、带环推子、洁治器、持针器、玻璃离子水门汀粉及液、带环、玻璃调拌板、量勺、调拌刀（图14-10）。

（4）结扎弓丝用物：持针器、细丝切断钳、末端切断钳、矫治弓丝、结扎圈、结扎丝（图14-11）。

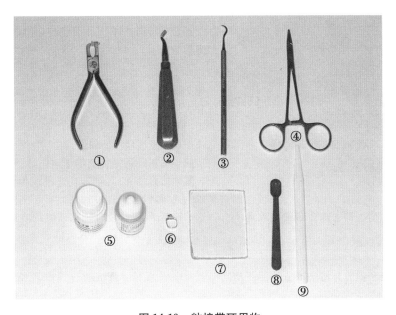

图14-10 粘接带环用物
①去带环钳；②带环推子；③洁治器；④持针器；⑤玻璃离子水门汀粉及液；
⑥带环；⑦玻璃调拌板；⑧量勺；⑨调拌刀

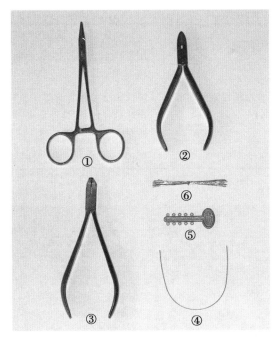

图14-11 结扎弓丝用物
①持针器；②细丝切断钳；③末端切断钳；④矫治弓丝；
⑤结扎圈；⑥结扎丝

3. 托槽及带环粘接技术的医护配合流程(表 14-2)

表 14-2　托槽及带环粘接术的医护配合流程

医生操作流程	护士配合流程
(1) 评估患者	与患者进行沟通,用凡士林棉签润滑口角,防止口镜牵拉造成患者痛苦
(2) 带环粘接	
1) 通过试戴选择合适型号的带环	用 75% 酒精棉消毒带环后递予医生试戴,并交替递带环推子和去带环钳予医生
2) 再次消毒选好的带环并吹干	递 75% 酒精棉球予医生
3) 清洁牙面后,用干棉球隔湿,保持牙齿干燥	递干棉球予医生协助隔湿,同时吸唾
4) 将带环就位于相应牙齿	按照说明正确调拌玻璃离子水门汀,将调好的材料涂抹于带环龈向二分之一处,把带环递予医生,同时递予棉卷(图 14-12),递带环推子
5) 待水门汀固化后,用洁治器去除多余的玻璃离子水门汀	递洁治器予医生,及时用棉球擦拭洁治器前端的玻璃离子水门汀,递予患者口杯,嘱其漱口
(3) 托槽粘接	
1) 清洁牙面:用橡皮轮和抛光膏清洁准备粘接托槽的牙面,再以酒精棉球清洗后干燥牙面	及时吸唾,保持术野清晰,递 75% 酒精棉球予医生
2) 放入 U 形开口器	协助医生放置 U 形开口器,充分暴露牙面,调节灯光,保持视野清晰
3) 酸蚀:用 35% 磷酸酸蚀牙面 15~30 秒,清水冲洗牙面并吹干使牙面呈白垩色(图 14-13)	将蘸有酸蚀剂的小棉棒递予医生,用弱吸引器管及时吸去酸蚀剂冲洗液,递予干棉球并嘱患者勿动
4) 涂抹预处理液于酸蚀好的牙釉质上	递蘸取预处理液的小棉棒予医生
5) 粘接:将托槽粘接并固定于牙面上,依次粘好上牙列牙齿或下牙列牙齿	用小棉棒蘸取预处理液涂布于托槽底面。然后挤约半粒米粒大小的粘接剂于托槽底面中心处,迅速递予医生(图 14-14)。用 75% 酒精棉球擦除尖端多余的未凝固粘接剂,保持通畅(图 14-15)
(4) 弯制弓丝并就位:根据矫治技术选择相应的弓丝并根据患者口内情况修整后就位	遵医嘱准备相应的弓丝、结扎丝。弓丝就位后递末端切断钳;预弯结扎丝,用持针器夹持递予医生,待其结扎好后递细丝切断钳
(5) 粘接完毕	整理用物,向患者交代注意事项

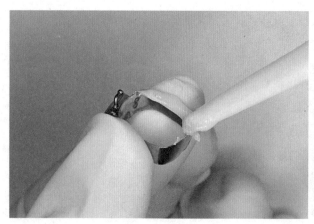

图 14-12　涂布粘接剂于带环

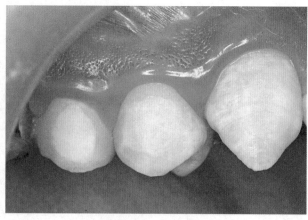

图 14-13　酸蚀后的牙面

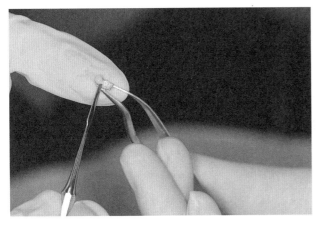

图 14-14　涂粘接剂于托槽底板

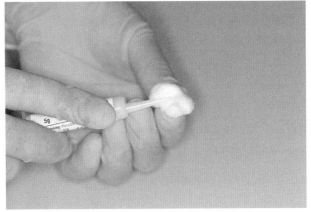

图 14-15　去除多余粘接剂

4. 护理要点

（1）往带环内放粘接剂时，宜从带环的龈端放入，不宜太多，放至带环宽度的二分之一即可。

（2）每次使用单组分粘接剂后，及时用干棉球擦净尖端的粘接剂，以免固化，堵塞出口。

（3）固定矫治器粘接中嘱患者勿动，如有不适可举左手示意。

（4）固定矫治复诊过程中，根据需要准备相应的正畸附件材料（牵引钩、停止圈、扭转垫、橡皮圈等），及时做好相应的护理配合。

5. 术后宣教

（1）初戴固定矫治器牙齿可能出现轻度不适或疼痛，一般持续 3～5 天。如果疼痛严重，应及时复诊。部分"磨嘴"患者可使用专用蜡来涂布，保护颊侧黏膜。

（2）佩戴矫治器的患者应特别注意口腔卫生，养成随时携带刷牙工具的习惯，每次进食后刷牙或漱口，防止矫治过程中出现龋齿、牙龈炎等口腔疾患。特别强调正畸固定矫治患者刷牙的时间和方法。托槽表面的清洁可以从不同角度使用牙刷尖端清洁，配合使用牙线和间隙刷，能够高效的清洁牙齿的邻面和弓丝下方牙刷不能达到的区域。也可使用间隙刷清除弓丝下方、托槽周围的软垢。

（3）固定矫治过程中，不能吃硬和粘的食物，勿做啃食动作，如果进食水果，可切成小块吃，以免托槽脱落，影响矫治疗程。

（4）佩戴固定矫治器的患者，某些运动项目会受限，一旦运动中出现面部外伤等意外时，应及时检查口腔、牙齿及矫治器，发现异常立即与正畸医生联系。

（5）佩戴固定矫治器过程中若出现损坏、变形、移位，带环及托槽松动、脱落等，应及时复诊。

（二）固定矫治器拆除的临床护理技术

正畸或牙颌畸形矫治的目的是将错位的牙齿、牙弓或颌骨，借助各种机械力、功能力或磁力等矫治力的作用，通过牙齿、牙周组织、颌骨、口周肌、关节等各个部分的改建过程，而最终移动到正常、平衡、美观和稳定的位置上。待达到这一位置后，就应该把固定矫治器拆除。矫治器拆除后，患者开始佩戴保持器，进入保持阶段。

1. 适应证　正畸固定矫治的患者。

2. 固定矫治器拆除的医护配合流程

（1）用物准备

1）常规用物：检查器（口镜、镊子、探针）、吸引器管、防护膜、护目镜、口杯、三用枪、敷料、凡士林棉签。

2）常规器械：去托槽钳、去带环钳、技工钳、持针器、高速牙科手机、低速直牙科手机、钨钢钻、低速弯牙科手机及矽粒子、保持器（图 14-16）。

（2）固定矫治器拆除的医护配合流程（表 14-3）

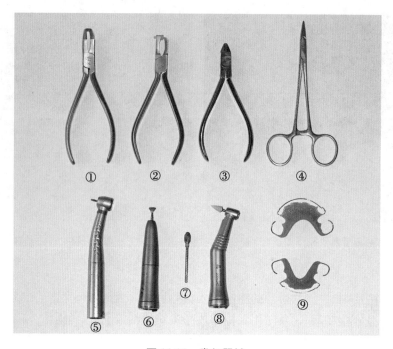

图 14-16　常规器械
①去托槽钳;②去带环钳;③技工钳;④持针器;⑤高速牙科手机;⑥低速
直牙科手机;⑦钨钢钻;⑧低速弯牙科手机、矽粒子;⑨保持器

表 14-3　固定矫治器拆除的医护配合流程

医生操作流程	护士配合流程
1) 向患者交代治疗计划及治疗效果	根据患者病情准备用物,用凡士林棉签润滑口角,防止口镜牵拉造成患者痛苦
2) 去除带环(图 14-17)	递去带环钳予医生并递予医生相应的所需用物
3) 取掉托槽(图 14-18)	递去托槽钳予医生
4) 去除牙面上残留的粘接剂(图 14-19)	遵医嘱递相应的器械予医生(如持针器、磨石、金钢砂车针等)并用强力吸引器管协助吸尘
5) 抛光牙面(图 14-20)	遵医嘱递抛光用物予医生,如矽粒子橡皮轮、抛光杯等
6) 留取矫治后的资料	遵医嘱留取矫治后的资料:记存模型、面𬌗像、X 线片等
7) 佩戴保持器:将保持器进行调整,戴入患者口内	递保持器予医生并传递技工钳
8) 治疗结束	整理用物并向患者交代注意事项

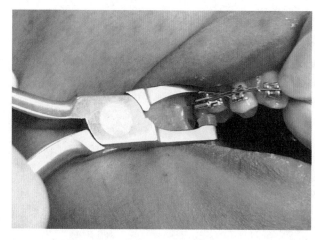

图 14-17　去带环

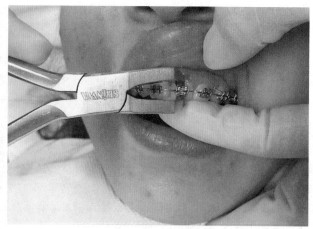

图 14-18　去托槽

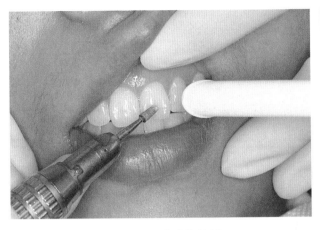

图 14-19　去除粘接剂

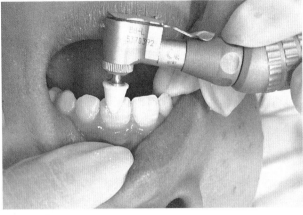

图 14-20　抛光

3. 护理要点

（1）拆除矫治器前，嘱患者治疗过程中勿动，如有不适举左手示意，以免造成软组织损伤。

（2）医生用磨石去除粘接剂时，护士用强力吸引器管及时吸除飞沫。

（3）佩戴保持器前，护士应认真核对保持器上患者的姓名、病历号、保持器种类等，以免发生差错。

4. 术后宣教

（1）固定矫治器拆除后，嘱患者认真佩戴保持器。

（2）进食或喝有色饮料时应摘下保持器并放置在专用的容器中，避免挤压和丢失。

（3）摘戴保持器时左右两侧同时用力，避免不良摘戴方式造成保持器的损坏。

（4）保持器要用冷水清洗，勿用热水，以免遇热后发生变形。

（5）如有丢失或损坏，及时联系医生重新制作。

（6）预约复诊时间，复查保持效果。

（黄慧萍　冯娜）

二、可摘正畸矫治器的临床护理技术

可摘正畸矫治器由固位装置（卡环、单臂卡、邻间钩等）、加力装置及连接装置组成，可由患者自行摘戴，常用作错𬌗畸形的预防性矫治和骨性畸形的早期矫形治疗。大部分功能矫治器属于可摘矫治器，是指通过改变口腔颌面部肌肉的功能，从而促进牙颌颅面的正常生长发育，以此来达到预防或治疗畸形的目的一类矫治器（图 14-21、图 14-22）。

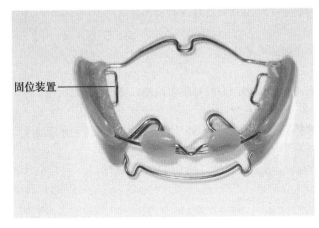

图 14-21　固位装置

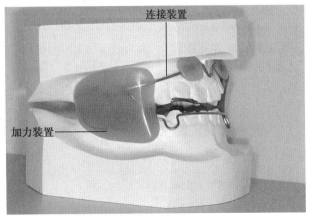

图 14-22　加力装置及连接装置

（一）适应证

1. 早期错𬌗畸形的阻断治疗。

2. 一些不适于使用固定矫治器的乳牙期、替牙期患者。

3. 口面肌功能异常导致的功能性错𬌗畸形和轻度骨性错𬌗畸形。

（二）用物准备

1. 常规用物　检查器（口镜、镊子、探针）、吸引器管、防护膜、口杯、三用枪。

2. 可摘正畸矫治器治疗及印模制取用物　藻酸盐印模材、量杯、托盘、调拌刀、调合橡皮碗（图14-23）、酒精灯、火柴、蜡片、咬合纸、蜡刀、技工钳、低速直牙科手机、车针。

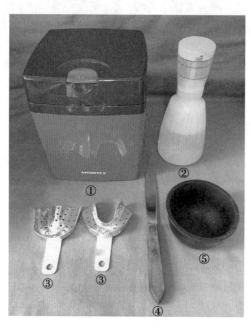

图14-23　印模制取用物
①藻酸盐印模材；②量杯；③托盘；④调拌刀；
⑤调合橡皮碗

（三）可摘正畸矫治器制作及佩戴医护配合流程（表14-4）

表14-4　可摘正畸矫治器制作及佩戴医护配合流程

医生操作流程	护士配合流程
1. 戴用可摘正畸矫治器前	
（1）询问患者病史，向患者交代病情、治疗计划及相关费用并签治疗同意书	准备病历资料、知情同意书、X线片等备用
（2）选择托盘：根据患者牙弓的大小、形态、高低，错𬌗的类型，牙齿异位萌出的情况选择合适的托盘	递准备好的托盘予医生
（3）制取印模	正确调拌藻酸盐印模材料，将印模材料盛放于托盘内递予医生（图14-24～14-26）
（4）必要时取𬌗记录	点燃酒精灯，准备蜡片，递蜡刀予医生，协助医生记录患者上下颌关系。并将𬌗托冲凉，以免变形 将𬌗位记录及模型送技工室（图14-28、14-29）
（5）灌制石膏模型（图14-27）	
（6）制作可摘矫治器	

医生操作流程	护士配合流程
2. 戴用可摘矫治器 （1）按患者的设计卡,找出已制作好的矫治器	及时安排患者坐于治疗椅,调节椅位和灯光,准备好治疗器械、材料。协助核对患者姓名、年龄、门诊号及矫治设计,无误后取出矫治器,消毒后放于治疗盘
（2）对可摘正畸矫治器进行调整、磨改、垫底等,抛光后戴入患者口内	备低速直牙科手机、咬合纸
（3）指导患者自行取戴矫治器并告知戴用时间、注意事项及可能出现的情况	教会患者自行摘戴可摘矫治器的方法并指导其对着镜子反复练习直至熟练。佩戴时以双手拇指、示指协作将固位卡环顶压就位。摘取时应将手指放于固位卡环处用力取下即可,不可强行扭曲唇弓以免发生变形。协助预约患者复诊时间
3. 复诊 （1）检查并询问佩戴可摘正畸矫治器的情况,有无牙齿疼痛、松动,有无口腔溃疡的发生,是否按医嘱要求佩戴	协助查找病历并安排患者就坐,嘱患者漱口 清洁矫治器
（2）对矫治器进行加力调整	备低速直牙科手机、咬合纸

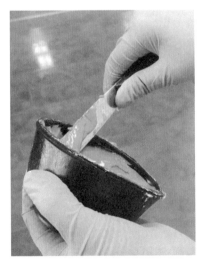

图 14-24　调制印模材料

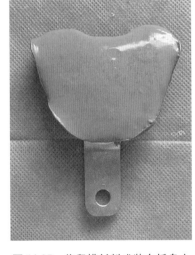

图 14-25　将印模材料盛装在托盘上

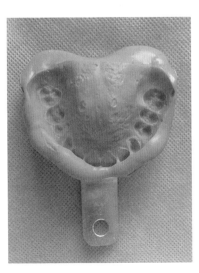

图 14-26　制取完成的印模

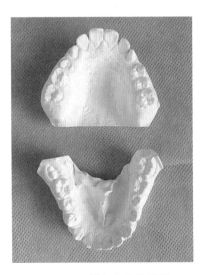

图 14-27　制备完成的模型

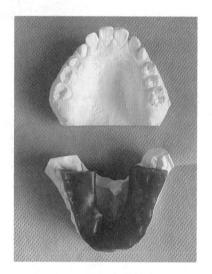

图 14-28　制取完成的验记录

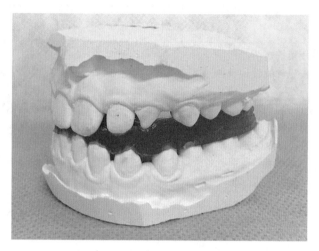

图 14-29　制取完成的模型和验记录

（四）术后宣教

1. 初戴可摘正畸矫治器会有不适、发音不清、流涎、口腔内异物感明显等现象,应向患者充分说明。如果疼痛持续并加重,应立即取下矫治器,及时复诊,避免对牙体及牙周组织造成损伤,不可自行调整。对影响发音的患者,可嘱其多练习,以便逐渐适应。

2. 向患者强调保持口腔卫生的重要性。早、晚刷牙时应将矫治器取下,用牙刷轻轻刷洗干净,不可用力过猛,避免变形,不可用开水烫洗消毒,避免损坏。嘱患者饭后漱口,预防牙龈炎的发生。

3. 向患者强调可摘正畸矫治器的戴用时间,遵医嘱要求戴用,以免影响治疗效果。

4. 嘱患者妥善保管矫治器,防止损坏和丢失,如出现矫治器变形、损坏,应及时复诊。

（孟德鑫）

三、其他矫治技术的临床护理配合

（一）舌侧正畸矫治技术的护理配合

舌侧隐形正畸矫治是将正畸固定矫治装置置于患牙舌侧面进行矫治的一项正畸技术。在正畸治疗的过程中,矫治器因完全贴附于牙齿的舌侧面,对患者的美观和社交活动不会产生影响,所以备受成年患者的青睐。其中个性化舌侧矫治器是根据患者每个牙齿舌侧面的具体形态"量体定制"的矫治器。它先利用计算机辅助设计和计算机辅助制造技术(CAD/CAM)将患者的石膏模型经技工室排牙后,运用三维激光扫描技术(GOM)将模型三维信息输入计算机内,在计算机上根据每颗牙齿舌侧面的具体形态,设计个性化的托槽底板、托槽体、牵引钩及弓形图等附件,最后通过精密铸造完成托槽加工,机械手根据弓形图,为每位患者弯制各阶段个性化弓丝,常见的舌侧矫治器有:Ormco Kurz 矫治器、STb 矫治器托槽、Adenta 自锁舌侧托槽、Wiechmman 个性化舌侧托槽等。

1. 适应证　原则上讲,凡能用唇侧矫治的病例均适用于舌侧矫治,国外学者(Gorman 等)将舌侧矫治的病例分为理想病例、较难病例和禁忌病例三类。

（1）理想病例

1）安氏Ⅰ类牙间隙或轻度拥挤的病例。

2）安氏Ⅱ类第一分类或第二分类,仅拔除上颌前磨牙而下颌不拔牙的病例。

3）前牙间有散在间隙的病例。

4）低角深覆验病例。

（2）疑难病例

1）拔除四个前磨牙的病例。

2）高角并伴有开殆倾向的病例。

3）后牙反殆的病例。

4）牙齿舌侧形态异常的病例。

（3）禁忌病例

1）牙齿普遍过小或舌面萌出不足的病例。

2）有严重牙周疾患的病例。

3）急性颞下颌关节紊乱综合征的病例。

4）有严重舌部刺激症状的病例。

2. 用物准备（以个性化舌侧矫治器为例）

（1）常规用物：检查器（口镜、镊子、探针）、吸引器管、防护膜、护目镜、口杯、三用枪、敷料、高速牙科手机、低速牙科手机、凡士林棉签、75％酒精棉球、开口器、链状橡皮圈、结扎圈、结扎丝。

（2）专用器械：持针器、45°细丝切断钳、长柄末端切断钳、弓丝就位器、舌侧自锁托槽开盖器、舌侧自锁托槽关盖器、个性化矫治弓丝、舌侧自锁托槽、舌侧托槽定位托盘（图 14-30 ～ 图 14-32）。

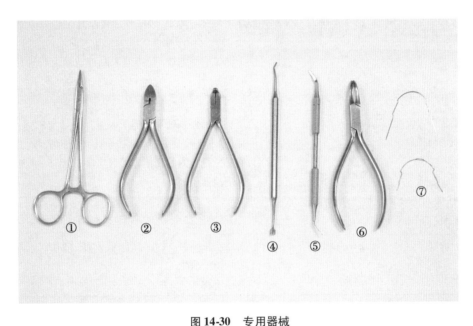

图 14-30　专用器械

①持针器；②45°细丝切断钳；③长柄末端切断钳；④弓丝就位器；⑤舌侧自锁托槽开盖器；
⑥舌侧自锁托槽关盖器；⑦个性化矫治弓丝

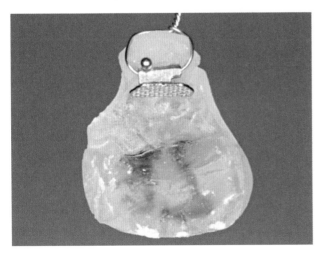

图 14-31　舌侧托槽定位托盘正面观

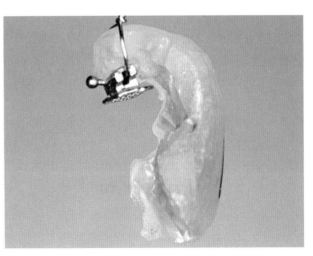

图 14-32　舌侧托槽定位托盘侧面观

（3）粘接用物：矽粒子弯机橡皮轮、35%磷酸酸蚀剂、单组分粘接剂（预处理液、粘接剂）、小毛刷、双碟、洁治器。

3. 舌侧正畸矫治术的医护配合流程（表14-5）

表14-5　舌侧正畸矫治的医护配合流程

医生操作流程	护士配合流程
（1）治疗前准备：核对患者信息，与患者沟通并交代治疗过程	准备舌侧正畸矫治用物，安装吸引器管，调整椅位灯光；用凡士林棉签润滑口角，防止口镜牵拉造成患者痛苦
（2）清洁牙面	将矽粒子橡皮轮安装于低速牙科手机递予医生
（3）试戴舌侧托槽定位托盘：确定最佳的放置方向、最终就位的位置。当舌侧托槽定位托盘不易就位时，可将托盘分割为2~3部分分别就位	试戴完舌侧托槽定位托盘后，用75%酒精棉球消毒备用；遵医嘱将舌侧托槽定位托盘剪至2~3段
（4）放置开口器	递开口器予医生
（5）酸蚀：酸蚀牙齿舌侧面30秒，清水冲洗并吹干（图14-33），用棉球隔湿	递干棉球予医生，协助将其放置于舌侧，保护黏膜 递35%的磷酸酸蚀剂予医生并协助记录酸蚀时间。递湿棉球予医生去除酸蚀剂，协助吸除冲洗液。将棉球置于口底协助隔湿
（6）粘接矫治器 1）涂预处理液于牙齿舌侧面（图14-34） 2）就位舌侧托槽定位托盘 3）3~4分钟后粘接剂完全固化取下舌侧托槽定位托盘，去除多余粘接剂（图14-37）	 用小毛刷蘸预处理液递予医生 将预处理液和粘接剂先后涂抹于托槽底板，将就位于舌侧托槽定位托盘内的托槽递予医生（图14-35、14-36） 递洁治器予医生
（7）弓丝就位结扎：将弓丝就位并用结扎丝或结扎圈固定（图14-38）	先后递持针器、弓丝、弓丝就位器、结扎丝或结扎圈、45°细丝切断钳予医生 整理用物

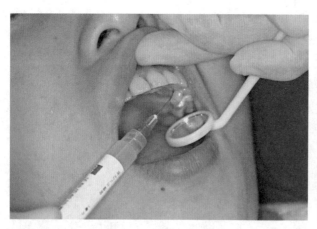

图14-33　酸蚀舌侧面

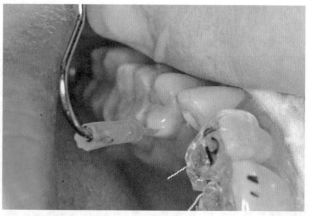

图14-34　涂抹预处理液

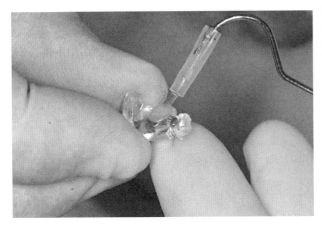

图 14-35　涂粘接剂于托槽底板

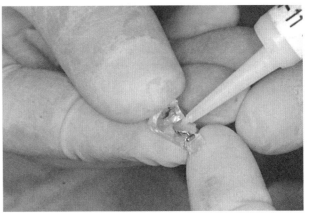

图 14-36　传递托槽

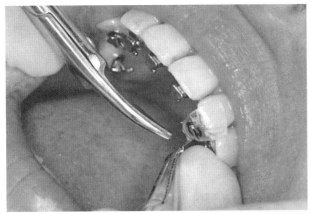

图 14-37　取下舌侧托槽定位托盘

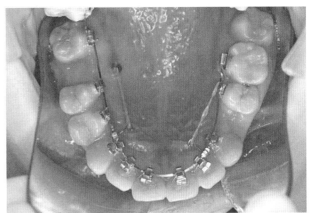

图 14-38　弓丝就位

4. 护理要点

（1）粘接矫治器时应注意对舌侧面进行严密隔湿，嘱患者勿舔牙齿舌侧面，保持舌侧面干燥，并将隔湿干棉球一分为二分别置于两侧腮腺导管开口处，避免唾液污染。

（2）传递舌侧托槽定位托盘时，应在患者胸前传递，避免掉入口内，发生误吞误咽。

（3）涂抹粘接剂时，应根据托槽底板大小取适量粘接剂。

（4）结扎过程中，及时用棉球收取剪下来的结扎丝，注意避免扎伤。

5. 术后宣教

（1）～（4）同唇侧固定矫治器。

（5）告知患者，初戴舌侧矫治器后会出现不同程度的舌部刺激感及发音、咀嚼中的不适感或异物感，一般一周后均能适应。

（二）正畸无托槽隐形矫治技术的护理配合

正畸无托槽隐形矫治技术摒弃了传统的托槽，弓丝作为矫治器主体的设计，它采用 CT 扫描和计算机三维重建系统实现牙齿模型的数字化，并通过三维软件模拟错殆畸形的整个矫治过程，按照此虚拟矫治步骤，制作出一系列透明的可摘矫治器，通过依次更换矫治器来逐步实现牙齿移动，最终获得排列整齐、美观的牙齿。无托槽隐形矫治为患者在追求美的过程中提供了更加美观的矫治器。

1. 适应证　非骨性恒牙期错殆畸形和轻度骨性错殆畸形病例。

2. 就诊流程

（1）初诊留取面殆像、记存模型、X 线片资料。

289

（2）医生初步设计方案同时制取牙列硅橡胶印模。

（3）将牙列硅橡胶印模,面𬌗像,X线片等病历资料邮寄到公司。

（4）医生与公司反复商定,制订虚拟的矫治方案。

（5）医生与患者确定矫治方案。

（6）公司制作牙齿正畸矫治器。

（7）第一次佩戴牙齿正畸矫治器。

（8）粘接附件,第二次佩戴矫治器。

（9）定期复诊并按照具体情况制取硅橡胶印模和𬌗记录,进行精确调整。

（10）矫治完成,进行牙列形态位置保持。

3. 牙列硅橡胶印模制取医护配合流程　硅橡胶印模是形成牙齿形态及排列的三维数字化模型的基础,直接影响到计算机虚拟矫治过程和数程化可摘矫治器的准确性。其制取方法包括一步法和两步法,下面以两步法为例介绍其护理配合。

（1）用物准备

1）常规用物:检查器(口镜、镊子、探针)、吸引器管、防护膜、口杯、三用枪、凡士林棉签。

2）牙列印模制取用物:硅橡胶混合机(内含硅橡胶印模材)、硅橡胶混合枪和一次性混合头、牙列专用托盘、计时器(图14-39)。

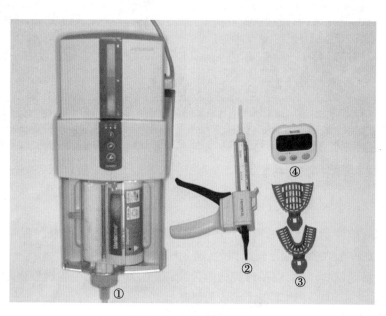

图14-39　印模制取用物
①硅橡胶混合机(含硅橡胶印模材);②硅橡胶混合枪和一次性混合头;
③专用托盘;④计时器

（2）制取牙列硅橡胶印模医护配合流程(表14-6)

表14-6　制取牙列硅橡胶印模医护配合流程(以两步法为例)

医生操作流程	护士配合流程
1）与患者进行沟通交流,讲解印模制取前的注意事项	查看病历,核对患者信息,嘱患者就坐。做好制取硅橡胶印模前的准备工作,用凡士林棉签润滑口角,防止口镜牵拉造成患者痛苦
2）检查患者口内情况,确保患者口腔卫生状况良好	准备检查器,传递口镜
3）选择合适的牙列印模托盘	递合适的托盘予医生

医生操作流程	护士配合流程
4）制取硅橡胶初印模	用吸引器管吸净患者口内唾液,吹干 将调拌好的硅橡胶放于托盘后覆盖医用薄膜递予医生(图14-40、14-41),按计时器,协助记录时间,准备终印硅橡胶的混合枪及一次性混合头
5）制取硅橡胶终印模,固化后取出	将适量的终印硅橡胶挤到初印模上递予医生(图14-42),并计时协助取出终印模
6）检查牙列硅橡胶印模的质量(图14-43)	协助取下开口器,整理用物

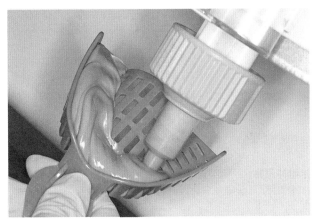

图14-40 放初印模于托盘

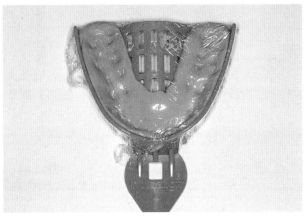

图14-41 覆盖薄膜的初印

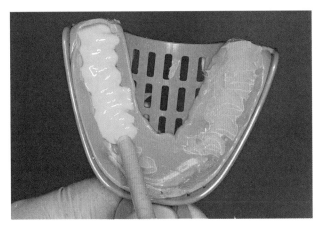

图14-42 将终印打入初印托盘

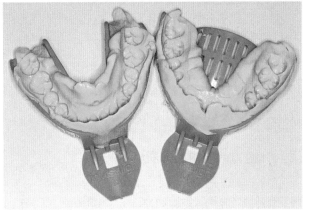

图14-43 取好的终印模

（3）护理要点

1）制取硅橡胶印模之前一定要把口腔及全牙列吹干,防止制取中产生气泡。

2）在托盘上放置的终印硅橡胶要适量,不能过多过少。过少取出的印模不完整,过多容易造成浪费。

3）硅橡胶注射枪的头应始终没入印模材料之中,防止在印模制取过程中产生气泡。

4）不同硅橡胶材料的凝固时间有所差别,根据产品要求,协助计时。

4. 粘接附件的医护配合流程 附件粘接于牙齿的唇颊侧,形成与牙齿同色的小块光固化树脂。借此来帮助完成一些较难实现的牙齿移动。

（1）用物准备

1）常规用物:检查器(口镜、镊子、探针)、吸引器管、防护膜、护目镜、口杯、三用枪、敷料、高速牙科手机、低速牙科手机、车针、凡士林棉签、光敏固化灯、开口器。

2）粘接附件用物:预处理液、光固化复合树脂、酸蚀剂、调拌刀、避光盒、附件粘接模板(图14-44)。

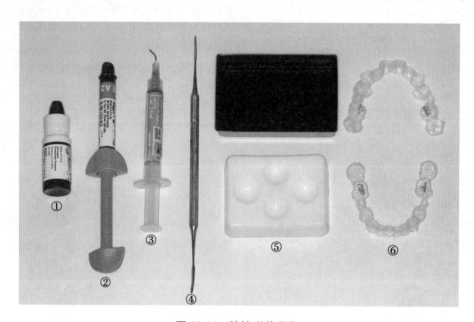

图14-44 粘接附件用物
①预处理液;②光固化复合树脂;③酸蚀剂;④调拌刀;⑤避光盒;⑥附件粘接模板

（2）粘接附件医护配合流程(表14-7)

表14-7 粘接附件医护配合流程

医生操作流程	护士配合流程
1）与患者沟通注意事项	查看患者病历,核对患者信息,准备正畸附件粘接模板(图14-45),给患者佩戴护目镜,用凡士林棉签润滑口角,防止口镜牵拉造成患者痛苦
2）清洁抛光需粘接正畸附件的牙面	将开口器递给医生,调节灯光 将车针安装于牙科手机后递予医生,协助吸唾
3）酸蚀牙面30秒,压力水冲洗,吹干,隔湿	传递35%磷酸酸蚀剂,记录酸蚀时间。协助吸去冲洗液,递消毒棉球或棉卷隔湿
4）在酸蚀好的牙面上涂预处理液,光照固化 填充适量树脂于模板矫治器上附件的陷窝中	递预处理液予医生,协助光照 挤适量的树脂于避光盒,递调拌刀予医生
5）正畸附件模板固位	协助光照固化
6）取下模板,检查附件是否全部粘接牢固,并去除溢出的多余的树脂(图14-46)	将车针安装于高速牙科手机并递予医生,协助吸唾
7）佩戴正畸矫治器	对患者进行宣教,强调注意事项,协助预约复诊时间

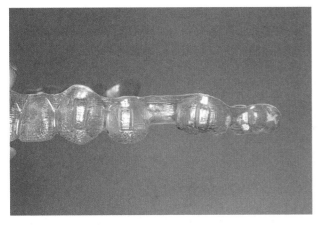

图 14-45 正畸附件粘接模板

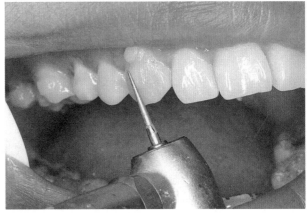

图 14-46 去除多余树脂

（3）护理要点

1）填充到模板附件槽中的光固化复合树脂量需合适。树脂量少，接触不到牙面和渗透液，不易粘上附件；材料过多会溢出太多，使附件增高，医生调整时间过长。

2）及时吸唾，防止唾液污染影响粘接效果。

5. 术后宣教

1）嘱患者吃饭、刷牙、使用牙线时摘下矫治器，每天至少佩戴矫治器 20～22 小时。

2）佩戴矫治器后会出现牙齿酸胀痛等现象，属正常反应。

3）嘱患者正确佩戴并妥善保管矫治器。不能遇热，如有矫治器丢失、损坏和染色，应及时和医生联系。

4）嘱患者使用软毛牙刷和（或）少量牙膏在清水下清洗矫治器。勿使用义齿清洁产品或在漱口水中浸泡来清洁矫治器，此类产品会损伤矫治器表面，使矫治器粗糙并会使颜色加深而影响美观。

5）嘱患者按时复诊。

（三）微螺钉种植体牙正畸支抗手术的临床护理配合

微螺钉种植体支抗技术是将种植体植入颌骨内作为牙齿正畸支抗，配合固定矫治来完成整个牙齿错𬌗畸形矫治的技术。种植体支抗手术分为两种系统：自攻系统和助攻系统。微螺钉种植体固位原理是将微螺钉旋入骨组织，主要依靠机械力固位，也可以与周围骨组织形成不完全骨性结合，承受一定的压力，满足牙齿正畸支抗的需要。

与口外弓等口外支抗装置相比较，微型种植钉支抗技术满足了患者对于美观和不需要过多配合的要求。该手术创口小，相对简单安全，患者容易接受且种植钉体积小，植入部位灵活，效果稳定可靠。为了保证种植正畸支抗手术的成功，除医生合理的术前设计和严格的手术操作外，护士在种植体手术前的准备、术中配合及术后护理也非常关键。

1. 适应证

（1）凸面型患者前牙内收。

（2）露龈微笑。

（3）前牙深覆𬌗的患者。

（4）过长或下垂牙齿的压低。

（5）直立磨牙和矫正异位的个别牙。

（6）不对称缺牙、导致中线控制困难的病例。

2. 用物准备

（1）常规用物：检查器（口镜、镊子、探针）、吸引器管、防护膜、护目镜、口杯、三用枪、敷料、高速牙科手机、低速牙科手机、凡士林棉签、0.02% 的洗必泰含漱液、75% 酒精棉球、0.1% 苯扎溴铵棉球、一次性无菌手套、种植部位的 X 线片。

（2）局部麻醉用物：无菌棉签、表面麻醉剂、卡局式注射器、专用注射针头、卡局芯式麻醉剂、碘伏棉签、持针器。

（3）自攻系统用物：自攻系统种植钉器械包（内含口镜2个、探针、镊子、手术刀柄、持针器、15#圆刀片、无菌棉球若干或小纱布）、自攻系统手柄、自攻系统种植钉、酒精棉球若干、孔巾（图14-47～图14-49）。

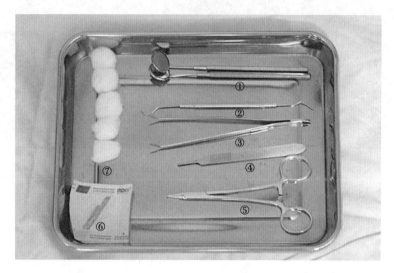

图14-47　自攻系统种植钉器械包
①口镜2个；②探针；③镊子；④手术刀柄；⑤持针器；⑥15#圆刀片；⑦若干无菌棉球

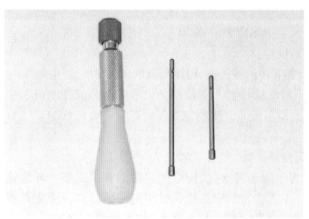

图14-48　自攻系统手柄

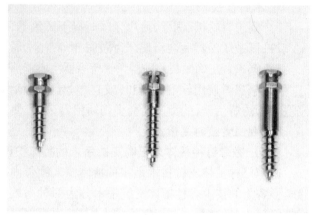

图14-49　自攻系统种植钉

（4）助攻系统用物：助攻系统种植钉器械包（内含口镜2个、探针、镊子、刀柄、持针器、15#圆刀片、量杯及无菌纱布、孔巾）、助攻系统手柄及骨钻、助攻系统种植钉、75%酒精棉球若干（图14-50～图14-52）。

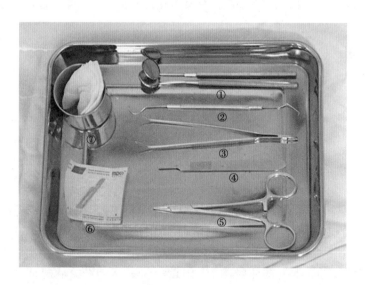

图14-50　助攻系统种植钉器械包
①口镜2个；②探针；③镊子；④刀柄；⑤持针器；⑥15#圆刀片；⑦量杯及无菌小纱布

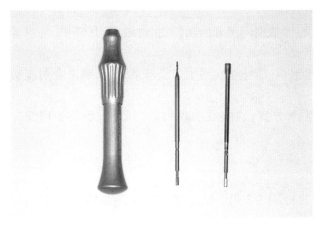

图 14-51 助攻系统手柄及骨钻

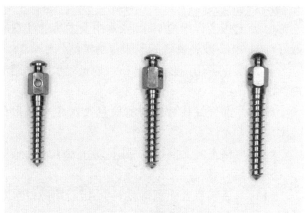

图 14-52 助攻系统种植钉

3. 正畸微螺钉种植体支抗手术医护配合流程(表 14-8)

表 14-8 正畸微螺钉种植体支抗手术医护配合流程

医生操作流程	护士配合流程
(1)术前准备	
1)向患者交代病情、治疗计划、签署知情同意书、相关费用	根据患者病情准备用物,了解种植手术过程,润滑口角,嘱患者应用 0.02%洗必泰漱口液漱口,每次含漱 30 秒,共 3 次 递碘伏棉签予医生消毒麻醉部位
2)麻醉:植入区域进行局部浸润麻醉	遵医嘱准备麻醉剂及合适针头。检查注射器各关节是否连接紧密,核对麻醉剂的名称、浓度、剂量、有效期及患者姓名等,无误后把抽吸好或安装麻药的注射器递予医生
3)消毒口外及口内	递 75%酒精棉球消毒口外;递 0.1%苯扎溴铵棉球消毒口内,必要时吸唾
4)洗手、更换无菌手套	协助医生打开种植包的第一层
5)打开种植包第二层,铺孔巾	协助将无菌手柄、手动螺丝杆、微螺丝钉依次打开放入不锈钢托盘中
(2)术中	
1)参照放射线片确定植入位置,切开植入部位的黏膜、骨膜(图 14-53)	必要时使用三用枪和吸唾器,保持术野清晰
2)安装手柄、螺丝杆及微螺钉,用螺丝刀旋入种植钉(图 14-54)	
(3)术后:撤去孔巾,脱掉手套	整理用物并协助患者擦去口周残留血迹 引导患者拍 X 线片

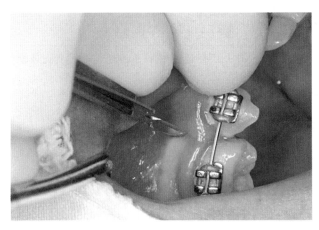

图 14-53 切开植入部位

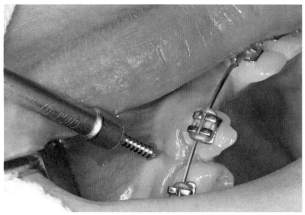

图 14-54 植入种植钉

295

4. 护理要点

（1）向患者详细说明术前、术中及术后的注意事项,详细询问患者的用药史、过敏史、月经史,与患者做好沟通交流,减轻患者的紧张焦虑情绪。

（2）嘱患者用洗必泰漱口后,禁止喝水或再用清水漱口,防止再次污染。面部消毒后,嘱患者勿碰触消毒部位。

（3）术前仔细核对患者的信息及医生所选取的手术方式(自攻或助攻),备齐器械,提高护理配合效率。

（4）严格遵守无菌操作原则,防止发生术后感染。

5. 术后宣教

（1）术后嘱患者注意口腔卫生,饭后用漱口水漱口持续 1~2 周。刷牙选用软毛牙刷,早晚、三餐后刷牙时应重点清洁种植钉部位。

（2）手术当日进食温凉食物,勿进热食,防止伤口出血。刷牙、进食时注意保护种植钉,防止其松动、脱落,影响矫治效果。如有松动脱落,及时复诊。

（3）种植钉植入 2~3 天,有疼痛感属正常现象,若疼痛持续应及时复诊。

（4）术后种植钉与口腔黏膜摩擦,可能会引起口腔溃疡。一般情况下,经过一段时间的适应,溃疡可自行愈合,必要时选用黏膜保护蜡,防止口腔溃疡的形成。

（四）矫治阻塞性睡眠呼吸暂停低通气综合征的临床护理技术

睡眠呼吸暂停低通气综合征(Obstructive Sleep Apnea-Hypopnea Syndrome, OSAHS)是指在睡眠中反复发生每次持续 10 秒以上的口鼻气流通过的暂时停止,在整夜七小时的睡眠中,这种呼吸暂停次数在 30 次以上。因发病机制不同将 OSAHS 分三种类型:阻塞性、中枢性及混合性。根据口腔 OSAHS 矫治器的作用部位和作用方式的不同,可以分为以下几类:舌牵引器、软腭作用器、下颌前移矫治器等。目前,临床最常使用的口腔矫治器有以下几种:改良 Activator 式矫治器、软塑料复位器式矫治器(软殆垫式矫治器)、双殆板矫治器、Silensor 矫治器。

1. 适应证　鼾症;轻、中度 OSAHS;不能耐受的持续正压通气(Continuous Positive Airway Pressure, CPAP)的重度 OSAHS。

2. 用物准备

（1）常规用物:一次性检查器(口镜、镊子、探针)、吸唾管、口杯、三用枪、凡士林棉签、低速牙科手机、磨石。

（2）口腔印模制取用物:计时器、硅橡胶、硅橡胶混合机、硅橡胶混配枪、专用托盘、一次性混合头。

（3）佩戴矫治器用物:呼吸睡眠检测检查报告、酒精灯、雕刻刀、蜡片、咬合纸。

3. 制取口腔印模和佩戴矫治器医护配合流程(表 14-9)

表 14-9　制取印模和佩戴矫治器医护配合流程

医生操作流程	护士配合流程
（1）与患者沟通矫治流程;根据患者情况选择适宜的矫治器类型	核对患者信息,用凡士林棉签润滑口角,防止口镜牵拉造成患者痛苦
（2）制取牙列及口腔印模,灌制工作模型(图 14-55)	调拌合格的印模材料递予医生,协助完成印模制取
（3）制取咬殆记录转技工室、制作 OSAHS 矫治器	点燃酒精灯,传递雕刻刀、蜡片,协助医生取咬合记录
（4）佩戴 OSAHS 矫治器,必要时调改	患者复诊前,备好 OSAHS 矫治器(图 14-56) 遵医嘱传递低速牙科手机、磨石、咬合纸等用物;佩戴完成,嘱其漱口,整理用物。协助预约复诊时间

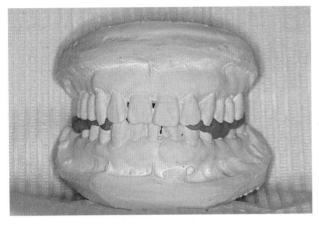

图 14-55 工作模型

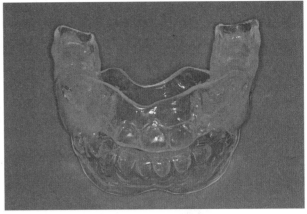

图 14-56 改良式矫治器

4. 护理要点

（1）制取印模前，应与患者充分沟通，缓解紧张情绪。制取印模操作时，嘱患者低头，避免印模材料流向咽部引起恶心。

（2）为 OSAHS 患者制取印模时，有时需要将托盘改制成个别托盘，配合医生做好相关护理。

5. 术后宣教

（1）告知 OSAHS 患者在睡眠时配戴矫治器且终生配戴。

（2）大多数患者戴用口腔矫治器后可能出现下颌肌肉的酸痛感、唾液分泌增加等不适，属正常现象，戴用 2～3 天后逐渐适应。

（3）告知患者晨起摘下口腔矫治器，用牙膏及软毛牙刷清洗，禁与尖锐硬物碰撞，矫治器的使用期限为 3～6 年。

（4）嘱患者晚间睡眠时选择软硬合适的枕头，高度以一拳为宜。枕头过硬容易使患者头部受到外加弹力作用，易产生肌肉疲劳和损伤，加重患者打鼾或呼吸暂停。

（5）嘱患者睡眠时以侧卧为宜，防止咽部组织和舌后坠。

（6）配戴矫治器时如出现固位不良的情况应及时来院复诊检查，以保证口腔矫治器的有效戴用。

（7）嘱患者养成良好的生活习惯，必要时减轻体重。对于患有过敏、鼻息肉或鼻腔阻塞疾病的患者劝其积极治疗，保持鼻腔通畅。

（黄慧萍　姚鸿远　张雪）

第三节　保　　持

正畸后牙齿排列位置保持是正畸治疗的最后一个步骤，其目的是将正畸移动的牙齿稳固于理想的功能和美观位置，并最终实现稳定。由于矫治后，牙齿和颌骨的位置发生了改变，原有的口颌系统被打破，发生改变的牙齿和颌骨有恢复到原有状态的趋势，因此保持已获得的矫治效果应被视为正畸矫治治疗中不可缺少的一部分，同时也是评价矫治成败的指标之一。

一、保持器的种类

保持器分为活动保持器和固定保持器。活动保持器包括：标准 Hawley 保持器、改良式 Hawley 保持器 I 型和 II 型、牙齿正位器、负压压膜保持器，其中以标准 Hawley 保持器和负压压膜保持器最为常用。固定保持器以舌侧保持器多见。

（一）活动保持器

1. 标准 Hawley 保持器　为最常用的活动保持器，它由双曲唇弓、一对磨牙卡环及塑料基托组成（图

14-57）。

2. 改良式 Hawley 保持器 I 型　由双曲唇弓、一对磨牙箭头卡环及塑料基托组成（图 14-58），用于拔牙病例。

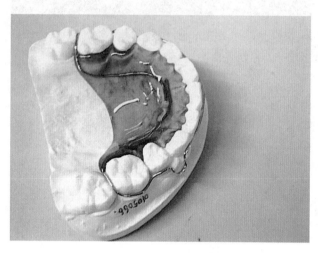

图 14-57　Hawley 保持器

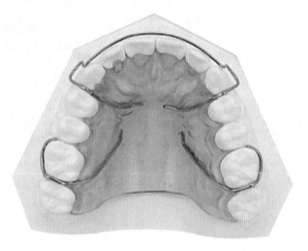

图 14-58　改良 Hawley 保持器 I 型

3. 改良式 Hawley 保持器 II 型　由上下基托及一个包埋于牙弓两侧最后磨牙远中面基托内的长双曲唇弓组成。

4. 牙齿正位器（positioner）　牙齿正位器最早由 Kesling 设计，作为一种具有可微量调整牙齿位置的保持器使用，一般用软橡胶或弹性塑料制作，上下颌连成一个整体，覆盖所有牙列的牙冠。

5. 压膜保持器　由弹性塑料制作，覆盖所有牙列的牙冠，用于矫治后的保持（图 14-59），有利于咬合关系及牙位的稳定，效果良好。压膜保持器外形美观，体积较小，目前应用较为广泛。

（二）固定保持器

设计和应用各种固定装置粘接在牙冠表面来进行保持，可不受患者合作因素的影响且保持效果稳定、可靠，适合于需长期或终生保持的情况（图 14-60）。固定保持器分为下前牙区舌侧固定保持器、粘固式前牙固定舌侧保持器、针对上中切牙间隙的固定舌侧保持器三类。

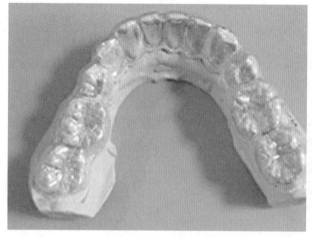

图 14-59　压膜保持器

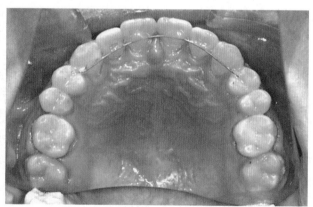

图 14-60　舌侧保持器

二、保持时间

一般情况下,正畸治疗完成后要求至少保持两年,最初的6～12个月内,需全天戴用保持器,此后的6个月内,只晚上戴用;再后6个月,隔日晚上戴用一次,如此直至牙齿稳定,不需要再用保持器为止。对于某些特殊的错殆畸形需要终身戴用保持器。

三、保持器佩戴的临床护理配合

(一)用物准备

1. 常规用物 检查器(口镜、镊子、探针)、吸引器管、防护膜、护目镜、口杯、三用枪、敷料、低速牙科手机、凡士林棉签、光敏固化灯。

2. 特殊用物

(1)透明压膜保持器:剪刀。

(2)Hawley保持器:磨石、咬合纸、技工钳。

(3)固定舌侧保持器:麻花丝、酸蚀剂、预处理液、粘接剂、调拌刀、毛刷、避光盒、双碟。

(二)戴用正畸保持器的医护配合流程(表14-10)

表14-10 戴用正畸保持器的医护配合流程

医生操作流程	护士配合流程
1. 与患者交代治疗过程,取得患者配合	协助核对患者信息,准备保持器及矫治设计单。用凡士林棉签润滑口角,防止口镜牵拉造成患者痛苦
2. 佩戴保持器	
(1)透明压膜保持器	治疗过程中及时吸唾,保持视野清晰
(2)Hawley保持器	必要时递剪刀予医生修整保持器边缘
	必要时递低速牙科手机、磨石、钨钢钻、咬合纸、技工钳予医生
(3)固定舌侧保持器	协助医生将舌侧保持丝粘接于牙齿舌侧面(配合同本章第二节固定矫治器粘接)
	指导患者自行摘戴保持器(固定舌侧保持器除外)
	告知戴用时间、注意事项及可能出现的情况,整理用物,协助医生预约复诊时间

四、术后宣教

1. 指导患者正确摘戴保持器。透明压膜保持器,佩戴时以双手拇指和示指协作将保持器顶压就位,摘下时以双手拇指和示指协作从后磨牙移动慢慢向前牙摘下。佩戴Hawley保持器时以双手拇指、示指协作将固位卡环顶压就位,摘下时应以双手拇指、示指协作放于固位卡环处用力取下即可,不可强行扭曲唇弓以免发生变形。

2. 告知患者保持器佩戴的时间及重要性,避免长时间不佩戴引起错殆畸形的复发。

3. 告知患者在进食、刷牙时取下保持器,将其置于保持器盒里,避免丢失和损坏。较长时间不佩戴时应将其浸泡在凉水中。

4. 嘱患者应在清洁牙齿后佩戴保持器。

5. 保持器的清洁　应用牙刷在冷水中清洗,禁止使用热水、漂白剂、酒精等清洗,以免变形或变性。

6. 佩戴矫治器期间禁食有色物质,如红酒、橙汁等,防止染色。

7. 如发现保持器破损、遗失,应及时与医生联系,重新制作。

8. 告知患者遵医嘱定期复查。

（赵英利）

第十五章 颌面部创伤治疗及护理技术

第一节 口腔颌面部软组织损伤清创缝合术的护理技术

口腔颌面部损伤多因工伤、运动损伤、交通事故等意外所致,伤员只要全身情况允许,或经急救后情况好转,条件具备,即应对局部创口进行早期外科处理,即清创术。清创术是预防创口感染、促进组织愈合的基本方法。

一、适应证

颌面部皮肤表层的擦伤,软组织的刺、割伤,较大机械力作用于组织的撕裂或撕脱伤及动物的咬伤。

二、用物准备

(一) 常规用物
检查器(口镜、镊子、探针)、吸引器管、防护膜、护目镜、口杯、三用枪、敷料、高速牙科手机、低速牙科手机、凡士林棉签。

(二) 清创用物
1. 清创包 卵圆钳、吸引器管、持针器、组织镊、蚊式钳、眼科剪、拉钩、缝针、缝线、棉球、纱布、孔巾、药杯、弯盘(图 15-1)。

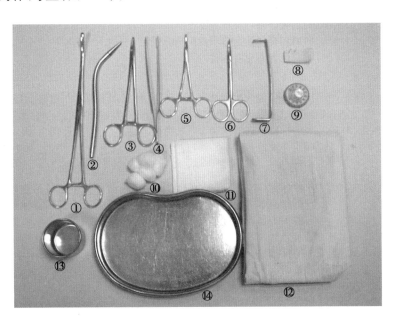

图 15-1 清创包
①卵圆钳;②吸引器管;③持针器;④组织镊;⑤蚊式钳;⑥眼科剪;⑦拉钩;⑧缝针;⑨缝线;⑩棉球;⑪纱布;⑫孔巾;⑬药杯;⑭弯盘

2. 清创其他用物 注射器、局部麻醉药、冲洗器、1%过氧化氢(双氧水)溶液、聚维酮碘溶液、生理盐水、无菌手套(图15-2)。

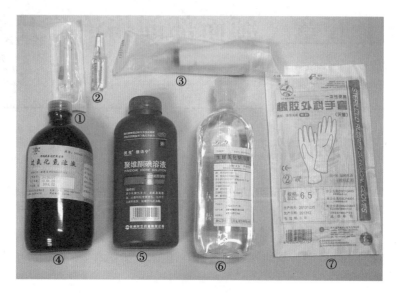

图 15-2 清创其他用物
①注射器;②局部麻醉药;③冲洗器;④1%过氧化氢(双氧水)溶液;
⑤聚维酮碘溶液;⑥生理盐水;⑦无菌手套

(三) 局部麻醉用物

无菌棉签、表面麻醉剂、卡局式注射器、专用注射针头、卡局芯式麻醉剂、碘伏棉签、持针器。

三、清创缝合医护配合流程(表 15-1)

表 15-1 清创缝合医护配合流程

医生操作流程	护士配合流程
1. 治疗前准备 查看病情,询问相关病史,向患者交代病情、治疗计划、相关费用及签订知情同意书	测量生命体征 根据病情备齐用物并合理放置 安装吸唾系统并检查 向患者交代注意事项及配合方式 调节灯光和患者体位
2. 清洗创口 (1) 清洗创口周围皮肤 (2) 冲洗创口:生理盐水和1%双氧水交替冲洗创口	用冲洗器抽取生理盐水递予医生,协助用无菌纱布覆盖创口,冲洗过程中,及时吸除冲洗液或用纱布及时擦拭残余冲洗液 先后抽取生理盐水和1%双氧水递予医生,冲洗过程中,及时吸走冲洗液,递镊子、纱布,擦拭残余冲洗液
3. 清理消毒创口 (1) 皮肤消毒,局麻,戴无菌手套,铺孔巾 (2) 观察有无骨折,有无血管、神经及腮腺导管损伤等 (3) 修整创缘,清除坏死组织及异物	放棉球于弯盘中,巡回护士协助倒适量聚维酮碘溶液后连同卵圆钳递予医生;遵医嘱准备麻醉剂及合适针头。检查注射器各关节是否连接紧密,核对麻醉剂的名称、浓度、剂量、有效期及患者姓名等,无误后抽吸或安装麻药递予医生;递孔巾予医生,协助铺巾 递拉钩、镊子,协助暴露术野(图15-3) 递眼科剪、组织镊,用纱布及时按压创口止血并及时吸净残余血,保持术野清晰

医生操作流程	护士配合流程
4. 缝合 （1）生理盐水冲洗伤口,检查伤口	巡回护士按无菌操作技术将生理盐水倒入药杯,器械护士用冲洗器抽取生理盐水后递予医生,吸除冲洗液,递镊子、纱布、拉钩,协助医生擦拭残余冲洗液并检查伤口
（2）先关闭与口腔或鼻腔相通的伤口,用软组织覆盖暴露的骨面,再依次按层缝合,避免死腔	根据医嘱准备缝合用针线,持针器夹持后传递;协助剪线(图15-4)
5. 治疗后	去除孔巾,擦净患者面部 询问患者感觉,整理用物,术后宣教

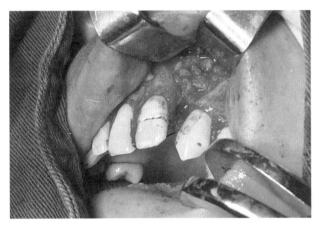
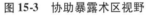

图 15-3　协助暴露术区视野

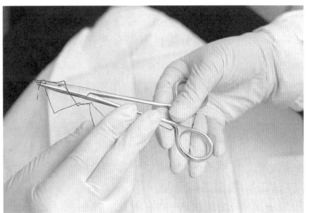

图 15-4　传递缝针缝线

四、护理要点

1. 注射麻药前询问患者有无高血压、过敏史等,测量生命体征并记录。

2. 术前指导患者配合,嘱患者术中用鼻呼吸、不适举左手示意,但避免术区污染。

3. 注射局麻药物后观察患者的反应,如呼吸急促、脉搏细速、面色苍白、血压升高等;术中观察患者的反应(如神志、肢端温度等),及时了解患者的感受。

4. 创伤较大,出血多需评估出血量时,应准确记录吸引器收集瓶内的液体量和冲洗液量,两者之差即为出血量。

5. 清创缝合过程中,及时吸唾,保持术区视野清晰。

五、术后宣教

1. 告知患者颜面部软组织损伤的特点　皮肤薄而嫩,富有弹性,皮下组织疏松含有表情肌,因此外伤后肿胀明显,属于正常现象,一般一周左右消退,如出现剧痛或伴有发烧等情况应及时就诊。

2. 告知患者外伤后注射破伤风抗毒素的必要性,以取得配合。

3. 术后 2 小时可进温凉软食,勿进食硬食物,以免引起疼痛和出血。

4. 嘱患者注意口腔卫生,定期换药,术后 7 天拆线。

5. 按医嘱正确用药。

（俞雪芬）

第二节　牙外伤固定术的临床护理技术

牙外伤是口腔科常见的急症之一。当牙齿受到外力撞击或打击时,牙周组织会出现损伤或根折。可靠的固定技术是治疗此类牙外伤的关键。通过弹性固定可促进患牙的牙髓、牙周组织的恢复,常见的方法有树脂钢丝固定术、全牙列𬌗垫固定术及石英纤维夹板固定术。本节主要以树脂钢丝固定术、全牙列𬌗垫固定术为例进行介绍。

一、适应证

1. 外伤所致的牙齿松动(半脱位)、移位、脱出,需要复位者。
2. 牙根中下 1/3 折断,致牙冠明显松动者。
3. 恒牙挫入需复位固定者。
4. 单纯牙槽突骨折且不伴有颌骨骨折者。

二、用物准备

(一)　常规用物

检查器(口镜、镊子、探针)、吸引器管、防护膜、护目镜、口杯、三用枪、敷料、高速牙科手机、低速牙科手机、凡士林棉签、0.2%新洁尔灭棉球。

(二)　局部麻醉用物

无菌棉签、表面麻醉剂、卡局式注射器、专用注射针头、卡局芯式麻醉剂、碘伏棉签、持针器。

(三)　树脂钢丝固定用物

1. 复合树脂粘接用物　酸蚀剂、双碟、釉质粘接剂、小毛刷、复合树脂、光敏固化灯(图 15-5)。

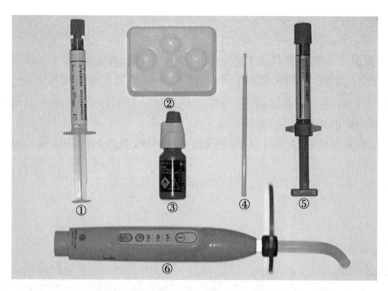

图 15-5　复合树脂粘接用物
①酸蚀剂;②双碟;③釉质粘接剂;④小毛刷;⑤复合树脂;⑥光敏固化灯

2. 固定用物　直径 0.25mm 的不锈钢结扎丝、钢丝剪、钢丝钳、持针器(图 15-6)。
3. 调𬌗磨光用物　抛光调𬌗车针(图 15-7)、咬合纸。

(四)　全牙列𬌗垫固定用物

1. 印模制取用物　印模材料、水计量器、量勺、调拌刀、橡皮碗、托盘。

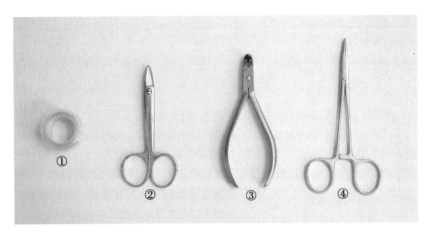

图 15-6 固定用物
①直径 0.25mm 的不锈钢结扎丝;②钢丝剪;③钢丝钳;④持针器

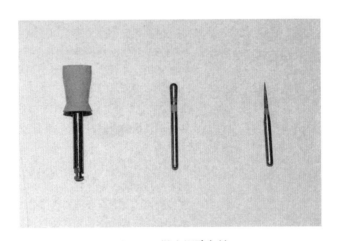

图 15-7 抛光调𬌗车针

2. 调𬌗磨光用物 磨石、咬合纸。

三、牙外伤固定术医护配合流程(表 15-2)

表 15-2 牙外伤固定术医护配合流程

医生操作流程	护士配合流程
1. 治疗前准备	
(1) 医生询问病史,向患者交代病情、治疗计划、相关费用	用凡士林棉签润滑口角,防止口镜牵拉造成患者痛苦
	递碘伏棉签予医生消毒麻醉部位
(2) 麻醉:局部浸润麻醉或传导阻滞麻醉	遵医嘱准备麻醉剂及合适针头。检查注射器各关节是否连接紧密,核对麻醉剂的名称、浓度、剂量、有效期及患者姓名等,无误后抽吸或安装麻药递予医生
(3) 放置环形开口器	递环形开口器协助就位(图 15-8)
(4) 牙面清洁、隔湿	递新洁尔灭棉球予医生,擦拭患牙
	递无菌干棉球或棉卷予医生协助隔湿
2. 外伤牙复位	递无菌纱布予医生,协助将移位的外伤牙齿复位,复位过程中注意加强与患者的沟通,减轻紧张情绪

续表

医生操作流程	护士配合流程
3. 固定	
（1）钢丝树脂固定法	
1）酸蚀：酸蚀剂涂布于固定区域牙唇面中 1/3 持续 30～40 秒后，冲洗吹干釉质，三用枪冲酸蚀剂 20 秒，釉质表面成白垩色（图 15-9）	递酸蚀剂予医生 递三用枪予医生，用强力吸引器管协助吸唾，防止酸蚀凝胶进入口腔，对黏膜产生刺激
2）确定钢丝长度：按选定的固定牙位数量量取钢丝长度	遵医嘱准备 2～3 根同样长度的钢丝，用钢丝钳夹住一端，另一端用持针器夹住，顺时针旋转至钢丝成为麻花状（图 15-10），遵医嘱用钢丝剪截取所需长度（图 15-11）
3）釉质粘接：涂布釉质粘接剂，光照 20 秒	取粘接剂放于双碟，递蘸好粘接剂的棉棒予医生（图 15-12），医、护、患同时戴好护目镜，将光敏固化灯递予医生，协助光照 20 秒（图 15-13、15-14），同时吸净患者口腔中的唾液
4）树脂固定	协助固定钢丝，同时用水门汀充填器取适量树脂放双碟内，按固定牙位数量分成若干份（图 15-15），依次递予医生并反复传递光敏固化灯粘接选定的其他牙位
5）调𬌗磨光 调整咬𬌗关系，避免早接触；抛光树脂表面，避免损伤唇黏膜	安装金刚砂车针于高速牙科手机后递予医生；调上颌牙时，持三用枪用水雾间断、快速的冲净口镜，保证术野清晰；同时持吸引器管，吸净患者口腔中唾液及治疗中冷却水；调下颌牙时，既要保证术野清晰，还要用吸引器管或口镜保护患者舌体及黏膜
（2）全牙列𬌗垫固定	
1）制取印模	调拌印模材料递予医生，协助完成印模的制取后送技工室完成全牙列𬌗垫的制作
2）佩戴全牙列𬌗垫	患者就诊前备好全牙列𬌗垫（图 15-16） 备好大小合适的磨石和低速直牙科手机。在医生调磨时用强力吸引器管及时吸走碎屑
（3）强力纤维强化树脂夹板固定	详见第八章第二节护理配合
4. 治疗后	协助医生卸环形拉钩，递镜子予患者 整理用物，协助预约患者复诊时间

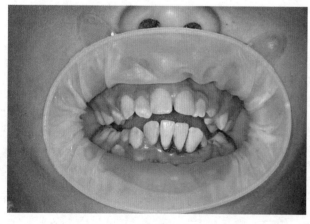

图 15-8　放环形拉钩，外伤牙复位

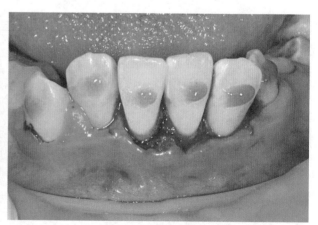

图 15-9　酸蚀釉质

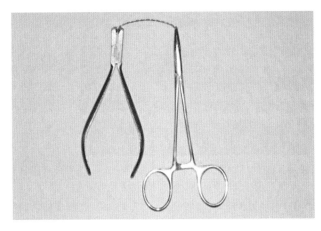

图 15-10　制作钢丝

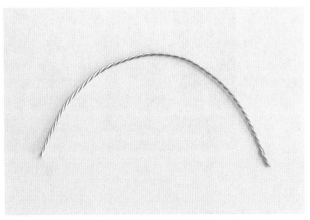

图 15-11　确定钢丝长度

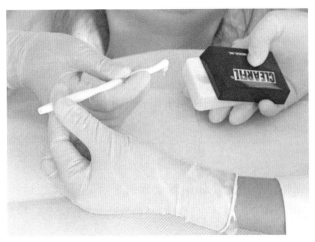

图 15-12　递蘸取粘接剂的棉棒

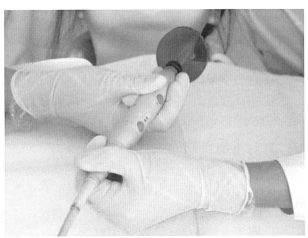

图 15-13　传递光敏固化灯

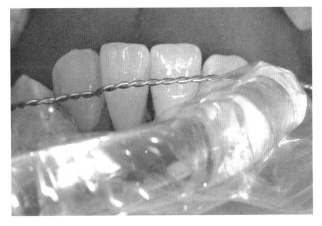

图 15-14　光照选定牙位

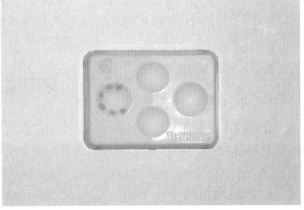

图 15-15　按牙位分取树脂

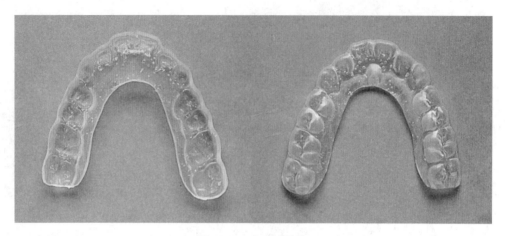

图 15-16　全牙列𬌗垫

四、护理要点

1. 使用环形开口器前,告知患者环形开口器有拉开口唇、保持术野清晰的作用,以减轻患者的顾虑。

2. 术前向患者交代,操作时若有不适感,请举左手示意,避免头部晃动造成口内损伤。

3. 冲洗酸蚀剂时应确保口腔黏膜无酸蚀剂附着,以免造成黏膜烧伤。

4. 进行全牙列𬌗垫调磨过程中,注意及时吸走碎屑,避免溅入患者眼睛。

5. 协助制取印模时注意保护外伤牙,避免取出托盘时因负压吸引的作用带出外伤牙齿。

五、术后宣教

1. 嘱患者术后漱口水含漱,餐后和睡前必须刷牙,保持口腔卫生。如佩戴全牙列牙𬌗垫者,需饭后刷洗,保持清洁。

2. 嘱患者如粘接物脱落,随时就诊。

3. 术后 1 个月内禁用患牙咀嚼。

4. 术后 1~2 周进食软食。

5. 术后视牙外伤情况拆除固定。通常建议术后 2~4 周拆除。

6. 术后视牙外伤情况定期复查,必要时拍摄 X 线片。

（孙　伟）

第三节　牙再植术的临床护理配合

牙再植术是指将因意外完全脱离牙槽窝的牙齿经处理后重新植入牙槽窝内的治疗方法。再植牙不仅能恢复咀嚼功能而且对保持患者原有的牙列形态及咬合关系均优于义齿。

一、适应证

外伤导致的牙全脱出。

二、用物准备

（一）常规用物

检查器(口镜、镊子、探针)、吸引器管、防护膜、护目镜、口杯、三用枪、敷料、高速牙科手机、低速牙科手机、凡士林棉签。

（二）局部麻醉用物

无菌棉签、表面麻醉剂、卡局式注射器、专用注射针头、卡局芯式麻醉剂、聚维酮碘棉签、持针器。

（三）再植牙复位用物

生理盐水、无菌药杯 2 个、环形开口器、5ml 冲洗器(图 15-17)、挖匙。

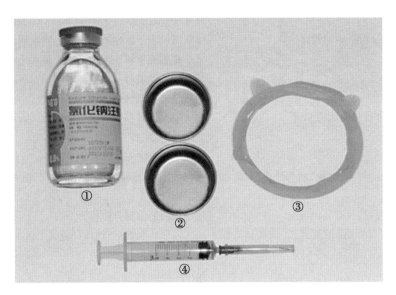

图 15-17 再植牙复位用物
①生理盐水;②无菌药杯 2 个;③环形开口器;④5ml 冲洗器

（四）离体牙体外根管治疗用物

超声洁治手柄、镍钛低速涡轮机、髓针柄、不同型号拔髓针、光滑针、清洁台、镍钛锉、车针盒、根管长度测量仪、根管润滑剂、冲洗器、冲洗液、牙髓镊、测量尺、吸潮纸尖、氢氧化钙糊剂、调拌刀、调拌板、暂时封闭材料、水门汀充填器。

（五）再植牙固定用物(见本章第二节)

三、牙再植术医护配合流程(表15-3)

表 15-3 牙再植术医护配合流程

医生操作流程	护士配合流程
1. 治疗前准备	
（1）查看病情,询问相关病史,向患者交代病情、治疗计划、相关费用及签订知情同意书	根据病情备齐用物并合理放置;做好患者心理护理、交代术中配合要求;调节椅位及灯光
（2）做好个人防护	标准防护,防护措施正确

医生操作流程	护士配合流程
2. 治疗中	
（1）离体牙处理：用无菌生理盐水反复冲洗直至干净，清除污物后，置于生理盐水中待用。如牙周膜坏死，需清除全部坏死的牙周膜	将生理盐水倒入小药杯，协助冲洗离体牙 将离体牙保存于生理盐水中（图15-18）
（2）脱出牙再植前的体外根管治疗	
1）开髓、揭顶、拔髓	用蘸有生理盐水的纱布包裹离体牙，协助根管治疗（图15-19） 安装拔髓针于髓针柄上递予医生，同时协助清除残留在髓针上的牙髓
2）根管预备	遵医嘱传递根管锉，挤出适量根管润滑剂放于玻璃板上；传递冲洗器冲洗根管；依次传递扩大针、根管锉，根据需要反复传递冲洗器及超声手柄
3）根管内充填氢氧化钙糊剂、暂时封闭	递吸潮纸尖予医生擦干根管。遵医嘱调拌氢氧化钙糊剂 安装螺旋充填器于慢速牙科手机后递予医生进行根管充填 用水门汀充填器取适量暂时封闭材料递予医生 递口镜、聚维酮碘棉签消毒麻醉部位
（3）麻醉：局部浸润麻醉或传导阻滞麻醉	遵医嘱准备麻醉剂及合适针头。检查注射器各关节是否连接紧密，核对麻醉剂的名称、浓度、剂量、有效期及患者姓名等，无误后抽吸或安装麻药递予医生
（4）牙槽窝处理：除去陈旧性血凝块，消毒牙槽窝，复位移位的骨折片	准备冲洗液、聚维酮碘棉球，递探针、挖匙，协助吸唾，保持视野清晰
（5）植入离体牙，准确复位，检查复位情况	用口镜协助暴露操作视野
（6）软组织缝合：受植区的软组织撕裂伤，按常规清创缝合	依次递聚维酮碘棉球、缝针缝线予医生，协助剪线
（7）固定与调𬌗	见本章第二节 将牙椅复位，擦净患者颜面部。询问患者感受，做好健康宣教，整理用物

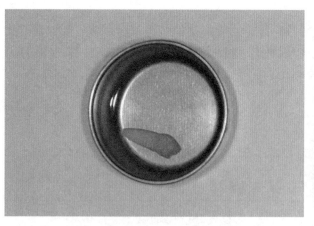

图15-18　用生理盐水保存离体牙　　　　图15-19　方纱包裹离体牙开髓

四、护理要点

1. 了解患者心理情况,倾听患者主诉,解释治疗过程,取得配合。

2. 做好术前宣教,指导正确的表达方式,操作时若有不适,举左手示意。

3. 患者就诊时,立即将离体牙完全浸入生理盐水中保存,避免因干燥等原因加重脱出牙的牙周膜损伤。传递时连同容器一起递予医生,防止掉落污染。

4. 再植时告知患者不要闭嘴或头部晃动,以防牙齿掉入口中造成误吞误吸。

5. 熟悉离体牙再植术治疗方法和步骤,及时配合医生治疗,减少并发症的发生。

6. 随时保持术野清晰,离体牙植入时,避免吸引器管直接接触,以免移位。

五、术后宣教

1. 牙齿再植术后 2 周内进食软食。

2. 术后应保持口腔清洁,用漱口液漱口 3 次/日,使用软毛牙刷刷牙。

3. 定期复查,观察局部创口愈合、再植牙愈后情况,必要时拍 X 线片检查牙根情况,并决定对牙髓未加处理者是否需要进行根管治疗。

4. 术后遵医嘱应用抗菌药 1 周预防感染。24 小时内嘱其注射破伤风抗毒素。

5. 2～4 周后拆除固定装置。

（俞雪芬　孙伟　戴莉）

第四节　牙槽突骨折复位固定术的护理技术

牙槽突骨折主要是由外力打击、撞击和跌倒所致,多发生于上、下颌骨前牙区,上颌较下颌多见,常累及牙槽窝,与牙外伤合并发生。临床上可根据具体伤情进行牙槽突骨折的复位固定术。

一、适应证

1. 单纯线状牙槽骨骨折,损伤范围小且无明显移位者。

2. 损伤范围较大,骨折有移位的情况。

二、用物准备

（一）常规用物

检查器(口镜、镊子、探针)、吸引器管、防护膜、护目镜、口杯、三用枪、敷料、高速牙科手机、低速牙科手机、凡士林棉签。

（二）局部麻醉用物

无菌棉签、表面麻醉剂、卡局式注射器、专用注射针头、卡局芯式麻醉剂、碘伏棉签、持针器。

（三）复位固定用物

1. 清创用物　0.02% 苯扎溴铵棉球、3% 过氧化氢(双氧水)、生理盐水、冲洗器。

2. 缝合用物　持针器、剪刀、缝合线。

3. 切开用物　手术刀柄、15# 圆刀片、骨膜分离器。

4. 牙弓夹板固定用物　直径 0.25mm 结扎钢丝、开口器、刻断钳、金冠剪、牙弓夹板(图 15-20)。

5. 调𬭬用物　金刚砂车针、咬合纸、75% 酒精棉球。

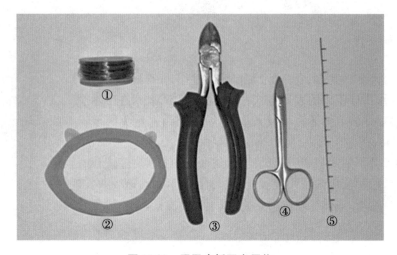

图 15-20　牙弓夹板固定用物
①直径 0.25mm 结扎钢丝；②开口器；③刻断钳；④金冠剪；⑤牙弓夹板

三、牙槽突骨折复位固定术医护配合流程（表 15-4）

表 15-4　牙槽突骨折固定术医护配合流程

医生操作流程	护士配合流程
1. 治疗前准备 （1）麻醉：局部浸润麻醉或传导阻滞麻醉	递碘伏棉签予医生消毒麻醉部位 遵医嘱准备麻醉剂及合适针头。检查注射器各关节是否连接紧密，核对麻醉剂的名称、浓度、剂量、有效期及患者姓名等，无误后抽吸或安装麻药递予医生
（2）放置开口器	湿润开口器后递予医生并协助安放（图 15-21、15-22）
（3）清创：苯扎溴铵棉球消毒伤口，污染伤口用 3% 双氧水和生理盐水交替冲洗，必要时局部洁治	准备苯扎溴铵棉球，交替传递 3% 双氧水和生理盐水冲洗器，在冲洗同时吸唾，保持术野清晰；根据需要传递洁治器
2. 初步复位　将牙槽突及牙复位到正常解剖位置后，将撕裂的牙龈及软组织对位，如有骨折块嵌顿，则用 15# 圆刀片做切口暴露骨折线后，撬动骨折块，解除嵌顿	协助医生复位松动牙槽骨和松动牙，如需做切口解除嵌顿时则应准备刀片，骨膜分离器等用物，依次递予医生
3. 缝合　将撕裂的牙龈及软组织对位缝合	及时吸唾，同时手持纱布随时蘸掉渗血，保持术野清晰，在缝合过程中协助剪线
4. 固定 （1）方法一 金属丝结扎固定 1）穿金属丝：用一根长结扎钢丝穿过损伤牙及两侧 2～3 个健康牙的近远中	根据损伤的范围截取长度适当的结扎钢丝递予医生，同时准备长度 10～12cm 结扎钢丝
2）结扎：将穿好的钢丝做环绕结扎	协助医生固定牙槽骨和松动牙，再次确定其正常解剖位置
3）固定：在每两个牙之间做垂直结扎	依次递予医生截好的短结扎钢丝，并在完成垂直结扎后传递金冠剪剪掉多余结扎钢丝，并及时收集掉落的结扎钢丝
（2）方法二 牙弓夹板固定 1）预弯牙弓夹板：根据牙弓的形状预弯牙弓夹板，使其与每个牙面紧贴	测量所需牙弓夹板的长度，截好后递予医生，同时准备直径 0.25mm 结扎钢丝，将其裁成 10～12cm 长数根（折成双股）备用（图 15-23）
2）再次复位：再次确定牙槽骨及牙的正确位置	递镜子予患者，帮助其再次确定牙位
3）钢丝夹板固定：将牙弓夹板固定在每个牙齿的牙颈部，顺序是先两侧健康牙，后损伤牙	在固定一侧夹板时，协助医生固定另一侧夹板，同时传递结扎丝，待结扎完毕后传递金冠剪剪掉多余钢丝，并收集掉落钢丝
5. 调𬌗　患牙及对颌牙	安装调𬌗车针，用镊子夹取咬合纸，持吸引器管吸唾，并在调𬌗结束时用酒精棉球擦净咬合纸痕迹

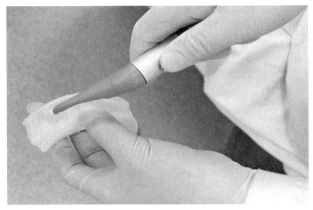

图 15-21 润湿开口器

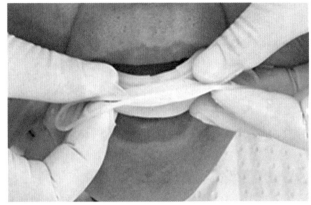

图 15-22 将开口器就位

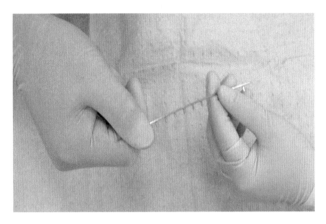

图 15-23 传递裁好的牙弓夹板

四、护理要点

1. 复位过程中要及时吸唾,过多的唾液和血性渗出物会引起患者恶心等不适。

2. 制作结扎用钢丝时要长度适当(一般为 10 ~ 12mm),牙弓夹板长度以覆盖患牙两侧 2 ~ 3 颗健康牙为宜,以免影响医生操作及固定效果,结扎钢丝要尽量保持平整光滑,避免打结死弯的产生。

3. 及时清除剪掉的结扎钢丝,做到无遗漏,以免造成患者误吞及扎伤。

4. 治疗过程中及时询问患者口内结扎钢丝有无不适,如有应及时给予调整。

五、术后宣教

1. 嘱患者术后 4 ~ 6 周进食软食,避免使用患牙。

2. 注意口腔卫生,预防术后感染。

3. 缝合的患者嘱一周后拆线。

4. 伴有牙损伤的患者嘱术后 2 周、4 周、3 个月后复查牙髓活力,对牙髓坏死的牙齿及时做根管治疗。

5. 固定钢丝或牙弓夹板需 4 ~ 6 周后拆除。

(王 洪)

第五节　急危重口腔颌面部损伤的急救技术

口腔颌面部是人体暴露的部位之一,在遭受到外力撞击时极易受到损伤。口腔颌面部血运丰富,上接颅底,下连颈部,是呼吸道和消化道的起端,一旦发生急危重口腔颌面部损伤,多并发窒息、出血、休克、颅脑损伤、颈椎损伤等症状,严重威胁生命。因此必须迅速判断患者的伤情,及时采取相应的急救技术实施抢救,并注意防治感染。本节重点介绍解除窒息、止血、抗休克等急救技术。

一、解除窒息

窒息是急危重口腔颌面部损伤最为常见的并发症之一,也是导致患者死亡的主要原因。

发生窒息的原因是多方面的,应结合颌面部解剖生理特点,比如损伤部位与呼吸道的关系、骨折的部位与骨折段移位的方向、组织肿胀的程度与血肿的部位等进行判断,积极预防窒息的发生。

(一)原因

急危重口腔颌面部损伤患者发生窒息的原因可分为阻塞性窒息和吸入性窒息两类。

1. 阻塞性窒息　是指异物(如义齿、血凝块、碎骨片等)、舌后坠、口底组织水肿或血肿等导致呼吸道堵塞所致的窒息。如当凝血块、呕吐物、义齿、碎骨片、碎牙片等异物堵塞咽喉部时可导致窒息;当颌骨骨折引起组织移位压迫呼吸道时可导致窒息;当口底、舌根、咽侧和颈部损伤后,形成的血肿或严重组织肿胀均可压迫上呼吸道而发生窒息;当患者合并烧伤,常因吸入灼热气体而使气管内壁发生水肿,阻塞呼吸道引起窒息。

2. 吸入性窒息　是指患者将血液、唾液、呕吐物或异物吸入气管、支气管甚至肺泡,导致呼吸道梗阻或肺部气体交换障碍引起的窒息,多见于意识障碍或昏迷的患者。

(二)临床表现

窒息初期患者烦躁不安、出汗、鼻翼扇动、吸气长于呼气,或出现喉鸣音;严重时出现发绀,吸气时可出现锁骨上窝、胸骨上窝和肋间隙的"三凹"体征,呼吸急速而表浅;继之出现脉弱、脉快、血压下降、瞳孔散大等症状。如不及时抢救,可致昏迷、呼吸心跳停止而死亡。

(三)防治窒息

关键在于早期发现,及时开放气道,在窒息发生之前,快速查出发生窒息的原因,针对原因进行抢救。

1. 阻塞性窒息的急救技术

(1)清除阻塞咽喉部异物:迅速用手掏出或用强力吸引管吸出异物,同时协助患者采取侧卧位或俯卧位继续清除分泌物,解除窒息。

(2)处理舌后坠:迅速用舌钳将舌向前牵住,在舌尖后约2cm处用粗线缝针穿过舌全层,将舌牵拉出口外并临时固定在衣领上,同时将患者的头偏向一侧或俯卧位,便于分泌物外流。

(3)吊起下坠的上颌骨块:采用压舌板横置在患者两侧前磨牙区,在口角外侧将两端固定在头部绷带上,借此将上颌骨上提,可解除窒息。

(4)解除组织肿胀或血肿压迫呼吸道引起的窒息:可采用口咽导管或鼻咽导管,插入导管通过压迫部位,便可迅速缓解气道梗阻,保持呼吸道通畅。如情况紧急,又无适当导管时,可用1~2根粗针头行环甲膜穿刺或切开(表15-5),待呼吸道梗阻缓解后再行常规气管切开术。由于环甲膜穿刺或切开不能保证足够的通气量,若条件具备采用紧急气管切开或气管内插管可迅速、有效地缓解呼吸道梗阻。

表 15-5　环甲膜切开术的医护配合流程

医生操作流程	护士配合流程
（1）手术前准备 1）病情紧急，无需特殊设备。如预防性环甲膜切开术，应对喉部进行检查，以排除喉部感染 2）麻醉：病情紧急，无需麻醉	协助患者取仰卧位，头后仰 遵医嘱备好大小合适的气管套管或较硬的橡皮管
（2）手术步骤 1）先用左手示指摸到甲状软骨和环状软骨间的凹陷，用手指夹持并固定该部位气管（图 15-24） 2）沿环状软骨上缘，用尖刀横向切开皮肤、皮下组织和环甲膜，直至喉腔（图 15-25） 3）立即用刀柄撑开切口，先吸出呼吸道内的分泌物、血液，解除呼吸困难，随即插入气管套管或较硬的橡皮管，保持呼吸道通畅（图 15-26） 4）用绷带将气管套管板的两侧固定于颈部，以防滑脱（图 15-27）	遵医嘱将上好刀柄的尖刀递予医生 遵医嘱用吸引器管吸出呼吸道内的分泌物及血液，随即将备好的气管套管或较硬的橡皮管递予医生 将长度合适的绷带递予医生，协助医生固定套管
（3）术后处理 1）观察病情及切口情况 2）保持室内温度 21～22℃左右，湿度在 90% 以上 3）保持内套管及下呼吸道通畅 4）待患者呼吸梗阻有效缓解，再做常规气管切开	经常巡视患者，注意气管套管固定松紧度要适宜 每隔 4～6 小时清洗内套管一次，及时更换纱布 一般环甲膜切开处气管套管放置不可超过 24 小时，以免引起喉狭窄

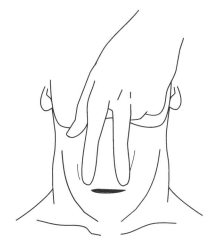

图 15-24　用手指夹持并固定气管

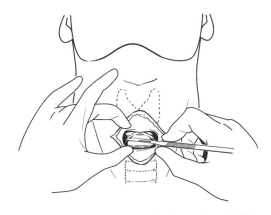

图 15-25　用尖刀切开皮肤、皮下组织、环甲膜

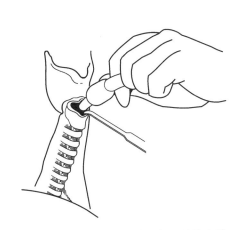

图 15-26　插入气管套管或较硬的橡皮管

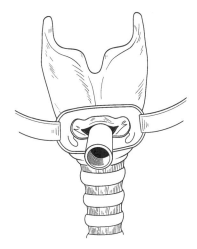

图 15-27　用绷带将气管套管板的两侧固定

2. 吸入性窒息的急救技术　吸入性窒息患者应立即行气管切开术(表15-6)或气管内插管,通过气管导管充分及时地吸出气管内的血液、分泌物及其他异物,恢复呼吸道通畅,解除窒息。

表15-6　气管切开术的医护配合流程

医生操作流程	护士配合流程
(1) 手术前准备	
1) 颈部触诊,了解喉气管位置	协助患者仰卧位,肩部垫枕,头后仰。呼吸极度困难者可采用半坐位或坐位,但肩下仍需垫枕,使头向后仰
2) 按患者年龄选用合适的气管套管	遵医嘱备好气管切开包和型号合适的气管套管
3) 麻醉,颈部皮肤常规消毒铺巾。1% 利多卡因局部浸润麻醉,如遇紧急情况可不麻醉	递碘伏棉签予医生消毒麻醉部位
	遵医嘱准备麻醉剂及合适针头。检查注射器各关节是否连接紧密,核对麻醉剂的名称、浓度、剂量、有效期及患者姓名等,无误后抽吸 1% 利多卡因递予医生
(2) 手术步骤	
1) 切口多采用颈中线纵行切口,自甲状软骨下缘向下至胸骨上窝一横指处(图15-28),沿颈前正中线切开皮肤和皮下组织,用拉钩将皮肤向两侧牵开,暴露颈白线(图15-29)	遵医嘱选择合适刀片,安装于手术刀柄后递予医生 递拉钩予医生
2) 分离气管前组织:用血管钳或组织剪沿颈白线插入,分离颈筋膜中层及胸骨舌骨肌和胸骨甲状肌,暴露甲状腺峡部(图15-30)	将血管钳或组织剪递予医生
3) 确定气管:透过气管前筋膜隐约看到气管环,可用手指探摸加以确认	
4) 切开气管:一般于第 2～4 气管环处,用尖刀片自下向上挑开 2 个气管环(图15-31)	安装尖刀于手术刀柄后递予医生
5) 插入气管套管:切开气管后,迅速用弯钳或气管扩张器撑开气管切口,吸出分泌物及血液,插入大小适合、带有管芯的气管套管,随即拔出管芯,放入内套管(图15-32)	将弯钳或气管扩张器递予医生,及时用吸引器吸出分泌物及血液 遵医嘱将备好的气管套管递予医生
6) 确认气管套管位置:用丝线置于气管套管口,观察丝线是否随呼吸飘动,以证实气管套管是否插在气管内	将备好的丝线递予医生
7) 创口处理:将气管套管板的两端用绷带固定于颈部(图15-33),然后用剪开一半的无菌纱布垫于套管托和皮肤切口之间,以保护局部皮肤。如切口不大,可不缝合;如切口过长可缝合 1～2 针	将长度合适的绷带递予医生并协助其固定 将剪开一半的无菌纱布递予医生
(3) 术后处理	
1) 维持呼吸道通畅,防止继发感染	密切观察患者呼吸情况,协助患者取平卧头稍低位,随时吸出气道内分泌物,保持呼吸道通畅,操作中严格执行无菌操作原则
2) 加强气道湿化	遵医嘱气道内滴入湿化液,也可雾化吸入;保证适当室温(25～27℃)及湿度(65%～76%)
3) 按时清洗消毒内套管,保持其通畅	遵医嘱将内套管每隔4～6小时清洗、消毒一次,分泌物过多时可半小时清洗一次
4) 预防脱管	每日检查气管套管系带,松紧以容纳一指为宜
5) 防止伤口感染	遵医嘱每日清洗消毒切口,更换纱布,必要时遵医嘱应用抗生素
6) 呼吸道梗阻完全解除后,可试堵管 1～2 日,若呼吸通畅,可拔管。拔管后颈部切口不必缝合,用无菌纱布覆盖,可自行愈合	拔管后48小时内应密切观察患者呼吸情况,遵医嘱在患者床头备气管切开包和同型号气管套管,以防止拔管后出现呼吸困难

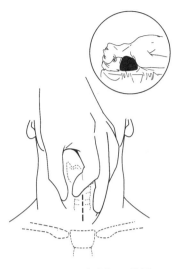

图 15-28　确定切口位置

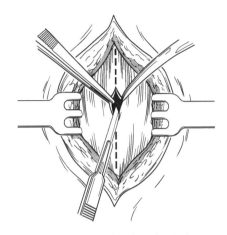

图 15-29　切开皮肤和皮下组织

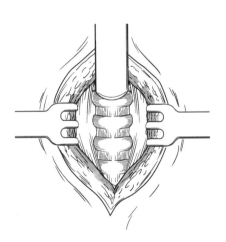

图 15-30　暴露甲状腺峡部

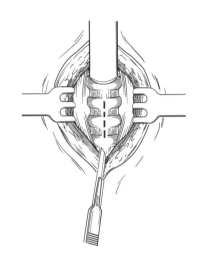

图 15-31　切开气管

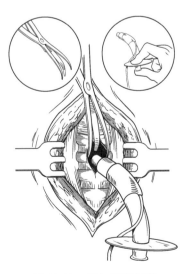

图 15-32　插入气管套管

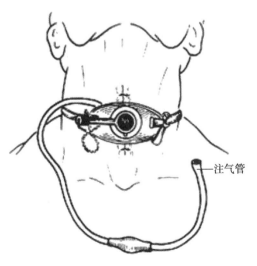

注气管

图 15-33　用绷带固定气管套管

二、止血

口腔颌面部血运丰富,损伤后出血较多,尤其是损伤大血管时,可引起大出血,严重时可危及生命。因此出血的急救要根据损伤的部位、出血的来源和程度及现场条件采用相应的止血方法。常用的止血方法有压迫止血、结扎止血和药物止血。

（一）压迫止血

是一种紧急情况下的临时止血方法,主要包括:指压止血、包扎止血、填塞止血。

1. 指压止血　根据血管的解剖部位,用手指将出血部位动脉的近心端压迫在附近的骨骼上达到止血目的。若头皮及额颞部出血可压迫颞浅动脉,压迫部位在耳屏前上方(图 15-34);若面动脉供区出血时可压迫颌外动脉,压迫部位在下颌下缘水平的咬肌前缘,抵住下颌骨表面(图 15-35);若颌面部深区严重出血时,可直接将患侧颈总动脉压迫至第五或第六颈椎横突表面(图 15-36),但时间不能超过 5 分钟,禁止双侧同时压迫,此法有时可引起心律失常,非紧急情况不宜采用。

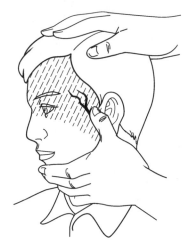
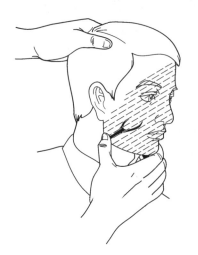
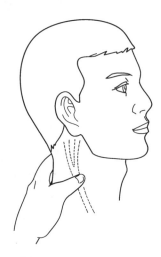

图 15-34　压迫颞浅动脉　　　　图 15-35　压迫颌外动脉　　　　图 15-36　压迫颈总动脉

2. 包扎止血　适用于毛细血管、小静脉及小动脉出血或创面渗血。方法是先清理创面将移位的软组织大致复位,然后在损伤部位覆盖多层敷料,再用绷带行加压包扎。注意包扎的压力要适当,以能止血为度,合并骨折的患者勿使骨折移位加重或影响呼吸道通畅。

3. 填塞止血　适用于开放性洞穿性创口或窦腔出血。方法是将纱布块填塞于伤口内,再用绷带加压包扎。在颈部或口底创口填塞时,注意保持呼吸道通畅,不要压迫气管,防止窒息。

（二）结扎止血

多用于开放性的创口。方法是将创口内活跃出血的血管端用血管钳夹住达到止血效果。当口腔颌面部出现较严重出血,其他方法不能妥善止血时,可考虑采取结扎颈外动脉的方法。

（三）注意事项

止血过程中要密切观察患者的生命体征、意识状况、出血量变化,遵医嘱给予止血药物并及时补充血容量,纠正出血性休克。

三、抗休克

急危重口腔颌面部损伤患者发生的休克主要表现为低血容量性休克,即创伤性休克和失血性休克两种,其中以失血性休克最为常见。

（一）临床表现（表15-7）

表15-7 失血性休克

	估计失血量 （占全身血容量比）	收缩压 （kPa）	脉搏 （次/分）	尿量 （ml/h）	全身情况
轻度休克	20%	12～13.3	<100	36～50	尚可
中度休克	35%	9.33～12	110～130	24～30	反应缓慢、说话含糊、面色苍白、发冷
重度休克	45%	<7.0	120～160	<18	意识模糊、定向力丧失、肢端厥冷、发绀
极重度休克	50%	不易测得	难以触及	0	昏迷、危及生命

（二）急救技术

抗休克的原则是尽早消除引起休克的原因,恢复有效循环血容量,合理应用药物治疗,以改善组织灌注,保持呼吸道通畅,防止感染。

1. 补充血容量,恢复有效循环血量

（1）立即建立静脉通路:建立1～2条静脉输液通路,必要时行中心静脉插管术,对于出血较多、重度休克的患者可同时建立2～4条输液通路。

（2）快速补液:先快速输入晶体液,如生理盐水、平衡液等,然后再输入胶体液,如全血、血浆、白蛋白等。遵医嘱不断调整和控制输液量及输液速度,原则是"需要多少,补多少",这样既能维持良好的循环和组织灌流,又不至于输液过量影响心肺功能。首次补液一般10～30分钟内输入500～2000ml,病情危重时要根据失血量遵医嘱快速给予静脉输血,在短时间内迅速输入所需血液,以达到补充血容量的目的。

（3）补充血容量过程中的注意事项:①要有专人准确记录输入液体的种类、数量、时间、速度等,并详细记录24h出入量以作为后续治疗的依据。②输血前将冷库血复温至室温后再输入。③快速补液时严密观察患者反应,如出现胸部紧迫感、呼吸急促,要警惕心脏负荷过重发生心力衰竭。④密切观察患者呼吸状况,监测动脉血气,了解缺氧程度,保持呼吸道通畅,维护良好的气体交换。

2. 应用血管活性药物

（1）血管收缩剂:为了改善微循环血流障碍,可以适当使用血管收缩剂治疗休克。常用的血管收缩剂有去甲肾上腺素、间羟胺等。

（2）血管扩张剂:当血容量已基本补足,但患者发绀、四肢厥冷、毛细血管充盈不良等循环状况无明显好转时,可以考虑使用血管扩张剂。常用的血管扩张剂有酚妥拉明、酚苄明、阿托品、山莨菪碱等。

（3）强心药:当休克发展到一定程度并伴有心肌损害时,可应用强心药来增强心肌收缩力,减慢心率。常用的强心药有多巴胺、多巴酚丁胺等。

3. 纠正酸中毒、维持电解质平衡 休克患者由于组织缺氧,无氧代谢增加,酸性物质堆积,通常伴有酸中毒。对于休克早期轻度酸中毒者无需用药;重度休克、酸中毒明显、扩容治疗效果不佳时需应用碱性药物纠正。常用的药物是5%碳酸氢钠溶液。

四、伴发颅脑损伤急救

由于口腔颌面部毗邻颅脑,因此急危重口腔颌面部损伤常伴发颅脑损伤。颅脑损伤是指外力作用于头颅引起的损伤。主要包括脑震荡、头部软组织挫裂伤、颅内血肿、颅骨及颅底骨折、脑脊液漏等,其中以颅内血肿和颅骨及颅底骨折最常见。

（一）临床表现

1. 颅内血肿 颅内血肿是非常危险的颅脑外伤并发症,常危及生命,需及时诊断处理。硬膜外血肿临床表现为典型的昏迷-清醒-再昏迷过程,重度损伤时也可无清醒期,并继发颅压增高和脑压迫症状。硬膜下血肿一般伤情较重,常伴中度以上昏迷;但有些患者早期症状不严重,就诊过程中逐渐出现昏迷,这可能为亚急性颅内血肿,对此应高度警惕。

2. 颅骨及颅底骨折　颅骨骨折形式多样,可发生于颅骨的任何部位,其中颅底骨折最常见。如发生在颅前窝,可出现鼻出血或脑脊液鼻漏,嗅觉丧失,眶周皮下及球结膜淤血;颅中窝骨折表现为脑脊液耳漏及外耳道出血;颅后窝骨折会出现耳后乳突部皮下淤血。

（二）急救技术

救治急危重口腔颌面部损伤伴发颅脑损伤的关键在于对伤情的全面判断,严密观察患者神志、脉搏、呼吸、血压及瞳孔的变化,及时拍摄 CT 或 MRI,以了解颅脑损伤的情况,必要时请神经外科医生会诊,在积极抢救颅脑伤的同时,颌面部损伤可做简单包扎处理,待颅脑伤情平稳后再做进一步处理。

1. 鼻孔或外耳道脑脊液漏出的患者,禁止做耳道或鼻腔的填塞或冲洗,以免引起颅内感染。

2. 昏迷患者注意保持呼吸道通畅,防止误吸和窒息的发生,必要时行气管切开术,随时清除呼吸道的血液或分泌物。

3. 烦躁不安的患者,可给予适量镇静剂,但禁用吗啡,以免抑制呼吸。

4. 脑水肿、颅内压增高的患者应给予脱水治疗,常用 20% 甘露醇快速静脉滴入。

（周丽娜）

第十六章　口腔急症治疗的护理技术

第一节　急性牙髓炎应急处理的护理配合

急性牙髓炎的主要症状是患侧牙齿的剧烈疼痛,可牵涉同侧面部和头颈部。临床处理原则是摘除牙髓,缓解疼痛。

一、用物准备

1. 常规用物　检查器(口镜、镊子、探针)、吸引器管、防护膜、护目镜、口杯、三用枪、敷料、高速牙科手机、低速牙科手机、凡士林棉签、水门汀充填器、冲洗器、药杯、污物杯、清洁台、小冰棒、牙胶棒、酒精灯。

2. 局部麻醉用物　表面麻醉剂、灭菌棉签、专用注射针头、卡局芯式麻醉剂、卡局式注射器或计算机控制无痛局麻注射仪、碘伏棉签。

3. 根管预备用物

(1) 橡皮障隔湿用物:橡皮障布、打孔器、橡皮障夹钳、橡皮障夹、橡皮障支架、牙线、橡皮障固定楔线、橡皮障定位打孔模板、开口器、剪刀。

(2) 钻针及器械:裂钻、金刚砂车针、开髓钻针、短柄和长柄球钻、根管锉、一次性拔髓针。

(3) 材料和药品:冲洗液、吸潮纸尖、根管消毒剂。

二、急性牙髓炎应急处理的医护配合流程(表 16-1)

表 16-1　急性牙髓炎应急处理的医护配合流程

医生操作流程	护士配合流程
1. 治疗前准备 (1) 询问患者病史,向患者交代病情、治疗过程、相关费用	了解病情:阅读病历(全身状况、牙位),将 X 线片放置于观片灯上 引导患者坐于诊疗椅上,做好患者心理护理,消除紧张情绪 做好治疗前的防护工作,带护目镜,准备术中用物 用凡士林棉签润滑口角,防止口镜牵拉造成患者痛苦
(2) 牙髓温度测试:用小冰棍或加热牙胶棒进行牙髓温度活力测试	遵医嘱准备小冰棍并递予医生(图 16-1) 如进行热测试,遵医嘱准备酒精灯和牙胶棒,加热牙胶棒后递予医生(图 16-2)
(3) 麻醉:局部浸润麻醉或传导阻滞麻醉	递碘伏棉签予医生消毒麻醉部位 遵医嘱准备麻醉剂及合适针头。检查注射器各关节是否连接紧密,核对麻醉剂的名称、浓度、剂量、有效期及患者姓名等,无误后抽吸或安装麻药递予医生(图 16-3)
(4) 放置橡皮障	协助医生放置橡皮障(图 16-4)

医生操作流程	护士配合流程
2. 髓腔预备 （1）开髓及揭净髓顶：用高速牙科手机揭净髓室顶,暴露髓腔及根管口	在高速牙科手机上安装裂钻或金刚砂车针。医生治疗上颌时,口镜会飞溅上水雾和碎屑,应持三用枪用水雾间断的快速冲净口镜,保证术野清晰;同时手持吸引器管,吸净患者口腔中唾液及治疗中冷却水(图16-5)。在治疗下后牙时,利用吸引器管保护患者软组织
（2）冠部预备：去除冠髓,宜修整患牙的髓室以形成便利形,定位探查根管口	在低速牙科手机上安装球钻递予医生,告知患者操作中机器会产生震动,嘱患者不必紧张。医生停止操作时,用三用枪吹净患牙髓腔内的冷却水
3. 牙髓摘除　使用拔髓针拔除牙髓,用根管锉通畅根管	遵医嘱选择相应型号的拔髓针,将准备好的拔髓针安装在髓针柄上递予医生(图16-6),同时准备一个棉卷协助清除残留在髓针上的牙髓 选择相应的根管锉安放于清洁台上递予医生,初步通畅根管,建立根管通路
4. 用冲洗器冲洗根管	用侧方开口冲洗器抽取冲洗液后递予医生(图16-7),同时用吸引器管吸净冲洗药液,待医生根管冲洗完毕后,用三用枪吹干根管口和口镜
5. 根管内封药	递吸潮纸尖予医生擦干根管,递蘸有少许药液的棉球或棉捻进行髓腔内/根管内封药。根据患牙缺损大小,用水门汀充填器取适量暂时封闭材料递予医生封药(图16-8、16-9)
6. 治疗后　卸除橡皮障	递橡皮障夹钳予医生,协助卸除橡皮障(图16-10) 整理用物

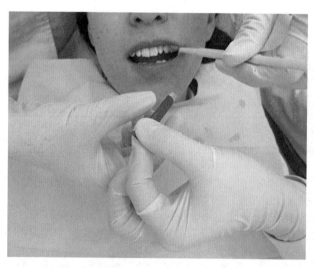

图16-1　传递小冰棒

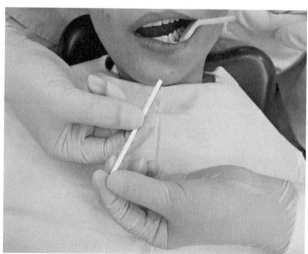

图16-2　传递加热后的牙胶棒

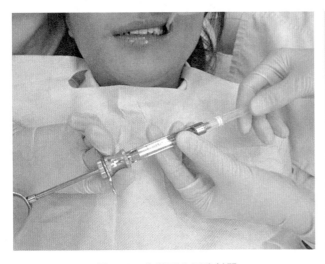

图 16-3 传递局麻用注射器

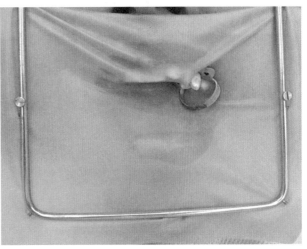

图 16-4 协助放置橡皮障

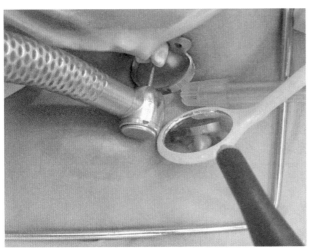

图 16-5 使用吸引器管及三用枪

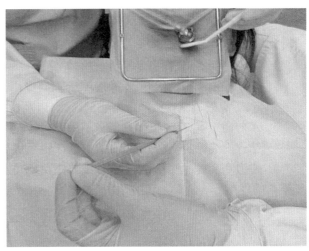

图 16-6 传递拔髓针

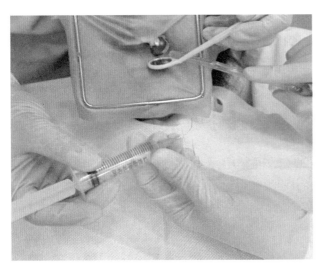

图 16-7 传递根管冲洗器

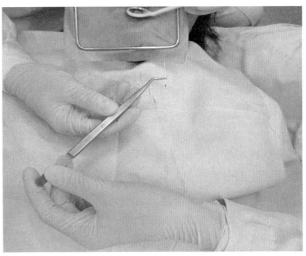

图 16-8 传递吸潮纸尖

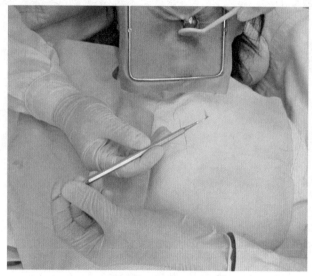

图 16-9 传递暂时封闭材料

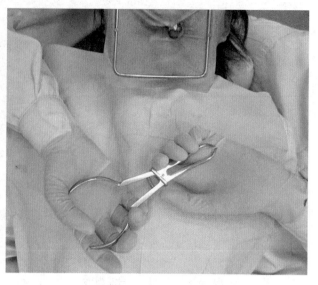

图 16-10 传递橡皮障钳

三、护理要点

1. 注射麻药时,告知患者尽量放松,并注意观察患者用药后不良反应。

2. 使用橡皮障前,告知患者橡皮障装置的作用,以减轻患者的顾虑。橡皮障可以提供干燥清洁和消毒的术野,可有效避免器械和污染物的误咽,以及器械和药物对口腔黏膜的刺激。

3. 术前向患者交代,操作时若有不适,请举左手示意,避免头部晃动造成口内损伤。

4. 钻针安装好应查对是否就位,以防牙科手机高速运转时钻针脱落伤及患者。

5. 传递和交换冲洗器时,手持冲洗器中央部位,使用根管锉时,建议置于清洁台上,可有效避免职业暴露伤的发生。

6. 操作过程中及时吸唾,随时保持医生操作视野清晰。

四、术后宣教

1. 向患者说明治疗后疼痛会出现不同程度的缓解。轻度不适在术后 2～3 天消失。如出现肿胀疼痛反应应及时就诊。

2. 嘱患者尽量避免患侧咀嚼;禁食过冷过热刺激性的食物;避免吸烟,注意口腔卫生。

3. 嘱患者按时复诊。

(钱海虹)

第二节 急性根尖周炎应急处理的护理技术

急性根尖周炎由牙髓炎发展而来,当牙髓炎发展到晚期,牙髓组织大部分或全部坏死,细菌及其毒素、感染牙髓的分解产物均可通过根尖孔感染根尖周组织,引起炎症,导致根尖周组织的肿胀和疼痛。因此,急性根尖周炎(包括慢性根尖周炎急性发作)治疗的核心是要迅速解除疼痛,阻止炎症的进展,其治疗的基本原则是建立引流,抗菌止痛。

一、用物准备

1. 常规用物 检查器(口镜、镊子、探针)、吸引器管、防护膜、护目镜、口杯、三用枪、敷料、高速牙科手机、低速牙科手机、凡士林棉签。

2. 橡皮障隔湿用物 橡皮障布、打孔器、橡皮障夹钳、橡皮障夹、橡皮障支架、牙线、橡皮障固定楔线、橡皮障定位打孔模板、开口器、剪刀。

3. 局部麻醉用物 表面麻醉剂、灭菌棉签、专用注射针头、卡局芯式麻醉剂、卡局式注射器或计算机控制无痛局麻注射仪、碘伏棉签。

4. 开髓引流用物 拔髓针、光滑髓针、各号车针、扩大器、根管锉及扩孔钻、根管测量仪、夹持器及唇勾、髓针柄、根管润滑剂、根管冲洗器及冲洗液、牙髓镊、调拌刀、水门汀充填器、调拌板、吸潮纸尖、根管消毒剂、根管测量尺、暂时封闭材料(图16-11)。

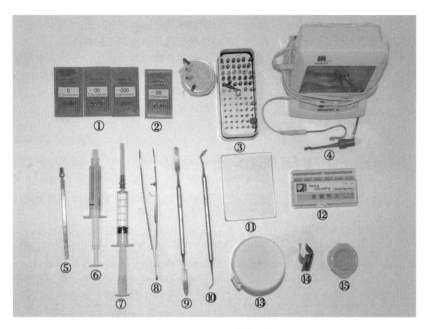

图 16-11 开髓引流用物
①拔髓针;②光滑髓针;③各号车针、扩大器、根管锉及扩孔钻;④根管测量仪、夹持器及唇勾;⑤髓针柄;⑥根管润滑剂;⑦根管冲洗器及冲洗液;⑧牙髓镊;⑨调拌刀;⑩水门汀充填器;⑪调拌板;⑫吸潮纸尖;⑬根管消毒剂;⑭根管测量尺;⑮暂时封闭材料

5. 切开引流用物 持针器、生理盐水、引流条、11#尖刀片、刀柄、冲洗器(图16-12)。

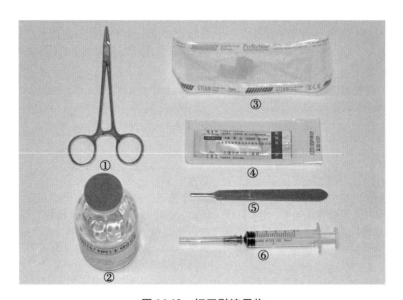

图 16-12 切开引流用物
①持针器;②生理盐水;③引流条;④11#尖刀片;⑤刀柄;⑥冲洗器

二、急性根尖周炎应急处理的医护配合流程(表16-2、16-3)

当急性炎性渗出物局限在根尖周骨组织内时,需进行开髓引流。

表16-2 急性根尖周炎开髓引流的医护配合流程

医生操作流程	护士配合流程
1. 治疗前准备 (1) 询问患者病史,向患者交代病情、治疗计划、相关费用	根据病情准备用物,用凡士林棉签润滑口角,防止口镜牵拉造成患者痛苦
(2) 局部麻醉:局部浸润麻醉或传导阻滞麻醉	递碘伏棉签予医生消毒麻醉部位 遵医嘱准备麻醉剂及合适针头。检查注射器各关节是否连接紧密,核对麻醉剂的名称、浓度、剂量、有效期及患者姓名等,无误后抽吸或安装麻药递予医生
(3) 放置橡皮障	协助医生放置橡皮障
2. 髓腔预备和牙髓摘除 (1) 髓腔预备 1) 开髓及揭净髓顶使用高速牙科手机去除龋坏,揭净髓室顶,去除冠部牙髓	在高速牙科手机上安装裂钻或金刚砂车针,医生治疗上颌时,口镜会飞溅上水雾和碎屑,持三用枪用水雾间断地快速冲净口镜,保持术野清晰;同时用吸引器管吸净患者口腔中唾液及治疗中冷却水(图16-13)
2) 冠部预备:用低速牙科手机修整髓室侧壁	在低速牙科手机上安装球钻递予医生,操作中及时吹净碎屑,保持术野清晰,医生停止操作时,用三用枪吹净患牙
(2) 使用拔髓针摘除牙髓	根据根管粗细选择不同型号的拔髓针,一般前牙和年轻恒牙根管选择较粗的拔髓针;成人磨牙根管选择较细的拔髓针。将拔髓针安装在髓针柄上递予医生,同时协助清除残留在髓针上的牙髓(图16-14) 传递冲洗器予医生冲洗根管并用吸引器管及时吸唾(图16-15)
3. 扩通根尖孔 (1) 探测根管:将根管锉预弯,用于探测根管的弯曲程度和通畅度	准备小号(10#~15#)根管扩大器及根管锉并按顺序插入清洁台
(2) 刺通根尖孔,建立根尖引流通路	传递小号根管扩大器,待扩通根尖孔后传递冲洗器大量冲洗根管,同时用吸引器管及时吸唾
4. 初步测量根管长度 使用根管长度测量仪和根管锉测量根管长度,用根管长度测量尺记录根管工作长度	打开根管长度测量仪电源,连接唇勾后挂于患牙对侧,递予医生根管锉、夹持器和根管长度测量尺,测量工作长度,初测完毕后递冲洗器予医生冲洗根管(图16-16、16-17)
5. 初步清理根管,建立根尖引流通路 使用根管锉、扩孔钻对根管进行初预备,每根根管锉使用完毕,使用冲洗液冲净根管内的牙本质碎屑	将10#~25#根管锉、扩孔钻按顺序插入清洁台,依次递予医生进行初步根管预备,并将根管润滑剂置于玻璃板上供医生使用(图16-18)。由于根管预备与根管冲洗同时进行,因此要交替传递冲洗器冲洗根管
6. 开放或封药 (1) 开放:如根管内持续有脓液流出,将蘸有根管消毒剂的棉球或棉捻暂封于髓腔或根管 (2) 髓腔或根管封药:如扩通根尖孔后,根管无明显渗出和脓液流出,用吸潮纸尖擦干根管或髓腔,导入根管消毒剂后用小棉球擦干根管口,并用水门汀充填器将暂时封闭材料充填于患牙缺损处	将小棉球或棉捻蘸适量根管消毒剂并拭干使其处于非饱和状态递予医生 递吸潮纸尖予医生,在医生干燥根管时安装螺旋充填器并准备根管消毒剂。待医生擦干根管后递根管消毒剂予医生,协助医生导入,导入后递小棉球予医生擦干根管口 根据患牙缺损大小,用水门汀充填器取适量暂时封闭材料递予医生(图16-19)
7. 卸除橡皮障	递橡皮障夹钳予医生,协助卸除橡皮障 整理用物

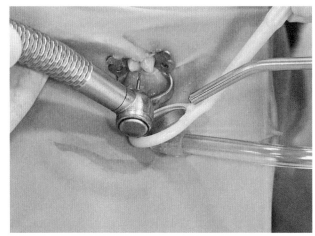

图 16-13　保持术野清晰

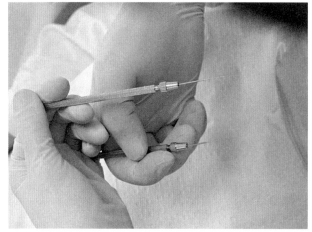

图 16-14　交换拔髓针

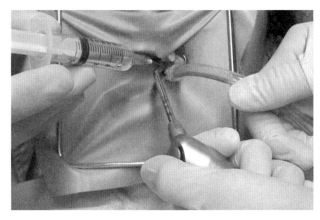

图 16-15　吸净冲洗液

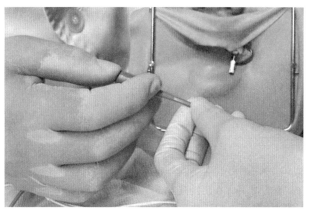

图 16-16　传递夹持器

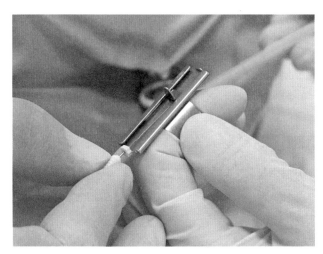

图 16-17　测量尺的使用

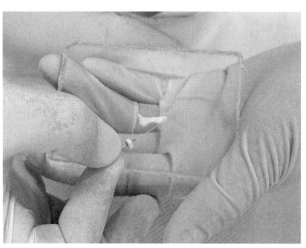

图 16-18　传递根管润滑剂

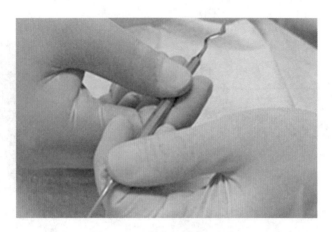

图 16-19　传递暂时封闭材料

当急性炎性渗出物突破骨组织到达骨膜下、黏膜下（即形成牙槽脓肿）时需进行黏膜切开引流。

表 16-3　急性根尖周炎切开引流的医护配合流程

医生操作流程	护士配合流程
1. 治疗前准备	
（1）询问患者病史，向患者交代病情、治疗计划、相关费用	根据病情准备用物，用凡士林棉签润滑口角，防止口镜牵拉造成患者痛苦
（2）局部麻醉：局部浸润麻醉或传导阻滞麻醉	递碘伏棉签予医生消毒麻醉部位
	遵医嘱准备麻醉剂及合适针头。检查注射器各关节是否连接紧密，核对麻醉剂的名称、浓度、剂量、有效期及患者姓名等，无误后抽吸或安装麻药递予医生
（3）放置橡皮障	协助医生放置橡皮障
2. 脓肿切开　在急性根尖周炎发展到急性化脓期时，在脓肿波动感最明显处切开，用生理盐水大量冲洗，置引流条引流	安装尖刀片于刀柄后递予医生切开脓肿并及时用吸引器管吸除脓液（图 16-20、16-21）。彻底切开脓腔后，用冲洗器抽吸生理盐水后递予医生并协助吸唾。冲洗完毕后协助医生放置引流条

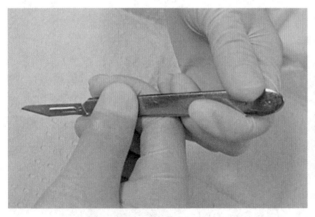

图 16-20　传递手术刀片

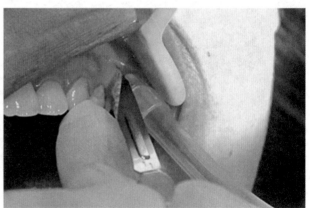

图 16-21　吸除脓液

三、护理要点

1. 告知患者急性炎症期麻醉效果欠佳,患者会感觉轻微不适,嘱其尽量放松。

2. 如果麻醉效果不理想,遵医嘱再次准备麻药,追加麻醉注射。

3. 使用橡皮障前,告知患者橡皮障装置的作用,以减轻患者的顾虑。橡皮障可以提供干燥清洁和消毒的术野,可有效避免器械和污染物的误咽,以及器械和药物对口腔黏膜的刺激。

4. 术前向患者交代,操作时若有不适,请举左手示意,避免头部晃动造成口内损伤。

5. 抽取冲洗液后,务必确认冲洗器接头是否安装紧密,防止冲洗时接头脱离,冲洗液溅出。

6. 安装心脏起搏器的患者禁止使用根管长度测量仪,因此使用前要询问患者。

7. 钻针安装好应查对是否就位,以防高速运转时钻针脱落伤及患者。

8. 传递和交换冲洗器时,手持冲洗器中央部位,使用根管锉时,建议置于清洁台上,可有效避免职业暴露伤的发生。

9. 髓腔或根管开放时,注意暂封的根管消毒剂棉球不要过于饱和。

10. 传递刀片时注意安全,防止误伤。

四、术后宣教

1. 告知患者术后患牙疼痛会逐渐减轻,如出现剧痛应随时就诊。

2. 脓肿切开的患者嘱其不要反复吸吮伤口,局部用淡盐水漱口,保持伤口清洁,如出现引流条脱出不要紧张,属正常现象,嘱次日复诊。

3. 遵医嘱口服消炎药。

4. 嘱患者治疗期间避免用患侧咀嚼。

5. 开放髓腔引流的患者,嘱其 2~3 天后复诊;髓腔封药的患者嘱其一周后复诊继续根管治疗。

（王　洪）

第三节　智齿冠周炎治疗的临床护理配合

智齿冠周炎是指智齿(第三磨牙)阻生或萌出不全,导致牙冠周围的软组织炎症。临床中上颌第三磨牙冠周炎发生率低,多以下颌智齿冠周炎多见,并常以急性炎症形式出现,主要表现为牙冠周围组织的肿胀和疼痛。若炎症渗出扩散,可在下颌第一磨牙颊侧黏膜转折处形成脓肿。智齿冠周炎的治疗包括局部冲洗上药、切开引流、抗生素消炎治疗等。

一、适应证

智齿冠周炎,冠周脓肿。

二、用物准备

1. 常规用物　检查器(口镜、镊子、探针)、吸引器管、防护膜、护目镜、口杯、三用枪、敷料、凡士林棉签。

2. 局部麻醉用物　表面麻醉剂、灭菌棉签、专用注射针头、卡局芯式麻醉剂、卡局式注射器或计算机控制无痛局麻注射仪、碘伏棉签。

3. 冲洗上药用物　0.02% 的高锰酸钾溶液、碘锌甘油、10ml 冲洗器、双碟。

4. 脓肿切开用物　生理盐水、刀柄、11#尖刀片、引流条、10ml 冲洗器（图 16-22）。

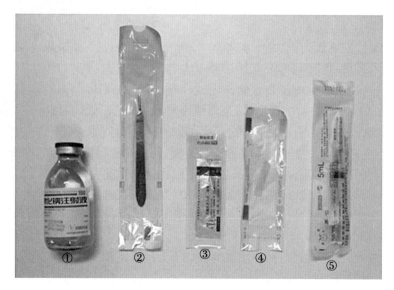

图 16-22　脓肿切开用物
①生理盐水;②刀柄;③11#尖刀片;④引流条;⑤10ml 冲洗器

三、智齿冠周炎治疗的医护配合流程（表 16-4）

表 16-4　智齿冠周炎治疗的医护配合流程

医生操作流程	护士配合流程
1. 治疗前准备　询问病史,交代病情、治疗方案及费用	根据患者病情准备用物 用凡士林棉签润滑口角,防止口镜牵拉造成患者痛苦
2. 冲洗上药	
（1）冲洗:依次行患牙冠周盲袋冲洗	抽取 0.02% 高锰酸钾溶液递予医生,同时将吸引器管放在针头下方及时吸走冲洗的药液（图 16-23、16-24）
（2）上药:将碘锌甘油上于患牙冠周盲袋之内	递无菌棉球予医生擦干黏膜 取少量碘锌甘油于双碟,用探针蘸取后递予医生（图 16-25） 及时擦拭探针,随后递予装有碘锌甘油的双碟以备医生再次蘸取药液,并协助医生用无菌棉球擦拭多余的药液
3. 切开引流术	
（1）消毒:1% 碘酊消毒口内	传递 1% 碘酊消毒棉签
（2）麻醉:局部浸润麻醉或传导阻滞麻醉	递碘伏棉签予医生消毒麻醉部位 遵医嘱准备麻醉剂及合适针头。检查注射器各关节是否连接紧密,核对麻醉剂的名称、浓度、剂量、有效期及患者姓名等,无误后抽吸或安装麻药递予医生
（3）切开:在肿胀最明显处切开	安装刀片于刀柄后递予医生,同时持吸引器管在切口下方吸走脓液（图 16-26） 必要时,传递弯止血钳予医生,疏通切口,确保引流畅通
（4）冲洗:用生理盐水冲洗脓腔	抽取生理盐水递予医生,持吸引器管在针头下方吸走冲出的脓液和冲洗液
（5）引流:在切口处放置引流条,建立引流通路	递予医生合适的引流条（图 16-27）

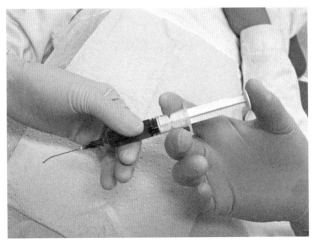

图 16-23 传递冲洗器

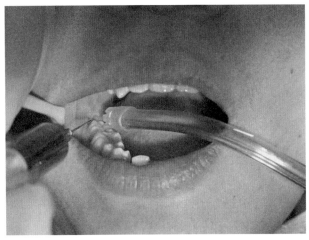

图 16-24 协助吸唾

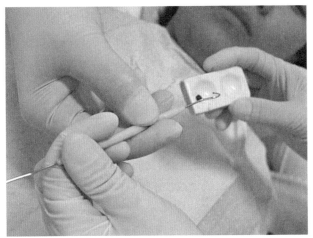

图 16-25 传递探针

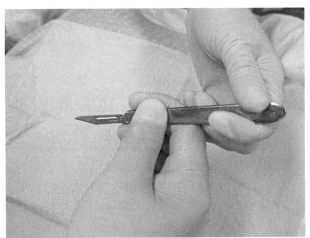

图 16-26 传递刀柄

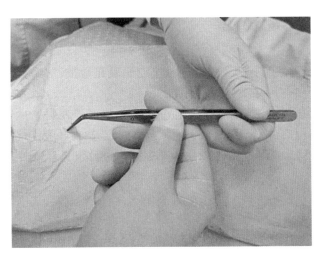

图 16-27 传递引流条

四、护理要点

1. 局部麻醉时,嘱患者尽量放松并观察用药后的反应。

2. 冲洗器的针头与注射器要衔接紧密,以防针头脱出,药液飞溅。

3. 治疗时告知患者勿动,以免损伤口腔黏膜。

4. 吸引时,吸引器管与冲洗器针头保持1cm的距离,以防药液被直接吸走达不到冲洗目的。

5. 治疗过程要严格遵守无菌操作原则。

6. 传递手术刀及冲洗器时应注意安全,防止职业暴露伤的发生。

7. 当患者出现皮瘘时,可协助医生将引流条两侧剪成倒刺状,这样可以防止引流条滑脱并可充分引流脓液。

五、术后宣教

1. 治疗结束后半小时之内禁止喝水和漱口,防止冲走牙周袋内的药液。

2. 嘱患者近期避免食用辛辣刺激食物,必要时口服抗生素并注意休息。

3. 嘱患者每天复诊,进行冠周冲洗上药,连续三次。炎症消退后,应尽早拔除不能萌出的阻生智齿。

(孙　伟)

第四节　口腔颌面部间隙感染切开引流的护理技术

颌面部间隙感染是颜面、颌周及口咽区软组织化脓性炎症的总称。口腔颌面部间隙感染均为继发性,以需氧菌和厌氧菌引起的混合感染为主,常表现为急性炎症过程。一般表现:感染的局部为红、肿、热、痛、边界不清、功能障碍。病情发展迅速,体温高达39~40℃,并伴有食欲缺乏、便秘、全身不适等症状。口腔颌面部间隙感染因感染部位不同、感染涉及间隙多寡不一,常表现为眶下间隙感染、咬肌间隙感染、翼颌间隙感染、下颌下间隙感染及口底蜂窝织炎。

口腔颌面部间隙感染的治疗分为全身治疗和局部治疗,全身治疗为使用抗菌药物,局部治疗以脓肿形成后的切开引流为主,以下介绍脓肿切开引流术。

一、适应证

1. 局部疼痛加重并呈搏动性跳痛;炎性肿胀明显,皮肤表面紧张、发红、光亮;触诊时有明显压痛点、波动感,呈凹陷性水肿;或深部脓肿穿刺有脓液抽出者。

2. 口腔颌面部急性化脓性炎症,经抗生素控制感染无效,同时出现明显的全身中毒症状者。

3. 儿童颌周蜂窝织炎(包括腐败坏死性),炎症累及多间隙,出现呼吸困难及吞咽困难者。

4. 结核性淋巴结炎,经局部及全身抗结核治疗无效,皮肤发红已近自溃的寒性脓肿。

二、用物准备

切开包(表16-5)、无菌手套、0.5%碘伏、0.1%利多卡因、5ml注射器、20ml注射器、冲洗针头、生理盐水、吸引器管、引流条或半管、引流管、咽拭子、10#手术刀、15#手术刀、纱布。

表 16-5　小肿物、脓肿切开手术器械包

器械名称	数量	器械名称	数量
治疗巾	4	整形镊	1
弯盘	1	短无牙镊	1
水盆 10cm×18cm	1	甲状腺拉钩	1 对
小碗 6cm×10cm	2	侧弯拉钩	1
麻药杯	1	剥离子	1
中弯钳（14cm）	4	刮匙	1
弯蚊式钳（12.5cm）	6	线剪	1
短针持（14cm）	2	组织剪	1
组织钳	4	神经钩	1
巾钳	4	直脑吸引管（200mm×4mm）	1
刀柄（3#）	1		

三、颌面部间隙感染切开引流术的医护配合流程（表 16-6）

表 16-6　颌面部间隙感染切开引流术的医护配合流程

医生操作流程	护士配合流程
1. 确定手术切口应选择距脓腔最近的低位	准备用物，连接吸引器管 协助患者取仰卧位
2. 局部麻醉（图 16-28）	遵医嘱准备 0.1% 利多卡因，核对药名、有效期、剂量无误后，抽吸 0.1% 利多卡因递予医生
3. 消毒皮肤、铺巾	打开手术器械包 将碘伏倒于弯盘，递组织钳夹持 0.5% 碘伏浸润的敷料，递治疗巾 连接吸引器管
4. 口外、口内切口 （1）口外切口：切开皮肤及皮下组织（图 16-29） （2）口内切口：切开口腔内黏膜	安装 10# 刀片于刀柄后递予医生 安装 15# 刀片于刀柄后递予医生
5. 引流脓液	递中弯钳、弯盘、吸引器管、咽拭子
6. 冲洗伤口（图 16-30）	用 20ml 注射器抽吸生理盐水后递予医生，冲洗过程中将弯盘至于低位，同时配合吸引
7. 放置引流条或引流管（图 16-31）	备引流条，递予医生
8. 包扎伤口	递一块大硬纱覆盖引流切口，协助粘贴固定

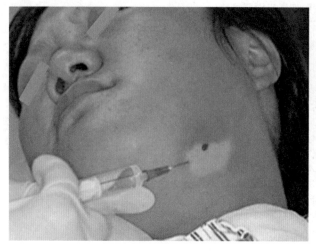

图 16-28　局部麻醉

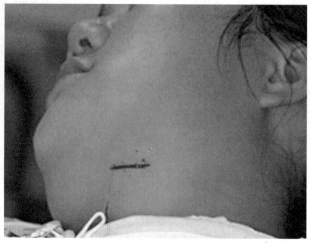

图 16-29　切开皮肤

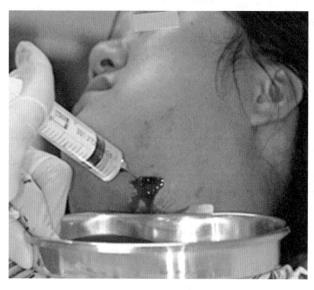

图 16-30　冲洗伤口

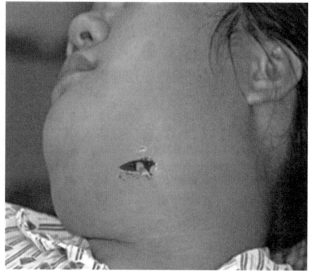

图 16-31　放置引流条

四、护理要点

1. 询问患者不适主诉,注意观察麻药用药后反应。
2. 冲洗伤口时配合医生吸引,必要时佩戴护目镜以防喷溅。

五、术后护理

(一) 密切观察病情

严密观察患者全身情况及生命体征的变化,包括精神、意识状态、炎症是否向邻近组织扩散,有无呼吸困难和并发症发生。保持患者卧位舒适,呼吸道通畅。注意观察患者有无喉头水肿、舌体抬高、咽侧壁和咽后壁肿胀等症状,以早期发现呼吸道梗阻。严密观察患者的瞳孔、神志、视力,若出现眼睑下垂、眼球突出、活动受限、瞳孔散大、视力减退,谵妄或烦躁不安等症状,提示海绵窦血栓形成。

重症患者警惕感染性休克的发生,给予对症护理。高热患者给予降温处理,如酒精擦浴、冰袋冷敷、应用降温药物等。鼓励患者多饮水以加快毒素排泄和维持机体水分。

（二）创口护理

1. 密切观察患者病情变化和手术切口愈合。

2. 保持创口清洁干燥，协助医生换药，注意观察引流条位置，引流液的性质、颜色、味、量等。分泌物及时送检进行微生物培养，根据培养结果调整治疗方案，如为多重耐药菌感染，执行"多重耐药菌感染管理制度"。随着引流物的逐渐减少，医生拔除引流管，护士需严密观察伤口周围皮肤，如出现红、肿、热、痛等炎症表现，及时通知医生。

3. 介绍术后治疗、用药及护理过程中的注意事项，取得配合。

（三）饮食护理

口腔颌面部间隙感染多为牙源性及腺源性感染，除表现为一般炎症外，尚有张口困难。如口底、咽旁等间隙感染时，出现进食、咀嚼、吞咽困难，故应给予高热量、高蛋白、高维生素的流质或半流质饮食，少量多餐，必要时行静脉营养支持。根据病情需要准确记录出入量。

（四）口腔护理

由于患者抵抗力下降，口腔菌群易下行进入呼吸道引起感染，加重病情。告知患者口腔护理的目的及重要意义，指导其清洁口腔的正确方法，病情轻者嘱患者用温盐水或漱口液漱口；重症患者行口腔冲洗，每日 2 次，保持口腔清洁。

（五）心理护理

向患者耐心解释病情发展及治疗计划，减轻患者的思想负担，消除焦虑感，积极配合治疗。

（六）其他

1. 注意休息，为患者提供安静舒适的环境。感染较轻者应适当休息，严重感染的患者急性期应卧床休息，注意静养，尽量减少说话，减少局部活动，避免不良刺激。

2. 遵医嘱使用抗生素、止痛剂，注意观察用药反应，详细记录。

3. 感染控制后及时清除病灶，如为牙源性感染，出院后应积极治疗病灶牙，彻底消除隐患。糖尿病患者应积极治疗糖尿病，注意控制血糖。

4. 术后 1 周和 3 个月复查血常规，行 B 超检查了解脓肿有无复发，如发现不适症状，如面部肿痛，应及时就诊，避免延误病情。

（李楠　杨悦）

索 引

参考文献

1. 赵佛容.口腔护理学.第 2 版.上海:复旦大学出版社,2009.

2. 吕淑琴,尚少梅.护理学基础.北京:中国中医药出版社,2005.

3. 毛天球.口腔科急症诊断与治疗.西安:世界图书出版西安公司,2002.

4. 朱国雄,王昭领.口腔颌面部战创伤救治使用手册.北京:人民军医出版社,2011.

5. 张彬.口腔科与耳鼻喉科及危重症.北京:中国医药科技出版社,2006.

6. 陈灏珠,林果为.实用内科学.第 13 版.北京:人民卫生出版社,2010.

7. 李祖兵.口腔颌面创伤外科学.北京:人民卫生出版社,2011.

8. 郭应禄,祝学光.外科学.北京:北京大学医学出版社,2003.

9. 冯海兰,徐军.口腔修复学.北京:北京大学医学出版社,2005.

10. 王嘉德,高学军.牙体牙髓病学.北京:北京大学医学出版社,2005.

11. 高学军,岳林.牙体牙髓病学.第 2 版.北京:北京大学医学出版社,2013.

12. 曹采方.临床牙周病学.第 2 版.北京:北京大学医学出版社,2006.

13. 傅民魁,林久祥.口腔正畸学.北京:北京大学医学出版社,2005.

14. 李秀娥.实用口腔颌面外科护理及技术.北京:科学出版社,2008.

15. 徐军.口腔修复专业护理教程.北京:人民卫生出版社,2007.